다이어트 말고 직관적 식사

Also by Evelyn Tribole

Healthy Eating and Body Acceptance:
Cultivating a Positive School Community

The Ultimate Omega-3 Diet

Eating on the Run

More Healthy Homestyle Cooking:
Family Favorites You'll Make Again and Again

Stealth Health:
How to Sneak Nutrition Painlessly into Your Diet

Healthy Homestyle Desserts:
150 Fabulous Treats with a Fraction of the Fat and Calories

Healthy Homestyle Cooking:
200 of Your Favorite Family Recipes—with a Fraction of the Fat

INTUITIVE EATING
Copyright ⓒ 2012 by Evelyn Tribole and Elyse Resch
Published by arrangement with St. Martin's Press.
All rights reserved.

Korean translation copyright ⓒ 2019 by Golden Affair Books
Korean edition is published by arrangement with St. Martin's Press
through Imprima Korea Agency

이 책의 한국어판 저작권은 Imprima Korea Agency를 통해
St. Martin's Press와 독점계약한 '골든어페어(Golden Affair Books)'에 있습니다.
저작권법에 의하여 한국 내에서 보호를 받는 저작물이므로 무단 전재와 복제를 금합니다.

INTUITIVE EATING

다이어트 말고 직관적 식사

에블린 트리볼리·엘리스 레시 지음
정지현 옮김

골든어페어

우리에게 많은 가르침을 준
고객들과 환자들에게 이 책을 바칩니다

주의: 이 책은 의학서가 아닌 참고 도서임을 밝힙니다. 따라서 이 책은 의사가 처방한 그 어떤 치료법도 대신할 수 없습니다. 의학적인 문제가 의심되는 경우에는 반드시 의사의 적절한 도움을 받기 바랍니다. 개인마다 필요한 영양은 나이와 성별, 건강 상태, 총 식단 등에 따라 다르다는 사실을 잊지 마세요. 이 책에 수록된 내용은 섭식과 건강 관련 결정에 정보를 제공하기 위한 목적입니다.

여는 글

다이어트를 할 때마다 항공사 마일리지가 쌓였다면 대다수 사람들이 달나라 여행을 다녀오고도 남았을 것이다. 약 600억 달러 규모의 다이어트 산업은 다음 세대에 달 여행 경비를 대줄 수 있을 정도로 거대하다.Bacon and Aphramor 2011

이상하게도 사람들은 자기 자신보다 자동차를 더 소중히 여기는 것 같다. 자동차 정비센터에서 돈과 시간을 들여 정기 점검을 받은 후 차가 고장 난다면 자신을 탓하지는 않을 것이다. 그런데 전체의 90~95%가 실패하는 다이어트의 경우, 다이어트가 아니라 자신을 탓한다. 다이어트의 실패율이 엄청난데도 그 과정을 탓하지 않다니 모순적이지 않은가?

우리는 처음 영양 상담 일을 시작했을 때 서로 모르는 사이였다. 하지만 놀랍게도 고객들을 도와주는 접근법 자체를 다시 고민해보는 비슷한 경험을 각자 했다. 결국 이 경험으로 작업 방식에도 큰 변화가 일어났고 오랜 시간이 지난 후에는 이 책이 탄생했다.

우리는 따로 일했지만 체중 조절의 덫에 빠지지 않겠다는 다짐으로 일을 한다는 점에서는 똑같았다. 둘 다 실패가 보장되어 있는 문제를 다루고 싶지 않았던 것이다. 하지만 체중 감량 상담을 거절하는데도 의사들이 계속 환자들에게 우리를 추천했다. 일반적으로 고혈압이나 콜레스테롤 수치가 높은 환자들이었다. 병명이 정확히 무엇이든 체중 감량이 치료의 열쇠인 이들이었다. 우리는 그들을 도와주고 싶은 마음에 기존과 다른 방식으로 체중 조절 문제에 접근하기 시작했다. 체중 감량에 성공하는 5~10%로 만들기 위해.

우리는 고객들의 선호, 생활방식, 구체적인 필요에 따라 훌륭한 식단표를 만들었다. 당뇨 환자 식단과 체중 조절에 널리 사용되는 '교환 시스템 exchange system'을 토대로 한 식단이었다. 우리는 당시에도 다이어트가 비효과적이라는 사실을 알고 있었기에 고객에게 우리가 하는 것은 다이어트가 아니라고 설명했다. 즉 닭고기, 칠면조 고기, 생선, 지방 없는 육고기 중에서 선택할 수 있다는 이유로 다이어트 식단이 아니라고 합리화시켰다. 베이글과 머핀, 토스트를 먹어도 되고 원하면 쿠키를 (다섯 개가 아니라!) 하나는 먹어도 괜찮았다. 배고픔이 느껴지지 않도록 '칼로리 제로 음식'은 마음껏 먹을 수 있도록 했다. 또한 먹고 싶은 음식이 있으면 죄책감을 느끼지 말고 먹으라고도 했다. 그래도 식단에 충실해야 목표 달성에 도움이 된다고 부드럽지만 단호하게 강조했다. 몇 주 동안 고객들은 우리를 기쁘게 해주려 식단을 열심히 지켰고 마침내 목표 체중에 이르는 데 성공했다.

하지만 얼마 지나지 않아 다시 도움이 필요하다는 전화가 걸려오기 시작했다. 빠진 체중이 도로 찐 것이었다. 식단을 계속 지키지 못했다면서 미안해하는 이들이 대부분이었다. 옆에서 감시해줄 사람이 필요한 것 같다고, 아무래도 통제력이 부족한 것 같다고 말하며 죄책감을 느끼고 있었고 의욕도 떨어져 있었다.

고객들은 '실패'의 책임을 모두 자신에게 돌렸다. 그들은 우리를 믿었다. 어쨌든 체중을 줄이도록 도와준 '훌륭한 영양 전문가들'이 아닌가. 따라서 분명히 자신들에게 잘못이 있을 것이라고 생각했다. 하지만 시간이 지나면서 우리의 접근법 자체에 문제가 있음이 분명해졌다. 좋은 의도에서 나온 방법이었지만 고객이 자신에 대해 품고 있는 부정적인 생각을 강화시켰다. 즉 통제력이 부족하다거나, 할 수 없을 것 같다거나 하는 생각들을 굳혀서 나쁘고 잘못된 사람이라고 생각하게 만들었다. 결국 죄책감을 느낄 수밖에 없었다.

그즈음 우리는 둘 다 상담 방식에서 전환점에 이르렀다. 논리적으로나 영양학적으로는 옳지만 정서 측면에서 큰 파장을 일으킨다는 점을 알면서도 어떻게 양심의 가책을 느끼지 않고 계속 상담할 수 있겠는가. 그렇다면 향후 건강에 큰 영향을 끼칠 수 있는 치료 부분을 어떻게 하면 간과하지 않을 수 있을까?

우리는 이 문제를 고심하면서 다이어트와 180도 다른 접근법을 제안하는 자료들을 살펴보기 시작했다. 영양을 고려하지 않고 어떤 음식이든 허용하는 식사법이었다. 처음에는 단번에 거부하고 싶을 정도로 불신이 들었다. 독선적인 분노가 치밀었다. 영양과 건강의 관계를 생각하도록 교육받은 전문 영양사인 우리가 어떻게 교육받은 지식과 철학의 토대 자체를 거부하는 방법을 쉽게 받아들일 수 있겠는가.

고군분투는 계속 되었다. 건강 식단으로는 체중 관리를 평생 할 수 있도록 도와줄 수 없고 '영양 접근법을 내던지는' 방법은 위험한 선택이었다. 영양을 무시하면서 몸의 반응도 개의치 않고 '원하는 것'을 먹으라는 것은 삶의 선물과도 같은 우리의 몸을 존중하지 않는 행동이었다.

결국 우리는 직관적 식사 과정을 고안함으로써 갈등을 해소할 수 있었다. 이 책은 점점 커지는 다이어트 반대 운동과 건강 공동체를 이어주는 교량이다. 다이어트 반대 운동은 다이어트를 반대하고 (다행히도) 몸을 그대로 받아들이는 것을 지지하지만 건강상의 위험은 다루지 않는다. 그렇다면 다이어트를 하지 않음으로써 금지된 음식과 화해하되 건강한 식습관도 추구할 수 있는 방법은 무엇일까?

우리 고객들과 마찬가지로 당신도 다이어트에 지쳤고 먹는 것에 대한 두려움이 있을 것이다. 하지만 자신의 몸에 불편함을 느끼지만 변화를 줄 방법을 알지 못한다.

직관적 식사는 다이어트라는 족쇄에서 벗어나 몸과 마음을 건강하게 해주는 새로운 식사법이다. (박탈감과 저항, 반동적인 체중 증가만 일으키는) 다이어트의 굴레에서 벗어나게 해주는 과정이다. 직관적 식사는 음식과의 관계를 바꿀 뿐만 아니라 당신의 인생까지 바꿔줄 것이다.

고객들은 우리가 이 책을 쓴다는 사실을 알고 자신들의 전환점을 독자들과 공유하고 싶어 했다. 우리 고객들이 그랬듯이 당신도 직관적 식사를 통해 삶의 변화를 경험할 수 있기 바라는 마음에서 공유한다.

- "중간에 폭식을 하게 되더라도 오히려 좋은 경험이라는 것을 독자들에게 꼭 알려주세요. 자신의 생각과 감정에 대해 알 수 있는 기회

니까요."
- "음식을 먹는 도중에 잠시 멈추는 시간을 가지면서 배가 고픈지 확인해야 하지만 배가 고프지 않다고 절대로 먹으면 안 된다는 뜻은 아니라고 알려주세요. 잠시 멈추는 시간은 자동적으로 먹지 않기 위한 방법일 뿐이니까 만약 먹고 싶으면 먹어도 돼요."
- "상담을 받으러 갈 때마다 신부님에게 고해 성사를 하러 가는 느낌이었어요. 예전에 의사선생님의 지시로 다이어트를 하던 일 때문이죠. 몸무게를 잰 후에 무슨 죄를 지었는지 털어놓아야 했거든요. 이제는 알아요. 그 죄책감은 내가 아니라 머릿속의 음식 경찰 때문이라는 걸요."
- "감옥에서 나온 기분이에요. 이제 음식에 대한 생각에 얽매이지 않고 자유로워졌어요."
- "음식에 담긴 마법이 사라져서 가끔 화가 날 때도 있어요. 금지했을 때만큼 맛있지가 않으니까요. 먹는 것으로 느꼈던 스릴을 다시 찾으려 하다가 문득 깨달았죠. 이제 더 이상 내 인생의 스릴은 음식에서 나오지 않는다는 사실을요."
- "허락해야 선택할 수 있습니다. 그 누구도 아닌 내가 먹고 싶은 것을 선택함으로써 스스로에게 큰 힘이 있다는 사실을 느끼죠."
- "폭식을 그만둔 후에 가끔 우울하고 화도 났어요. 음식이 그런 나쁜 감정을 가려주었다는 사실을 알게 된 거죠. 뿐만 아니라 좋은 감정까지 가리고 있었어요. 아무 것도 느끼지 않는 것보다는 좋거나 나쁜 감정을 느끼는 게 나아요."
- "다이어트와 음식을 삶의 대처 수단으로 이용하고 있다는 사실을

깨달은 후 그걸 멈추려면 스트레스를 줄여야만 한다는 사실을 알 수 있었어요."
- "배고픈 날도 있고 배부른 날도 있어요. 식단을 어겼다는 죄책감을 느끼지 않고 더 먹을 수 있어서 정말 좋아요."
- "예전에 제한했던 음식을 볼 때마다 정말 신나요. '눈앞에 있고 공짜고 내 거야!'라는 생각이 들죠."
- "선생님들이 이 책을 쓴다니 정말 기뻐요. 제가 실천하는 방법의 원리가 다 설명될 테니까요. 제가 아는 건 효과 만점이라는 것뿐!"
- "다이어트 사고방식에 머물러 있으면 삶의 실질적인 문제에 대해 생각할 수 없어요."
- "직관적 식사는 태어나 내가 나를 가장 정성껏 돌본 일이었어요."

마음챙김 식사와 직관적 식사는 어떻게 다를까?

1995년에 이 책이 첫 출간되었을 때는 '마음챙김 식사 mindful eating'가 대중적인 용어가 아니었다. 그래서 우리는 의식하면서 먹는 과정을 설명하기 위해 '의식적인 식사 conscious eating'라는 단어를 사용했다. 4년 후인 1999년에 처음으로 마음챙김 식사에 대한 연구 논문이 발표되었다. Kristeller, Hallett 1999 이제는 '마음챙김 식사'가 일반적으로 쓰이고 또 실천하는 사람도 많기 때문에 우리도 그 단어를 사용할 때가 많다. 마음챙김 섭식 센터 The Center for Mindful Eating 는 마음챙김 식사를 다음과 같이 규정한다.

- 내 안의 지혜를 존중함으로써 음식을 준비하고, 먹는 과정에 존재하는 긍정적인 성장의 기회를 자각하는 것
- 모든 감각을 이용해 음식을 탐구하고 음미함으로써 만족감을 느끼고 자양분이 풍부한 음식을 선택하는 것
- 음식에 대한 느낌(좋다, 싫다, 중립)을 판단하지 않고 알아차리는 것
- 몸이 보내는 배고픔과 배부름 신호를 알아차려서 언제 먹고 언제 그만 먹을지 결정하는 것

직관적 식사는 마음챙김 식사의 원칙을 포함하지만 인지 왜곡과 감정적 섭식emotional eating 문제도 다룸으로써 더욱 광범위한 철학을 아우른다. 식사의 초점을 만족감에 맞추고 컨디션을 끌어올리기 위해 몸을 움직이거나 운동을 하고 다이어트 사고방식을 거부하고 아무런 판단 없이 영양 정보를 활용하고 몸매에 대한 생각이 어떻건 몸을 존중하라는 원칙도 들어간다. 직관적 식사는 몸과 마음, 음식을 통합적으로 조율하는 역동적인 과정이다. 마음챙김 식사와 직관적 식사는 둘 다 섭식장애가 있는 사람들이 정상적인 식사자로 되돌아갈 수 있도록 도와준다.

제3판을 내며

(뇌의) 이러한 통합적인 기능은 추론이 '순전히 논리적인' 사고에서 나온 것이 아니라 사실은 우리 몸의 비이성적인 처리에 의존한 것임을 보여준다. - 대니엘 시겔 Daniel Siegel 박사,《마음을 여는 기술》

《다이어트 말고 직관적 식사》는 1995년에 첫 출간되었다. 책을 읽은 많은 독자들은 직관적 식사법을 본능적으로 '이해'했다. "완전 제 이야기예요", "제 속마음을 어떻게 그렇게 잘 아시죠?", "마침내 이해받은 기분이에요" 같은 내용의 편지와 이메일이 쏟아졌다. 하지만 직관적 식사법의 의미를 물어오는 사람들도 많았다. 그냥 본능대로 먹는 건가요? 무엇을 얼마나 언제 먹어야 하는지 저절로 '알 수' 있나요? 제3판을 출간하게 된 김에 직관적 식사가 정말로 무엇인지에 답할 수 있는 기회로 삼으려고 한다.

뇌에 대해 알면 우리가 왜 직관적 식사를 하도록 타고났는지 이해할 수 있다. 또한 매일 수많은 식품 가운데 선택을 해야 하고 다이어트 메시지가 끊임없이 쏟아지는 가운데에서도 직관적 식사를 할 수 있는 이유를 알 수 있다.

우리의 삶은 본능과 감정, 사고의 역동적인 상호작용으로 연주되는 오케스트라와 같다. 인간만이 경험할 수 있는 이러한 특권을 정신의학자이자 마음챙김 전문가인 대니얼 시겔 박사는 '마인드사이트mindsight'라고 부르는데, 이 놀라운 연주를 해내려면 우리 뇌의 세 영역이 하나로 통합되어야 한다.

첫 번째는 파충류 뇌라고 불리는 영역이다. 파충류가 처음 등장했을 때는 오로지 본능에 따라 행동하고 반응했다. 이후 진화하면서 포유동물의 뇌인 변연계라는 다른 차원의 뇌 영역이 발달하고 여기서 감정과 사회적 행동이 비롯되었다. 파충류의 뇌를 둘러싸고 있는 변연계에서는 안쪽에서 나온 본능 신호를 받아서 의식으로 확장했다.Levine 1997 그리고 이성적 사고를 담당하는 뇌 영역인 신피질이 마지막으로 발달했다. 이성의 뇌에서 나머지 두 영역을 포함하여 하나로 통합한다. 본능을 통제하는 것이 아니라 본능적이고 감정적인 부분을 인지하고 비추며 생각과 언어를 만든다.

직관적 식사는 뇌의 이 세 가지 영역을 모두 수용한다. 유아기와 아동기에는 섭식이 본능적으로 이루어진다. 성장하면서 사고와 감정이 섭식 결정에 영향을 끼친다. 우리가 고객들에게 누누이 말하는 것처럼 우리 몸에는 혀와 위장뿐만 아니라 마음도 있다.

"직관적 식사를 시작했으니 원하는 것을 전부 먹을 수 있죠. 먹고 싶은 것을 언제든 먹고 싶은 만큼 먹을 거예요."라고 말하는 사람들을 많이 본다. 하지만 이것은 직관적 식사 전제를 왜곡하는 생각이다. 물론 음식과 화해해야 하고 혀를 즐겁게 해주는 음식을 먹어야 하는 것은 맞다. 조건 없이 먹는 자유를 허용하고 몸이 만족할 만큼 먹는 것도 맞다. 하지만 배고픔과 배부름을 고려하지 않고 내키는 대로 먹으면 만족스럽지도 못할 뿐 아니라 몸이 불편하다. 몸이 보내는 포만감 신호에 따르는 것은 직관적 식사에서 매우 중요한 부분이다.

직관적 식사는 뇌를 존중한다는 뜻이다. 뇌가 몸의 일부분이기 때문이다. 당신이 직관적 식사 원칙들을 살펴보면 당신의 뇌는 기억 '파일'에 원칙들에 대한 정보를 저장한다. 그리고 배가 고프면 그 중에서 몇 가지 원칙을 이용해 무엇을 먹을지 결정한다. 배고픔의 정도를 평가하고 배고픔과 미각을 만족시켜줄 음식에 대해 생각해보고, 여러 가지 음식의 맛과 질감, 온도를 생각해보는 감각 상상을 거칠 수도 있다. 머릿속의 파일을 열어 과거의 경험을 되돌아볼지도 모른다. 지금 선택한 음식에 대한 과거 경험이 어땠는지 생각해보는 것이다. 포만감이 오래 이어졌는가? 당분이 많은 음식을 섭취한 후 나타나는 극심한 피로 현상인 슈거 크래시가 나타났는가? 소화불량이 일어났는가? 다시 찾을 정도로 좋은 경험이었는가?

감정도 식욕에 영향을 끼칠 수 있다. 속상한 기분에 위로가 될 만한 음식을 찾았는가? 지루함을 잊고자 먹으려고 했는가? 이렇게 여러 가능성을 고려하면 먹을지 말지, 무엇을 먹을지 결정할 수 있다.

직관적 식사 능력을 되찾는 과정을 처음 시작할 때는 허기와 포만감, 만족감, 생각, 감정을 지나칠 정도로 과도하게 의식할 필요가 있다. 뇌가 혀와 위장과 긴밀하게 이어질 필요가 있어서다. 내부 신호를 알아차리는 데 익숙해지면 본능과 직관의 지혜가 섭식 행동에 중요한 역할을 수행해줄 것이다. 따라서 직관적 식사는 파충류 뇌의 본능, 변연계의 감정, 신피질의 이성적 사고를 포함해 뇌의 모든 측면을 활용하여 필요한 정보를 전부 얻을 수 있다고 진심으로 믿는 것을 뜻한다.

·········

이 책이 출간된 지 벌써 17년이나 되었다는 사실이 믿어지지 않는다. 쏜살같이 지나버렸지만 뜻 깊은 경험으로 가득한 시간이었다. 우리는 미국 전역은 물론 전 세계에서 수많은 전화와 이메일, 편지를 받았다. 삶이 바뀌고 몸과 음식과의 관계를 치유한 수많은 사례를 접했다. 이제 막 여정의 출발선에 서 있기에 좀 더 개인적인 도움을 원하는 사람들과도 이야기를 나누었고, 이 책을 발판 삼아 스스로를 치유한 사람들로부터 감사 인사도 받았다. 그렇게 시작된 소통은 이 책이 아니었다면 알지 못했을 사람들의 삶으로 우리를 들여보내주었다.

전문가, 일반인, 학생 가리지 않고 많은 이들이 강연회에 참석했고 직관적 식사법을 다루는 다른 지역의 영양치료사를 소개해달라고 요청하기도 했다.

우리는 TV에 출연했으며 라디오 인터뷰도 했다. 신문과 잡지, 인터넷에서 기사가 나왔으며 전문가들이 대학교 강의와 워크숍, 세미나에서 이 책을 사용해도 되는지 허락을 구하기도 했다. 이런 관심에 힘입어 현재 미국 전역의 수많은 섭식장애 치료 프로그램에서 이 책을 활용하고 있다.

이 모든 경험은 우리에게 큰 영향을 주었다. 과거에 전화나 일대일 면

담으로 상담실에서 진행해오던 연구를 확장할 수 있는 기회가 생긴 것이다. 책을 내지 않았다면 결코 알지도 못했을 사람들에게까지 직관적 식사의 철학을 퍼뜨릴 수 있었다.

직관적 식사로 인생이 바뀐 사람들의 이야기에 우리는 감동했다. 독자들에게 가장 많이 들은 이야기는 오랜 세월에 걸친 다이어트로 절망하던 참에 이 책을 읽고 새로운 희망이 싹텄다는 것이다. 음식과 신체 이미지에 대한 가혹한 생각과 집착을 버리고 긍정적인 사고와 결의로 바꾼 덕분에 큰 변화를 일군 사람들도 있었다. 그들은 내면의 목소리를 존중하는 과정에서 자기 스스로에게 힘을 부여함으로써 자존감이 크게 올라갔다고 밝혔다. 언제나 자기 안에 자리했지만 오랜 의심 때문에 무뎌진 자기 안의 지혜를 신뢰하는 법을 배운 것이다.

몸과 음식과의 투쟁이 끝난 후, 자신을 학대하는 사람과의 관계를 끝내고 그동안 소원했던 가족이나 친구와 화해하고 커리어에도 큰 변화를 이룬 경험담도 많다. 새로운 사랑을 찾은 사람들도 있다. 몸에 대한 걱정과 실패한 다이어트에 대한 생각으로 가득했다면 불가능한 일이었다. 《다이어트 말고 직관적 식사》는 많은 사람들이 자기의심과 절망을 뒤로하고 인생을 계속 살아가도록 도와주었다.

《다이어트 말고 직관적 식사》는 동료 전문가들의 삶까지 바꿔놓았다. 우리는 학회에 참석할 때마다 영양치료사, 심리치료사들로부터 이 책이 환자들에게 큰 도움이 되었다는 감사 인사를 받는다. 환자 치료, 강의, 세미나에 안내서로 활용한 덕분에 자신들의 삶까지 편해졌다고 말한다. 우리 자신도 편해졌다. 집에서까지 옆에서 도와주는 것 같다고 말하는 환자들처럼 언제든 스스로 이 책을 참고할 수 있기 때문이다.

제3판에는 더욱 넓은 독자층에 도달하기를 바라는 마음으로 새로운 내용을 추가했고 누구나 활용할 수 있는 새로운 도구도 수록했다. 첫째, 직관적 식사법을 자녀에게 알려주는 방법을 추가했다. 부모들이 아이들의 타고난 내적 지혜를 지켜주는 데 도움이 되기를 바란다. 또한 섭식 행동과 관련해 부모와 자녀 사이에 생긴 균열을 치유하는 조언도 제시했다. 세상의 모든 아이들이 타고난 직관적 식사법을 평생 지속할 수 있다면 얼마나 좋겠는가.

둘째, 직관적 식사의 장점을 입증하는 과학적 연구를 다루는 장을 추가했다. 우리는 직관적 식사법의 전제를 구축할 때 직접 쌓은 임상 경험은 물론이고 수백 건의 연구 자료를 검토했다. 그것이 직관적 식사 원칙의 토대가 되었다. 비록 증거를 토대로 하는(좀 더 정확하게 말하자면 증거에서 영감을 얻은) 개념이었지만 "연구에 따르면 직관적 식사법은 효과가 있다"라는 식의 말과는 결이 조금 달랐다. 얼마 전까지는 그랬다는 말이다.

처음 이 책을 쓸 때만 해도 우리가 제시하는 개념이 이렇게 많은 연구를 촉발시킬 줄 상상도 못했지만, 지금까지 직관적 식사 효과를 검증한 연구가 25건 이상 이루어졌고 몇 건은 진행 중이다. 2019년 4월을 기준으로 90건 이상이 진행되었다. -편집인 생각만 해도 짜릿한 기분이 든다!

섭식장애를 다루는 장은 새롭게 손봤는데, 섭식장애 치료 과정에서 직관적 식사 원칙을 언제 어떻게 적용해야 하는지에 대한 우리의 현재 생각을 담았다. 만족감을 직관적 식사 과정의 원동력으로 바라보게 되면서, 우리의 초점이 식사에서 만족감을 찾는 것으로 옮겨간 점을 소개한다. 만족스러운 식사가 다른 원칙에도 큰 영향을 끼친다는 사실을 알 수 있을 것이다.

그동안 우리는 어떤 것이든 숫자를 언급하면 독자들이 민감하게 반응한다는 사실을 깨달았다. 몸무게나 신장, 식사 권장량 등 숫자는 비교와 부정적인 감정을 일으킨다. 그래서 처음부터 끝까지 최신 정보로 갱신하면서 되도록 숫자를 배제했다.

〈참고 정보〉 부분은 새로 추가했으니 꼭 확인하기 바란다. (직관적 식사 온라인 커뮤니티를 비롯해) 직관적 식사로 가는 여정을 도와줄 도구와 정보를 수록했다.

〈부록 B : 단계별 지침 요약〉은 제3판에도 그대로 수록하는 것이 중요하다고 결론 내렸다. 책의 전체 내용이 간단하게 요약되어 있어 기존 독자는 물론 처음 읽는 독자들도 끝까지 읽은 후 부록을 참고하면 큰 도움이 될 것이다. 원칙 하나를 읽을 때마다 참고하면 각 단계에 더욱 집중할 수 있다. 직관적 식사법에 이미 익숙한 독자라면 전체 개념을 검토하고 제 길로 가고 있는지 확인할 때 부록을 활용하면 되겠다. 어떤 식으로 활용하건 '단계별 지침'은 직관적 식사법을 배우는 유용한 도구가 되어줄 것이다.

마지막으로 그동안 인연이 닿아 함께 일한 많은 고객에게 감사를 전한다. 우리가 그들의 치유에 필요한 조언을 해주었지만 우리 또한 많은 가르침을 얻었다. 덕분에 연구를 계속 할 수 있었고 《다이어트 말고 직관적 식사》 제3판까지 나오게 되었다. 지면을 빌어 감사의 마음을 전한다.

CONTENTS

여는 글 • 5
제3판을 내며 • 12

PART 1

Chapter 1 다이어트 절대 하지 마라 • 27

- 다이어트 역풍 증상 • 29
- 다이어트의 역설 • 32
- 생물학을 넘어설 수 없는 다이어트 • 35

Chapter 2 당신의 식습관은? • 39

- 식습관 유형 • 41
- 직관적 식사형 • 47
- 직관적 식사 능력은 어떻게 파묻혀 버리는가 • 49

Chapter 3 10가지 직관적 식사 원칙 소개 • 56

Chapter 4 직관적 식사자를 깨우는 단계별 방법 • 70

- 1단계: 준비자세 갖추기 • 73
- 2단계: 탐구하기 • 75
- 3단계: 확신 더하기 • 77
- 4단계: 깨어나기 • 78
- 5단계: 즐기기 • 79

PART 2

Chapter 5 원칙1. 다이어트 사고방식에서 벗어나라 • 85

- 다이어트 딜레마 • 87
- 다이어트 사고방식에서 벗어나는 법 • 93

Chapter 6 원칙2. 배고픔을 존중하라 • 109

- 원초적 배고픔 • 113
- 생물학적 메커니즘 • 114
- 생물학적 음식 치료 • 122

Chapter 7 원칙3. 음식과 화해하라 • 131

- 박탈감의 시작 • 133
- 박탈의 역효과 • 134

- 과연 다이어트가 가능할까? · 139
- 음식과 화해하기 · 144

Chapter 8 원칙4. 음식 경찰에게 반박하라 · 158

- 푸드 토크 · 161
- 누구의 목소리인가 · 163
- 음식 목소리는 어떻게 생기고 발달하는가 · 175
- 음식 경찰에 맞서는 법 · 179
- 부정적인 자기대화와 이를 바꾸는 법 · 183

Chapter 9 원칙5. 포만감을 느껴라 · 194

- 편안한 포만감 · 196
- 포만감을 존중하는 방법 · 197
- 포만감 요인 · 204

Chapter 10 원칙6. 만족 요인을 찾아라 · 208

- 두려워하지 말고 음식을 즐겨라 · 212
- 먹는 즐거움을 되찾는 방법 · 214

Chapter 11 원칙7. 음식을 이용하지 않고 감정에 대처하라 · 228

- 감정적 섭식의 범위 · 230
- 감정적 섭식의 방아쇠 · 234
- 감정적 섭식에 대처하기 · 240
- 음식을 이롭게 활용하기 · 245

Chapter 12 원칙8. 몸을 존중하라 • 250

- 허리 사이즈는 기억하지 않아도 된다 • 252
- 몸을 존중하는 법 • 254
- 자연 체중 • 265

Chapter 13 원칙9. 운동으로 기분의 차이를 느껴라 • 270

- 당신이라고 다를까? • 271
- 운동의 장벽을 무너뜨리자 • 273
- 신체 활동은 스트레스 완충 장치 • 279
- 평생 과제 시작하기 • 280

Chapter 14 원칙10. 적당한 영양으로 건강을 존중하라 • 287

- 음식을 대하는 태도 • 288
- 영양과 화해하기 : 진정한 건강을 위해 • 297

PART 3

Chapter 15 우리 아이 직관적 식사자로 키우기 • 320

- 아이의 직관적 신호 존중하기 • 324
- 제한과 박탈의 위력 • 332
- 아이가 과체중일 때 • 341
- 아이가 저체중이거나 음식을 거부할 때 • 347
- 자녀가 10대라면 • 350
- 움직임 즐기기 • 356

Chapter 16 섭식장애를 치유하는 방법 · 360
- 섭식장애 치료에 직관적 식사법 적용하기 · 361
- 결정적 순간 · 386
- 직관적 식사를 시작할 준비 · 391
- 섭식장애 참고 정보 · 393

Chapter 17 직관적 식사에 대한 과학적 검증 · 396
- 과학과 대중 속으로 들어온 직관적 식사 · 397
- 직관적 식사의 장점과 특징을 보여주는 연구 · 400
- 직관적 식사에 영향을 끼치는 요인 · 403
- 몸에 대한 감사와 수용 · 406
- 폭식증 치료 연구와 섭식장애 예방 · 409
- 직관적 식사 연구 사례 요약 · 411

맺음 글 · 419
감사의 글 · 422
부록 A : 직관적 식사에 관해 자주 하는 질문과 답변 · 424
부록 B : 단계별 지침 요약 · 431
참고 문헌 · 448
참고 정보 · 470

Intuitive Eating

CHAPTER 01

다이어트 절대 하지 마라

"더 이상은 다이어트를 못하겠어요. 선생님이 마지막 희망이에요." 샌드라는 평생 다이어트를 해왔다. 황제 다이어트, 뒤캉 다이어트, 존 다이어트, 사우스비치 다이어트, 자몽 다이어트 등 셀 수도 없다. 어느새 다이어트 전문가가 되어 있었다. 처음에는 다이어트가 재미있고 신바람 나기까지 했다. "항상 이번에는 다르겠지 했어요. 이번 만큼은요." 여름마다 새로운 다이어트에 돌입했다. 하지만 줄었던 체중은 달갑지 않은 세금고지서가 다시 날아드는 것처럼 제자리로 되돌아가곤 했다.

결국 샌드라는 다이어트에 두 손 두 발 다 들었다. 더 이상은 어떤 다이어트도 견뎌낼 재간이 없다는 점을 스스로가 잘 알고 있었다. 하지만 음식과 몸매에 더욱 집착했다. 스스로도 바보처럼 느껴졌다. "진즉에 문제를 막았어야 했는데." 하지만 그동안의 다이어트 과정이 어떤 결과를 가져왔는지는 깨닫지 못했다. 다이어트는 음식에 더욱 집착하게 만들었고 심지어 적으로 만들었다. 또 다이어트 음식을 먹지 않으면 죄책감이 들게 했고 신진대사 기능을 떨어뜨렸다.

샌드라가 다이어트가 아무런 효과도 없다는 사실을 깨닫기까지는 수년이 걸렸다. 다이어트가 효과 없다는 사실이 널리 알려지고 있지만 자신은 다를 것이라고 생각했던 것이다. 전문가와 소비자들은 유행하는 각종 다이어트가 비효과적이라는 사실을 대부분 인정한다. 하지만 몸매에 집착하는 사람들로 가득한 나라에서 '합리적인 다이어트'마저도 효과가 없다는 사실을 믿기란 무척 힘든 일이다.

샌드라는 열다섯에 처음 다이어트를 한 후로 줄곧 '다이어트에 거는 커다란 희망'이라는 현대의 사회적 미신에 휩쓸려왔다. 서른 살 즈음에 들어서는 진퇴양난에 빠진 기분이 들었다. 다이어트를 또 해야 한다는 생각만으로 버거웠지만 음식에 관한 문제의 주범이 다이어트라는 사실은 깨닫지 못했다. 샌드라는 답답하고 화도 났다. "저는 다이어트에 관해서라면 모르는 게 없어요"라고 말하는 그녀는 각종 음식의 칼로리와 지방 함유량까지 줄줄 읊어 댔다. 정말이지 걸어 다니는 영양백과사전이 따로 없었다. 하지만 그것이 바로 경고 신호였다. 체중을 줄이고 요요 현상을 막는 것은 지식의 문제가 아니다. 음식과 영양에 관한 지식만으로 정상 체중이 될 수 있다면 과체중 문제는 존재하지 않을 테니까.

게다가 다이어트는 열심히 하면 할수록 큰 실패를 안겨준다. 최선을 다했는데도 성공하지 못하면 얼마나 상심이 크겠는가. 저명한 다이어트 심리 전문가인 존 포레이트John Foreyt 박사는 다이어트의 그런 특징을 적절하게 설명한 바 있다. 대나무로 엮어 만든 좁은 원통에 양쪽 검지를 집어넣는 중국의 손가락 함정에 비유한 것이다. 손가락을 빼려고 할수록 꽉 조여 빠지지 않는다. 결국 점점 세게 조여 손가락이 완전히 끼어버려서 좌절하고 만다.

다이어트 역풍 증상

다이어트 역풍이란 다이어트가 반복되어 생긴 부작용을 말한다. 얼마나 오래 다이어트를 했는지에 따라 단기적일 수도 있고 만성적일 수도 있다. 또한 부작용이 한 가지 혹은 여러 가지로 나타난다. 다이어트 역풍에는 다음과 같은 증상들이 있다.

- 음식에 관한 한 자신을 믿지 못한다. 다이어트를 할 때마다 자신의 몸을, 혹은 입에 들어가는 음식을 믿지 말라는 깨우침을 얻으니 그럴 만도 하다. 다이어트 과정 자체가 비효과적이라서 실패한 것인데도 그 실패는 계속 음식과의 관계를 해친다.
- 스스로를 과체중이라 여겨 먹을 자격이 없다고 판단한다.
- 다이어트 수명이 점점 짧아진다. (체중 감량 셰이크 제품 울트라 슬림-패스트Ultra Slim-Fast 의 광고 문구가 "일주일 만에 ~효과를 보장합니다"인 것도 놀랍지 않다.)
- 최후의 만찬을 든다. 다이어트에 돌입하기 전에 다이어트 기간 동안 먹으면 안 되는 음식을 먹는 경향이 있다. 대부분 그 기간 동안에는 먹는 양도 늘어난다. 최후의 만찬은 한 끼일 수도 있고 여러 끼일 수도 있다. 이를테면 '다이어트를 통한 몸 청소' 직전 단계, 혹

은 음식 축제에 고하는 이별인 것이다. 마릴린이란 고객은 모든 끼니가 마지막인 것처럼 느꼈다. 다시는 먹지 못할지도 모른다는 두려움에 매 끼니마다 꾸역꾸역 채워 넣었다. 그렇게 느끼는 데는 이유가 있었다! 6학년 때부터 시작해 평생의 3분의 2가 넘는 기간 동안 다이어트를 하면서 살아왔던 것이다. 단식에 저칼로리 식단에. 따라서 그녀의 몸이 보기에는 다이어트가 곧 닥칠 테니 가능할 때 최대한 먹어두는 것이 상책이었다. 마릴린에게는 매끼가 기아 구제였던 것이다.

- 사회적으로 고립된다. 다이어트를 하는 동안에는 모임이나 저녁 약속에 참석하기가 어려워 사람들과의 만남을 거절하게 된다. 처음에는 음식과 사람이 있는 자리를 피하는 것이 다이어트를 위해 현명한 선택이라고 생각되지만 더 큰 문제로 확대된다. 통제 가능한 상태가 지속될지에 대한 두려움을 항상 지니고 있는 탓이다. '사람들과의 만남을 앞두고 칼로리나 지방 섭취량을 남겨 놓으려고' 먹는 양을 더욱 줄이는 행동으로 통제력 상실에 대한 두려움을 악화시키는 일이 흔하다. 배가 고파 죽을 지경인 상태에서 참석한 나머지 자제력을 잃고 과식하게 되기 때문이다.

- 신진대사가 느려진다. 다이어트를 할 때마다 우리 몸은 다음번에 또 스스로 자초할 기아 상태(즉 새로운 다이어트)에 적응하는 법을 배운다. 마지막인 것처럼 1칼로리마저 효율적으로 쓰기 때문에 신진대사가 느려진다. 다이어트 강도가 심할수록 우리 몸을 1칼로리에도 벌벌 떠는 생존 모드로 몰아붙인다. 신진대사를 촉진하는 것은 불을 때는 것과 비슷하다. 땔감을 넣지 않으면 불꽃이 약해진다.

마찬가지로 신진대사에 연료를 공급하려면 충분한 칼로리 섭취가 이루어져야 한다. 그렇지 않으면 칼로리 부족 상황에 맞추느라 신진대사가 느려진다.

- 카페인으로 하루를 버틴다. 적게 먹는 다이어트 기간 동안 활기를 유지하려고 커피와 다이어트 음료를 관리 도구로 남용한다.
- 다이어트에 대한 생각만으로 아이스크림, 초콜릿, 과자 같은 '죄스러운' 음식, '칼로리 폭탄' 음식에 대한 갈망에 사로잡힌다.
- 다이어트를 끝낸 후 실컷 과식을 하고 죄책감을 느낀다. 한 연구에 따르면 다이어트를 하는 사람의 49%가 다이어트를 끝낸 후 폭식을 한다.
- 마지막으로 반복적인 다이어트로 신경성 거식증에서 폭식증, 강박성 과식까지 다양한 섭식장애를 겪는다.

샌드라가 나를 찾아왔을 때는 이미 전형적인 다이어트 역풍 증상을 보이고 있었다. 다이어트에 지쳐버렸을 뿐만 아니라 먹는 양을 더욱 줄여도 별다른 감량 효과를 보지 못하는 상태였다. 나를 처음 찾아오는 고객들이 대부분 그렇듯 샌드라도 더 이상 다이어트를 계속 할 자신이 없었고 최후의 만찬 증상도 여전했다. 그래서 평소보다 많은 칼로리를 섭취했고 다시는 먹지 못할 것이라는 생각에 좋아하는 음식도 잔뜩 먹었다. 장기간 여행을 위해 필요 이상으로 옷을 챙기는 일과 똑같이 말이다. 음식 관련 문제를 해결해야 한다는 생각만으로도 샌드라는 다이어트를 시작하기 전의 심리 상태가 된다. 이것은 매우 흔한 일이다.

샌드라는 다이어트의 덧없음을 막 깨닫기 시작했지만 날씬해지고 싶은 욕구는 그대로이니 딜레마가 따로 없었다. 고귀하고 유혹적인 아메리칸 드림을 붙잡고 있었던 것이다.

다이어트의 역설
• • •

우리 사회에서 건강을 위한 것이든 몸매를 위한 것이든 날씬한 몸매를 좇는 일은 거의 모든 사람의 슬로건이 되었다. 지방 함유량이 높거나 영양가 없는 음식을 먹을 때마다 '연좌제'로 종신형을 받는다. 하지만 '착한 행동'을 하면 가석방될 수 있다. 우리 사회에서 착한 행동이란 새로운 다이어트를 시작하거나 다이어트를 하겠다는 좋은 의도를 가진다는 뜻이다. 그리하여 다이어트라는 궁핍 주기가 시작된다. 이번 주에는 쌀과자를 먹고 다음 주에는 아이스크림을 먹는 것처럼 살덩어리와 마음껏먹기 사이의 전쟁이 시작되는 것이다.

"슈퍼마켓 계산대에서 내가 산 물건을 보여줄 때도 죄책감이 들어요." 또 다른 고객이 애석해하며 말했다. 카트에 담긴 것은 과일과 채소, 잡곡, 파스타, 작은 아이스크림이다. 마치 음식 마피아가 득실거리는 음식 경찰국가에 살고 있는 것 같다. 도처에 거절할 수 없는 다이어트 제안이 항상 존재한다. 너무 과장하는 거 아니냐고? 아니다. 이렇게까지 생각하는 데는 이유가 있다. 1993년에 〈섭식장애: 치료와 예방 저널〉에 실린 〈섭식장애〉라는 연구에 따르면 1973년부터 1991년까지 다이어트 보조제(다이어트 식품, 다이어트 제품)가 선형적으로 증가했다.

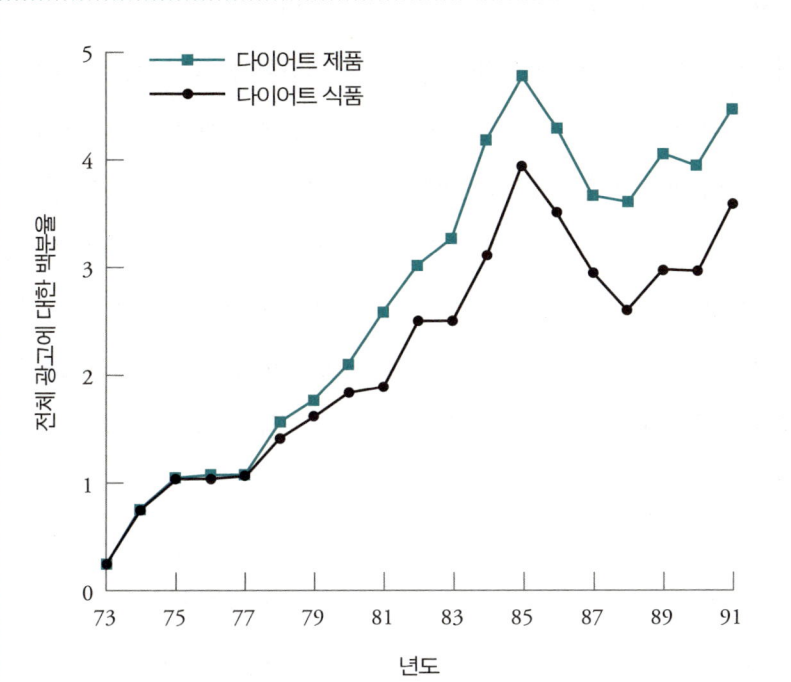

전체 광고에 대한 다이어트 제품 광고와 다이어트 식품 광고의 백분율, 1973-1991년.

허가를 받아 재인쇄: Wiseman, Claire 외, 〈날씬한 몸매에 대한 점점 커지는 압박: 19년간의 TV 다이어트 제품 광고〉, 섭식장애: 치료와 예방 저널Eating Disorders: The Journal of Treatment & Prevention , 1(1):55, 1993.

    연구진은 섭식장애 발생도 유사한 추세를 보인다고 언급했다. (광고를 통한) 미디어의 다이어트 압박이 섭식장애 추세에 큰 영향을 끼친다는 뜻이다.
    다이어트 압박을 가중시키는 것은 TV 광고뿐만이 아니다. 잡지와 영화도 날씬한 몸매를 가져야 한다는 압박감을 준다. 미묘한 담배 광고판

조차도 울트라 슬림 100 Ultra Slim 100, 버지니아 슬림 Virginia Slims 같은 이름으로 여성의 아킬레스건인 몸무게를 겨냥한다. 특히 켄트사의 담배 '슬림 라이트 Slim Lights'는 여성의 몸매에 관한 예민한 문제를 건드린다. '긴', '날씬한', '가벼운' 등 날씬함을 강조해 담배보다는 다이어트 업체의 광고 같은 느낌이다. 물론 담배 광고의 모델들은 특히 더 말랐다. 질병통제예방센터 CDC 가 여성의 날씬해지고 싶은 욕망이 흡연율 증가의 원인이라고 밝힌 것도 놀라운 일은 아니다. 안타깝게도 우리도 여성 고객들에게서 다이어트에 도움이 될까 해서 다시 담배를 피우려고 생각해본 적 있다는 이야기를 듣곤 한다.

체중 감량은 (여성들에게 쏟아지는 압박감이 더 심하기는 하지만) 여자들만의 문제는 아니다. 불룩한 맥주 배보다 날씬한 배가 낫다는 라이트 맥주 light beer 광고가 나오면서 남성들도 몸매를 의식하기 시작했다. 〈멘즈 피트니스 Men's Fitness〉, 〈멘즈 헬스 Men's Health〉 같은 남성 잡지가 생겨나는 것도 우연의 일치가 아니다.

남녀 모두 날씬함을 추구하게 되면서 다이어트를 하고 체중에 신경 쓰는 세대인 웨이트 와처 weight watcher 가 탄생했다. 새로운 다이어트 트렌드는 아이들의 건강에도 영향을 끼치고 있다. 취학기의 아동들이 몸무게에 집착한다는 사실을 보여주는 충격적인 연구 결과도 있다. 온 나라가 다이어트와 몸무게에 집착하는 현상을 반영하는 것이다. 겨우 만 6세밖에 되지 않은 아이들이 다이어트를 하고 살찔까 봐 두려워하고 건강과 성장을 위협하는 섭식장애로 치료받는 숫자가 점점 늘어나고 있다. 날씬한 몸에 대한 사회적인 압박이 아이들에게 역효과를 끼친 것이다.

다이어트는 아무런 효과가 없을 뿐 아니라 여러 가지 문제의 근원이다. 다음은 다이어트에 관한 미국의 실정이다.

- 성인과 아동 비만 인구가 그 어느 때보다 높다.
- 섭식장애가 계속 증가한다.
- 지난 10년 동안 아동 비만이 2배로 늘어났다.
- 무지방, 다이어트 식품이 그 어느 때보다 다양하지만 성인의 거의 3분의 2가 과체중이다.
- 1982년부터 1992년까지 지방흡입술로 제거된 지방이 1,200톤이 넘는다. (최근 연구에 따르면 지방흡입술을 받은 지 고작 1년 후에 신체의 다른 부위로 지방이 돌아온다.)

생물학을 넘어설 수 없는 다이어트

다이어트는 단기적인 기아 형태다. 따라서 기아 상태에서 제대로 된 식사를 할 때면 먹는 행위 자체가 제어할 수 없는 필사적인 행위가 되는 경우가 많다. 생물학적인 배고픔의 상태에서는 다이어트와 날씬한 몸에 대한 욕구가 모순적이게도 아무런 관련 없는 일이 되어 사라져 버린다. 영화 〈흡혈 식물 대소동〉에 나오는 채워지지 않는 욕구를 가진 식인 식물이 되어 "먹을 걸 줘, 먹을 걸 줘"라고 요구하는 것처럼.

이러한 폭식은 기아와 다이어트에 대한 지극히 정상적인 반응이다. 폭식은 '의지'가 없거나 인성 결함으로 비치는 경우가 많다. 하지만 그런 식으로 해석하면 다이어트를 할수록 스스로 음식을 통제할 수 있다는 믿음이 약해진다. 다이어트 원칙을 어길 때마다 음식을 먹을 때마다 통제 불능 같은 느낌이 '다이어트 사고'를 부추긴다. 다음번에는 더 열심히 할 거라는 굳은 결심도 휘황찬란한 해결책도 손가락 함정에 빠진 것처럼 무력화된다. 생물학은 거스를 수 없다. 굶은 몸이 영양분을 공급받아야만 하는 것은 당연하다.

그런데도 다이어트를 하는 사람들은 '의지가 강했으면'하고 한탄한다. 의지력 문제가 아니지만 다이어트 클리닉 후기를 보면 다이어트 실패를 괜히 자신의 의지력 탓으로 돌리곤 한다. 스스로 시작한 다이어트 때문이건 기아 때문이건 음식을 충분히 먹지 못하면 음식에 집착이 생길 수밖에 없다.

당신은 다이어트가 아니라 건강과 신체 돌보기의 이유로 식단에 주의를 기울인다고 말할지도 모른다. 마치 정치인들이 늘 말하듯이! 하지만 그것도 다이어트와 똑같은 문제를 일으킨다. 지방이나 탄수화물 섭취를 피하고 무지방 또는 저탄수화물 음식으로만 연명하는 것이 바로 다이어트이며 결과적으로 충분한 음식 섭취가 이루어지지 못한다. 다이어트에도 여러 유형이 있고 다이어트를 하는 사람도 제각각이다. 다음 장에서는 당신의 식습관을 살펴보고 직관적 식사법을 만나보자.

다이어트는 오히려 체중 증가 위험을 늘린다!

만약 다이어트 프로그램이 의약품과 똑같이 철저한 검토를 거쳐야 한다면 절대로 대중이 이용할 수 없을 것이다. 몇 주 동안 호흡을 개선해주지만 장기적으로는 폐를 악화시키는 천식 약을 먹는 것과 같으니까. (아무리 '합리적인 다이어트'라도) 오히려 살을 찌운다는 사실을 알고도 다이어트를 시작하겠는가?

다음은 다이어트가 오히려 체중 증가를 촉진한다는 연구 결과다.

- UCLA 연구진은 다이어트에 관한 31건의 장기 연구를 검토한 결과 다이어트가 체중 증가의 예측 지표로서 믿을 만하다는 결론에 도달했다. 검토 대상의 3분의 2가 오히려 체중이 늘었다. Mann 외, 2007
- 만 9~14세의 아동 약 17,000명을 대상으로 실시한 연구에서는 "체중 조절을 위한 다이어트는 장기적으로 비효과적일 뿐만 아니라 오히려 체중 증가를 촉진할 수 있다"라고 결론지었다. Field 외, 2003
- 5년간 진행한 연구에 따르면 다이어트를 늘 하는 10대는 다이어트를 하지 않는 10대에 비해 과체중이 될 위험이 두 배 높았다. Neumark-Sztainer 외, 2006 놀랍게도 다이어트를 하는 청소년들은 다이어트를 하지 않는 또래들보다 애초에 체중이 많이 나가지도 않았다. 이는 중요한 사실이다. 다이어트를 늘 하는 청소년들의 체중이 더 많이 나갔다면 유전을 비롯해 다이어트가 아닌 요인들도 영향을 끼쳤다고 해석 되었을 것이기 때문이다.

핀란드에서 16~25세 일란성 쌍둥이 2,000쌍을 대상으로 실시한 연구에서는 다이어트 자체가 유전과 별개로 체중 증가를 가속화하고 과체중 위험을 늘리는 것과 큰 연관이 있음이 드러났다. Pietilaineet 외, 2011 단 한 차례라도 의도적으로 체중을 줄이려고 한 적 있는 쌍둥이는 그렇지 않은 또 한 명의 쌍둥이보다 과체중 가능성이 2~3배나 더 높았다. 게다가 과체중 가능성은 다이어트를 한 번 할 때마다 늘어나는 용량 반응적 관계를 보였다.

연구 결과를 제쳐두고 당신의 다이어트 경험은 무엇을 전해주는가? 우리 고객들도 대부분 첫 다이어트는 쉬웠다고 말한다. 몇 킬로그램이 금방 빠졌다고. 하지만 첫 다이어트는 다이어트로 체중을 줄이려는 헛된 시도를 시작하게 만드는 유혹의 덫이다. 헛되다고 말하는 이유는 우리 몸이 똑똑하게도 생존을 위해 프로그래밍 되었기 때문이다.

생물학적으로 우리 몸은 다이어트를 기아의 형태로 인식한다. 당신이 자발적으로 음식 섭취를 제한하는 것인지 몸의 세포는 알지 못한다. 몸은 원시적인 생존 모드에 돌입해 신진대사가 느려지고 음식에 대한 갈망이 커진다. 매번 다이어트를 할 때마다 몸이 학습과 적응을 하므로 다시 체중이 증가한다. 결과적으로 스스로 실패자라고 느끼지만 그들이 아니라 다이어트가 실패한 것이다.

CHAPTER 02

당신의 식습관은?

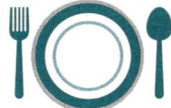

어쩌면 당신은 지금도 여전히 다이어트를 하고 있는데 모르고 있을 수 있다. 무의식적인 다이어트에 해당하는 식습관 유형이 많다. 우리 고객들의 다수도 다이어트를 하고 있지 않다는데 식습관을 자세히 살펴보면 다이어트를 하고 있는 경우가 많았다.

좋은 보기가 있다. 테드는 체중을 감량하고 싶다면서 찾아왔다. 50년 동안 살아오면서 심한 다이어트를 한 적이 네 번밖에 없다고 했다. 상담실에 있는 강박성 과식, 섭식장애에 대한 책 등을 살피더니 "심한 다이어트 문제들을 많이 다루시는군요. 전 그런 경우는 아닙니다"라고 했다. 테드는 스스로 다이어트를 한다고 생각하지 않았고 기껏해야 신중한 식습관을 지녔을 뿐이라고 보았다. 하지만 알고 보니 무의식적으로 늘 다이어트를 하고 있었다. 평소 몸무게에 만족하지 못했기 때문이다. 아침에는 한 시간 동안 오르막길에서 강도 높게 자전거를 타지만 밥은 조금만 먹었다. 점심은 주로 샐러드에 아이스티였다(건강에 좋아 보이지만 탄수화물이 부족하다). 오후가 되면 기절 일보직전이 되었다. 저녁 무렵이 되면 그의 몸은 음식을 달라고 아우성이었다. 심각한 칼로리 부족상태일 뿐만 아니라 탄수화물 부족상태였다. 저녁에는 폭식 축제가 벌어졌다. 테드는 단 것을 지나치게 좋아한다는 것과 '음식의 양'이 문제라고 생각했다. 하지만 사실은 자신도 모르게 다이어트 사고에 빠져 있었던 것이다. 다이어트 사고가 야간 폭식과 단 것에 대한 갈망을 촉발시켰다.

알리샤도 의식적으로는 다이어트를 하지 않았다. 그녀가 찾아온 이유는 체중 감량이 아니라 에너지 수준을 높이고 싶어서라고 했다. 초기 상담을 통해 그녀가 음식에 관해 복합적인 문제를 가지고 있음을 알 수 있었다. 다이어트를 많이 했는지 물었다. 깜짝 놀란 표정이었다. "제가 무수히 많은 다이어트를 했다는 걸 어떻게 아셨어요?" 알리샤는 현재의 체중에 만족한다고 주장했지만 아직도 음식과 전쟁을 치르는 중이었다. 음식에 관하여 자신에게 전혀 믿음이 없었다. 알고 보니 알리샤는 어릴 때부터 다이어트를 해왔다. 공식적으로 다이어트를 하는 중은 아니었지만 음식 원칙이 계속 유지되어(그리고 확장되어) 정상적인 식습관을 거의 마비시켰다. 우리는 이런 경우를 항상 본다. 이른바 다이어트 숙취다. 무슨 일이 있어도 어떤 음식을 피하려 하고 '죄 많은' 음식을 먹을 때마다 자신이 통제 불능이라고 느끼고 스스로 만든 원칙('저녁 6시 이후로는 먹지 않는다')을 어길 때마다 죄책감에 빠지곤 했다.

무의식적인 다이어트는 대체로 꼼꼼한 식습관의 형태로 나타난다. 건강한 식습관과 다이어트는 종이 한 장 차이다. 린퀴진 Lean Cuisine 이나 웨이트와처스 Weight Watchers 같은 다이어트 식품 업체들이 다이어트가 아닌 건강을 강조하는 것만 봐도 그렇다. 종류를 막론하고 다이어트를 하는 한, 몸과 음식에 관한 걱정에서 자유로울 수 없다. 의식적으로 하든 무의식적으로 하든 부작용은 비슷하다. 다이어트 역풍 증상이 나타난다. 식단에 주의를 기울이다가 실수로 망치고 더 심하게 다이어트를 하고 더 신중하게 식사함으로써 속죄하는 패턴이 다이어트 역풍의 특징이다.

   이 장에서는 당신의 현재 위치를 파악하게 해주는 다양한 식습관 유형을 살펴보자. 그 후에는 다이어트 없는 삶의 해결책인 직관적 식사법을 만나보자.

식습관 유형

   우리는 식습관 (또는 다이어트) 유형을 분명히 파악하기 위해 식습관을 신중형, 전문 다이어터dieter 형, 무의식형으로 구분했다. 식습관의 특징은 하나 이상 나타날 수도 있지만 대개 한 가지가 지배적으로 나타나기 마련이다. 살면서 일어나는 사건들이 식습관에 영향을 끼치거나 변화를 일으키기도 한다. 예를 들어 조세 전문 변호사인 우리 고객은 평소에는 신중형이지만 세금 신고 기간에는 혼돈 상태 무의식형으로 변했다.

   당신도 이따금씩 이 3가지 식습관 유형 중에서 어느 하나의 특징이 나타남을 경험했을 것이다. 지배적인 식습관이 세 가지 식습관 중 하나에 속한다면 문제가 있다는 뜻임을 기억하자.

   현재의 위치를 파악하면 직관적 식사법을 배우기가 수월하다. 지금까지 다이어트를 하고 있었다는 사실을 의식하지 못했을 수도 있고 자신에게 해로운 식습관을 발견할 수도 있으니 아래에 설명한 각 유형을 자세히 읽고 당신의 식습관을 가장 잘 나타내주는 유형을 찾아보라.

신중형

신중형은 몸에 어떤 음식이 들어가는지 확인하고 경계하는 경향이 있다. 이 유형은 영양에 매우 주의를 기울이고 건강과 신체 돌보기를 지향하는, 겉으로 보기에는 '완벽한' 식습관인 것처럼 보인다. (우리 사회가 존경하고 지지하는 고귀한 특징이다.)

특징   신중형은 아무리 소량이라도 몸에 음식이 들어갈 때마다 괴로워한다. 슈퍼마켓에서 장을 볼 때는 라벨을 철저하게 살핀다. 외식을 할 때는 어떤 재료가 들어가고 어떤 방법으로 조리하는지 웨이터를 붙잡고 심문하듯 한다. 또 자신의 선호도에 맞게 준비되도록 확인을 받아낸다(대개는 기름이나 지방이 전혀 들어가지 않도록). 그래서 무엇이 문제인가? 식품 라벨을 읽고 레스토랑에서 자신의 기호에 맞게 주문하는 것은 건강을 위한 일이 아닌가? 물론이다! 하지만 음식에 대한 경계 정도가 심하고 선택에 따른 죄책감을 털어버리지 못하면 문제 아닌가.

신중한 식사자는 충분히 먹지 않으면서도 먹는 양을 감시하는 경향이 있다. 그래서 대개 무엇을 먹을지 걱정하며 계획하는 데도 시간을 많이 쏟는다. 겉으로 다이어트를 하고 있지는 않지만 '건강에 좋지 않은' 지방이나 설탕이 많이 든 음식을 먹을 때마다 속으로 자신을 꾸짖는다. 순수하게 건강에 관심이 많은 것과 신체 이미지를 위해 신중하게 식사를 하는 것은 한 끗 차이다.

신중형은 시간이나 사건에 영향을 받기도 한다. 예를 들어 주말에 혹은 모임에서 실컷 먹어도 되는 '권리'를 얻으려고 평일에는 꼼꼼하게 확인하며 먹는다. 하지만 일 년에 주말은 104일이나 된다. 주말에 실컷 먹으면 원치 않는 체중 증가로 역효과가 나타날 수 있다. 결과적으로 이 유형이 다이어트를 하게 되는 것은 드문 일이 아니다.

문제점　건강에 관심을 기울이는 것은 전혀 문제가 되지 않는다. 하지만 (전투에 가까울 정도로) 꼼꼼한 식습관이 음식과의 건강한 관계에 영향을 끼치고 몸에 부정적인 영향을 끼친다면 문제다. 신중형은 가까이 들여다보면 은근히 다이어트를 하는 사람의 스타일과 닮아있다. 다이어트를 하지 않지만 음식과 관련된 상황을 모조리 철저하게 검토한다.

전문 다이어터형

전문가처럼 다이어트를 하는 전문 다이어터dieter 유형은 좀 더 구별하기가 쉽다. 이들은 항상 다이어트를 하고 있다. 그때그때 유행하는 다이어트 프로그램, 다이어트 도서, 새로운 체중 감량 비결 등을 전부 섭렵한다. 탄수화물 그램 수를 달인처럼 계산하고 관리하며 (간헐적) 단식이나 '양 줄이기'를 시도하기도 한다. 전문 다이어터가 음식과 칼로리, '다이어트 비결'에 빠삭한데도 계속 새로운 다이어트를 시도하는 이유는 이

전의 다이어트가 성공하지 못했기 때문이다.

특징   전문 다이어형은 신중형의 특징도 보인다. 하지만 차이가 있다면 모든 선택을 건강이 아닌 체중 감량을 위해 내린다는 점이다. 겉으로 다이어트를 하지 않을 때도 다음번에 시작할 다이어트에 대해 생각하는 것이 보통이다. 아침에 일어날 때마다 새롭게 시작하는 좋은 하루가 되기를 바라면서.

전문 다이어터들은 지식이 풍부하지만 쓸데가 없다. 그들은 금지된 음식을 먹을 때 흔히 최후의 만찬 패턴을 보인다. 내일은 다이어트를 할 것이라고, 내일부터 홀가분하게 다시 시작할 것이라고. 그러니 마지막 기회인 지금 먹어두어야 한다고. 다이어트, 체중 감소, 간헐적 폭식, 체중 증가 또다시 다이어트 시작이라는 악순환에 좌절하는 것도 놀라운 일은 아니다.

문제점   이런 식으로 살아가는 것은 어렵다. 요요 현상을 일으키는 다이어트는 건강한 식습관을 망치고 체중 감량을 점점 더 어렵게 만든다. 만성적인 섭취량 부족은 대개 과식이나 주기적인 폭식을 일으킨다.

전문 다이어터는 좌절감이 너무 커서 설사제와 이뇨제, 다이어트 보조제를 먹어 보기도 한다. '다이어트 보조제'가 효과가 없으므로 신경성 거식증 형태의 만성적 음식 섭취 제한 또는 신경성 폭식증 형태의 칼로리 제거 행동(폭식 후에 토하는 것) 같은 극단적인 방법을 시도할 수도 있다. 거식증이나 폭식증은 다양한 요소에서 비롯되는 심리적 문제지만 섭식장애로 가는 길이라는 사실을 보여주는 연구가 점점 늘어나고 있다. 특히 한 연구에서는 다이어트를 해온 청소년이 만 15세에 이를 무렵에는 다이어트를 하지 않는 경우보다 섭식장애에 걸릴 위험이 8배 가까이 높다는 사실이 밝혀졌다.

무의식형

무의식형은 음식을 먹으면서 다른 활동을 동시에 하는 식습관을 보인다. TV를 보면서 먹는다거나 책을 읽으면서 먹는다거나 하는 것처럼 다른 일을 동시에 한다. 행동의 미묘함과 인식의 부재 때문에 자신이 이런 식사 유형인지 파악하기가 어려울 수 있다. 무의식형에는 다수의 하위 유형이 존재한다.

혼돈 상태 무의식형의 특징 대부분 할 일이 너무 많아 바쁜 삶을 살아간다. 혼돈 상태의 식사 스타일은 무계획적이다. 자판기 음식, 패스트푸드 등 그때그때 손에 집히는 대로 먹는다. 영양과 다이어트도 중요하게 여기지만 혼돈의 순간에는 그렇지 않다. 발등에 떨어진 불을 끄느라 너무 바빠서 극심한 상태가 될 때까지 배고픔도 알아차리지 못한다. 오랫동안 먹지 않는 것도 놀라운 일이 아니다.

거절하지 않는 무의식형의 특징 배가 고프건 배가 부르건 상관없이 음식의 존재에 취약하다. 회의실에 준비된 간식, 주방 조리대에 놓인 음식 등을 그냥 지나치지 못한다. 하지만 음식을 먹고 있다는 사실이나 얼마나 많이 먹는지를 의식하지 못하는 경우가 대부분이다. 예컨대 화장실에 가는 길에 자신도 모르게 사탕을 몇 개 가져가는 식이다. 이들에게는 파티처럼 음식이 중심이 되는 자리가 특히 힘들다.

낭비하지 않는 무의식형의 특징   음식의 가격을 소중하게 여긴다. 특히 접시에 있는 음식을 (타인의 음식도) 깨끗하게 비우는 경향이 있다. 자녀나 배우자가 남긴 음식을 먹어치우는 것도 흔한 일이다.

감정적인 무의식형의 특징   감정, 특히 스트레스나 화, 외로움 같은 불편한 감정에 대처하는 수단으로 음식을 이용한다. 자신의 식습관에 문제가 있다고는 생각하지만 실제로 더 큰 문제가 있다는 점은 대게 잘 모른다. 스트레스 받을 때 사탕을 집어먹는 것부터 만성적으로 폭식하는 것까지 다양한 유형을 보인다.

문제점   다양한 형태로 나타나는 무의식형은 만성 과식으로 이어질 때 문제가 된다. 첫 술과 마지막 술의 중간 어딘가에서 '이런, 음식이 하나도 없네'라는 의식의 공백이 생긴다는 사실을 기억하자. 예를 들어 영화가 시작될 때 커다란 통에 든 팝콘을 먹기 시작했는데 어느새 빈 통만 남은 경험이 있는가? 무의식적인 식사의 단순한 형태다. 어떤 때는 더 심한 수준으로 일어나기도 한다. 이때는 무엇을 먹고 있는지, 왜 먹기 시작했는지, 심지어 맛이 어떤지도 의식하지 못한다. 한마디로 멍한 상태에서 먹는 것이다.

신중형과 전문 다이어터형, 무의식형은 모두 겉으로는 문제가 없어 보이지만 비효과적인 식습관이다. 그래서 해결책을 찾으려 한다. 새로운 다이어트로 더 열심히 해보자고 말이다. 새로운 다이어트를 시작할 때는 희망과 에너지로 가득하지만 결국은 살이 도로 찔 뿐이다. 얼마 전 식습관으로 되돌아가도 예전보다 불편하게 느낀다. 그 이유는 다이어트를 한 번 할 때마다 내적인 음식 원칙이 더 강해지기 때문이다. 또한 다이어트가 몸의 생리작용에 영향을 끼쳐(5장에서 자세히 다룬다) 음식과의 정상적인 관계를 더욱 어렵게 만든다.

하지만 직관적 식사는 예외다. 당신에게 불리하게 작용하지 않고 만성적인 다이어트와 요요 현상의 관계를 끝내줄 수 있는 유일한 식사법이다.

직관적 식사형

직관적 식사형 Intuitive Eater 은 몸이 보내는 배고픔의 신호에 따라 죄책감이나 도덕적인 딜레마 없이 자신이 선택한 음식을 먹는다. 직관적 식사는 자연스러운 식사다. 하지만 광고와 미디어, 건강 전문가들에게서 쏟아지는 영양과 음식, 체중 관련 메시지를 고려해야 하는 오늘날에는 자연스러운 식사가 매우 힘들다.

우리가 직관적 식사형의 기본적인 특징을 설명하면 고객들은 놀랍게도 이런 반응을 보인다. "제 아내가 그런 식으로 먹어요", "제 남자친구가 그런 스타일인데." 우리가 그 사람의 체중과 음식과의 관계를 다시 물어보면 대개는 "아무 문제도 없어요"라는 대답이 돌아온다.

유아들을 한 번 보자. 유아는 직관적 식사자다. 음식이나 신체 이미지에 대한 사회적인 메시지에서 자유롭다. 유아는 음식에 대해 타고난 지혜를 지녔다. 어른이 방해만 하지 않는다면 말이다. 유아는 다이어트 원칙이나 건강을 기준으로 먹지 않는다. 연구 결과에 따르면 음식에 자유롭게 접근할 수 있는 상태에서 먹게끔 내버려두면 유아는 몸이 필요로 하는 것을 먹는다. 물론 아이에게 그런 타고난 능력이 있다고 믿고 기다린다는 것이 부모에게는 너무도 어려운 일이지만! (자녀를 직관적 식사자로 키우는 방법은 15장에서 다룬다.)

〈뉴잉글랜드의학저널 New England Journal of Medicine 〉에 발표된 리앤 버치Leann Birch 박사가 주도한 획기적인 연구는 취학 전 아동에게 성장을 위해 몸이 필요로 하는 것에 따라 식사를 조절할 수 있는 타고난 능력이 있음을 확인해주었다. 아이들이 끼니마다 먹는 음식이 부모를 기겁하게 만들더라도 말이다. 연구진은 칼로리 섭취량은 매 끼니마다 다르지만 시간을 두고 바라보면 균형을 이룬다는 사실을 발견했다. 하지만 부모는 아이가 음식 섭취를 제대로 조절할 수 없다고 생각한다. 그래서 자녀가 영양학적으로 올바른 식단을 추구하도록 강압적인 전략을 취한다. 하지만 버치의 연구는 그러한 통제 전략이 직관에 어긋난다는 사실을 알려준다.

또한 버치는 자녀의 식사를 통제하려는 '부모'일수록 비만인 경우가 많다는 사실을 언급한다. 마찬가지로 듀크 대학교의 심리학자 필립 콘스탄조Philip Costanzo 박사는 취학 아동의 과체중이 부모가 자녀의 식사를 제한하려는 정도와 밀접한 관계가 있음을 발견했다. 의도가 좋더라도 부모가 자녀의 자연적인 식사 신호를 막으려고 하면 문제가 오히려 악화된다.

아이가 배고픔 신호를 보낼 때 먹게 하고 충분히 먹었다는 신호를 보일 때 그만 먹게 하면 직관적 식사 능력을 키우는 데 큰 도움을 줄 수 있다.

실제로 심리치료사이자 영양사인 엘린 새터 Ellyn Satter 의 혁신적인 연구는 과체중인 아이가 부모의 간섭과 압박 없이 먹으면 결국 식사량이 줄어든다는 사실을 보여준다. 왜 그럴까? 아이가 내적인 배고픔과 배부름의 신호를 듣고 이해하기 시작하기 때문이다.

새터에 따르면 "체중 감량을 이유로 음식을 박탈당하는 아이는 음식에 집착하고 충분히 먹지 못할까 봐 두려워 기회가 있을 때 과식하는 경향이 있다."

우리는 다이어트를 하는 성인의 경우도 마찬가지라는 사실을 발견했다. 너무 오랫동안 직관적 식사와 동떨어져 있었던 성인은 부모가 음식에 대한 압박감을 느슨하게 해주는 것이 아니라, 그 완화 조치가 자기 자신에게서 나와야 한다. 스스로 사회의 잘못된 고정관념과 왜곡된 신체 이미지에 대한 숭배를 거슬러야 한다.

다행히 우리 모두는 타고난 직관적 식사 능력을 갖추고 있다. 다이어트가 그것을 억누르고 있을 뿐이다.

직관적 식사 능력은 어떻게 파묻혀 버리는가
· · ·

아이가 성장하면서 혼합된 메시지들이 슬그머니 밀고 들어온다. 주말 아침에 나오는 식품 광고부터 "음식을 남기지 말라"는 부모의 회유까지.

이러한 메시지들이 계속 아이를 공격한다. 식사에 영향을 끼치는 몇 가지 외부적인 힘은 직관적 식사 능력을 더욱 깊이 파묻어버릴 수 있다.

다이어트

이미 알고 있겠지만 만성 다이어트는 대표적으로 다음과 같은 해를 끼친다.

- 폭식 증가
- 신진대사율 감소
- 음식에 대한 집착 증가
- 박탈감 증가
- 실패감 증가
- 의지력 감소

결국 자신에 대한 신뢰를 무너뜨려 음식 선택이나 식사 시간 등을 외부에 의존해 관리하려고 한다. 그러나 외부에 의존해 '판단'할수록 직관적 식사에서 멀어진다.

건강하게 먹거나 죽거나

건강한 식단을 추구해야 한다는 메시지는 비영리단체부터 특정 제품을 홍보하는 기업까지 도처에서 나온다. 보이지 않게 던지는 메시지가 무엇일까? 무엇을 먹는지에 따라 건강이 개선될 수 있다는 뜻이 담겼고, 반대로 한 번 잘못된 선택을 했다가는 무덤에 한 걸음 가까워진다는 뜻도 담고 있다. 과장일까? 아니다. 1994년에 하버드공중보건대학원이 발표한 보도 자료에서는 마가린에 들어 있는 트랜스지방산 때문에 미국에서 매년 3만 명이 심장 질환으로 사망에 이른다고 한다. 이러한 메시지는 '잘못된' 음식을 먹는 것에 대한 죄책감과 무엇을 먹어야 하는지 혼란을 일으키기 쉽다.

잡지와 신문들도 음식과 건강을 다루는 경우가 크게 늘었다. 캘리포니아에 소재한 〈오렌지 카운티 레지스터Orange County Register 〉지의 식품 분야 편집자 조 크레아Joe Crea 는 6년(1987~1993) 동안 영양 관련 기사가 5배 증가했다고 말한다. 800건의 식품 기사 중에서 약 200건이 건강 관련 문제였다. 음식이 건강에 영향을 끼치는 것은 당연한 사실이지만 방대한 미디어 기사는 소비자, 특히 다이어터에게 음식 편집증을 만드는 도관 역할을 했다. 조 크레아도 동의한다. "신문을 펼치면 치즈 케이크에 대한 머리기사와 과식으로 인한 비만 위험에 대한 기사가 함께 나와서 독자를 갈등에 빠뜨리죠."

건강한 식사의 장점을 무시해야 된다는 말이냐고? 물론 그렇지 않다. 하지만 다이어트 사고에 빠진 상태에서 '건강한 식사'를 꼭 해야 한다는 메시지 세례를 받으면 음식 선택에 대한 죄책감이 심해진다. 〈비만과 건강Obesity and Health 〉지는 플로리다의 성인 2,075명을 대상으로 실시한 설문조사에서 45%가 좋아하는 음식을 먹은 후 죄책감을 느낀다고 밝혔다. (이 설문조사는 다이어터가 아닌 일반인을 대상으로 한 것이라는 점을 주목하자. 다이어터를 대상으로 실시한다면 음식을 먹을 때 '죄책감'

을 느끼는 사람의 비율이 훨씬 높을 것이다.)

특히 여성들이 심한 죄책감을 느낀다. 미국영양사협회 American Dietetic Association 의 설문조사에 따르면 여성은 음식을 먹을 때 남성보다 더 큰 죄책감을 느낀다(남성이 28%인 데 비해 여성은 44%다). 여성이 남성보다 다이어트를 많이 하기 때문일까?(여성 잡지의 종류를 떠올려보라) 아니면 건강 메시지와 식품 광고의 표적이 여성이기 때문일까? 여성은 가족의 건강관리에 주요 결정권을 가지고 음식과 영양 문제에서도 문지기 역할을 담당한다. 즉 주요 표적인 것이다.

우리는 직관적 식사법에서 영양이나 건강한 식사를 처음부터 우선순위로 정해놓으면 안 된다는 사실을 발견했다. 처음에는 영양을 무시해야 한다. 직관적 식사로 나아가는 과정을 방해하기 때문이다. 이단적인 생각이라고? 아니다. 원한다면 영양을 존중할 수도 있다. 평생 다이어트를 해왔으면 영양이 첫 번째 우선순위가 되어서는 안 되는 것뿐이다. 이해가 잘 안 되면 이런 식으로 생각해보자. 영양에 엄청난 주의를 기울였을 때 도움이 되었는가?

이미 직관적 식사를 하고 있는지 알고 싶으면 54쪽의 '당신은 직관적 식사형인가?'를 보자. 연구 결과를 반영한 것으로 직관적 식사의 특징을 정의해준다.

직관적 식사 능력은 되찾을 수 있다. 하지만 그 전에 우선 직관적 식사 능력을 묻어버리는 다이어트 사고방식을 없애야 한다. 다음 장에서는 직관적 식사의 주요 원칙을 간단히 소개할 것이다. 그리고 앞으로 직관적 식사법을 차근차근 알려주겠다.

식습관 유형	심리적 방아쇠	특징
신중형	건강과 신체 돌보기	겉으로는 완벽한 식사법처럼 보이지만 입에 들어가는 소량의 음식과 몸에 끼치는 영향에 대한 고뇌가 심하다. 겉으로는 건강과 신체 돌보기를 중요시하는 것처럼 보임
전문 다이어터형	살이 찐다는 생각	항상 다이어트를 하고 최신 다이어트 프로그램이나 다이어트 도서를 섭렵함
무의식형	다른 일을 하면서 먹음	뭔가를 먹고 있다는 사실과 얼마나 먹는지를 의식하지 못한다. 앉아서 먹는 것은 시간 낭비라고 생각해 생산성을 높이고자 다른 일과 병행한다. 여기에는 여러 가지 하위 유형이 존재함
혼돈 상태 무의식형	너무 바쁜 생활	식사 스타일이 무계획적이다. 가능할 때 재빨리 먹어치우고 하던 일로 돌아간다. 오히려 긴장감에서 에너지를 얻는 듯함
거절하지 않는 무의식형	음식의 존재	회의실에 마련된 간식, 주방 조리대에 놓인 음식에 약함
낭비하지 않는 무의식형	공짜 음식	음식의 경제적인 가치에 영향을 많이 받고 뷔페와 공짜 음식에 약함
감정적인 무의식형	불편한 감정	스트레스나 불편한 감정 때문에 무언가를 먹는다. 특히 혼자 있을 때 나타남
직관적 식사형	생물학적인 배고픔	죄책감이나 도덕적 딜레마 없이 음식을 선택한다. 허기와 포만감을 존중하고 먹는 기쁨을 즐김

당신은 직관적 식사형인가?

이 질문은 트레이시 틸카 Tracy Tylka 의 직관적 식사자 연구 2006 에서 변형한 것이다. 자신이 직관적 식사형에 속하는지, 노력이 필요한지 알려준다.

방법: 직관적 식사자의 3가지 주요 특징에 따라 나눈 각 항목에 '예' 또는 '아니오'로 답한다. 확실하지 않은 경우에는 대체로 어디에 해당하는지 따져본다.

먹어도 된다는 무조건적인 허락

예　아니오

☐　☐　1. 지방이나 탄수화물 함유량, 칼로리가 높은 음식을 피한다.

☐　☐　2. 특정한 음식을 먹고 싶을 때 허용하지 않는다.

☐　☐　3. 무엇을 언제 어떻게 먹어야 하는지 다이어트 원칙에 따라서 먹는다.

☐　☐　4. 건강에 좋지 않은 음식을 먹으면 자신에게 화가 난다.

☐　☐　5. 스스로 허용하지 않는 금지된 음식이 있다.

신체적인 이유가 아닌 감정적인 이유에서 먹기

☐　☐　1. 배가 고프지 않은데도 불안, 슬픔, 우울을 느끼면 먹는다.

☐　☐　2. 배가 고프지 않은데도 심심하면 먹는다.

☐　☐　3. 적당한 포만감을 느끼는데도 계속 먹는다.

☐　☐　4. 배가 고프지 않은데도 외로우면 먹는다.

☐　☐　5. 부정적인 감정을 진정시키려 음식을 이용한다.

☐　☐　6. 배가 고프지 않은데도 스트레스를 받으면 먹는다.

내적인 허기/포만감 신호에 의존

☐　☐　1. 약간 배가 부른 상태인지 알지 못한다.

☐　☐　2. 약간 배고픈 상태인지 알지 못한다.

☐　☐　3. 몸이 먹어야 할 때를 알려준다고 믿지 않는다.

☐　☐　4. 몸이 무엇을 먹어야 하는지 알려준다고 믿지 않는다.

☐　☐　5. 몸이 얼마나 먹어야 하는지 알려준다고 믿지 않는다.

☐　☐　6. 먹는 도중에 배가 부르기 시작할 때를 알아차리지 못한다.

점수: '예'라고 답한 항목은 개선이 필요하다는 뜻이다. '예'가 많이 나온 부분은 가장 큰 주의가 필요하다.

CHAPTER 03
10가지 직관적 식사 원칙 소개

다이어트를 포기하고 직관적 식사에 노력을 기울여야만 요요와 음식 집착이라는 감옥에서 벗어날 수 있다. 이 장에서는 직관적 식사 원칙을 소개한다.

 직관적 식사의 10가지 원칙을 따르면 음식과의 관계를 정상으로 돌릴 수 있다. 모든 고객이 몸과 음식과의 건강한 관계 구축을 가장 큰 성과로 언급했다. 체중 감량은 제쳐두어야 한다. 칼로리 제한과 과식, 다시 제한 등의 과정을 이미 어느 정도 반복했다면 체중 감량 목표를 제쳐두는 것이 특히 더 중요하다. 현재의 체중이 몸의 내부 신호와 연결이 끊어져서 생긴 결과라면 신호를 다시 이어 주어야 한다. 신호가 다시 이어지면 체중 감량이 저절로 일어날 수 있다.

 나중에는 각각의 원칙에 대해 자세히 살펴볼 것이므로 이 장에서는 간단하게 훑어보자.

원칙

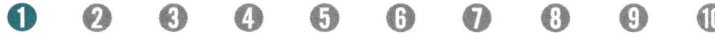

다이어트 사고방식에서 벗어나라

체중을 빨리, 쉽게, 평생 줄일 수 있다는 거짓 희망을 주는 책이나 잡지를 내다버려라. 새로운 다이어트의 효과가 사라지고 요요 현상이 올 때마다 스스로 실패자라고 생각하게 만든 거짓말들에 분노하라. 좀 더 효과적인 새 다이어트가 곧 나올지도 모른다는 한줄기 희망을 버리지 못하면 직관적 식사 능력을 회복하는 자유를 얻을 수 없다.

제임스는 지금까지 살아오면서 끊임없이 다이어트를 했다. 어머니가 시킨 첫 다이어트부터 시작해 가장 최근에 짧은 '성공'을 안겨준 액체 단백질 단식까지. 우리를 찾아왔을 무렵에 몸무게는 인생 최대치를 기록하고 있었다. 또다시 다이어트를 시도할 여력이 없었지만 '해야만' 한다는 죄책감을 느끼고 있었다. 다이어트 사고방식을 거부하는 것은 제임스에게 중요한 이정표였다. 그는 자신이 실패자가 아니라 다이어트 자체가 실패하도록 만들어졌다는 사실을 깨달았다.

현재 제임스는 다이어트에 매달렸던 과거에서 벗어나 직관적 식사 능력을 되찾았다. 더 이상 다이어트를 '해야만' 한다고 느끼지 않는다. 먹고 싶은 대로 먹으면서도 체중이 정상으로 돌아온 것이 놀랍고 만족스럽다. 제임스는 상사가 다이어트에 매달리는 모습을 안타깝게 지켜보고 있다. 다이어트가 음식과의 건강한 관계를 해치는 가장 빠른 방법이라는 사실을 알기에.

원칙

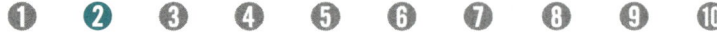

배고픔을 존중하라

몸에 적당한 에너지원을 공급해야 한다. 그렇지 않으면 원초적인 과식 충동이 작동한다. 배고픔이 극심한 상태에서는 적당히 의식적으로 먹으려는 의도가 아무런 의미도 없어져버린다. 생물학적 배고픔 신호를 존중하는 법을 배우는 것은 음식과의 관계에서 스스로 음식을 제어할 수 있다는 믿음을 다시 쌓는 토대가 된다.

매우 바쁘게 생활하고 있는 팀은 의대 과정 내내 다이어트를 했고 일주일에 80시간 넘게 일하며 정신없는 일정을 따라가야만 했다. 항상 배고픔을 느꼈지만 '체중 조절'을 이유로 그 신호를 무시했다. 기운이 없는 것도 당연했다. 오후 중반 쯤 되면 배고픔이 제어할 수 없는 정도가 되어 자판기에서 간식을 마구 뽑아 먹었다. (결국 실패로 끝나는) 다이어트를 시작할 때마다 체중은 널뛰기를 했다.

팀이 직관적 식사자가 되려면 먼저 배고픔을 존중하는 방법을 배워야 했다. 몸이 보내는 배고픔 신호에 주의를 기울이고 시간을 내어 음식을 챙겨먹는 방법을 배운 것이다. 배 속의 아우성에 귀 기울이지 않고 아침을 건너뛴 채 출근하면 아침 진료 시간에 환자들에게 집중하기 어렵다는 사실을 이제는 잘 알고 있다. 배고픔을 존중하는 법을 배웠으니까.

팀은 직관적 식사법으로 돌아간 후 하루 종일 에너지가 넘친다. 20년 동안 자신을 괴롭힌 칼로리 제한과 폭식의 주기를 끝냈고 이제는 그 부질없는 주기가 완전히 사라졌다고 확신한다.

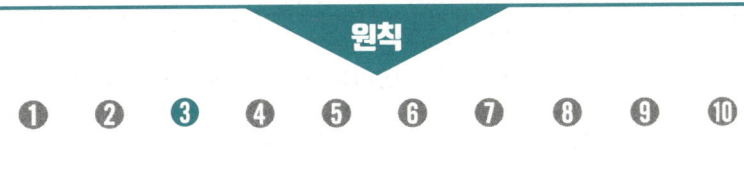

음식과 화해하라

휴전이라고 부르자. 음식과의 전쟁은 이제 그만! 스스로에게 먹어도 된다고 무조건 허락해준다. 어떤 음식을 먹으면 안 된다고 생각하면 박탈감이 심해져서 통제 불가능한 음식 갈망과 폭식이 일어날 수 있다. 금지된 음식에 '굴복'하는 순간 매우 격렬한 상태에서 먹게 되므로 최후의 만찬 폭식과 죄책감으로 이어진다.

낸시의 전쟁터는 고급 레스토랑이었다. 일하는 레스토랑에는 맛있는 음식이 잔뜩 있었다. 직관적 식사자가 되기 전에 낸시는 레스토랑에서 마주하는 음식의 유혹을 피하고자 바짝 경계를 했다. 매일 저녁 지친 몸으로 먹어서는 안 되는 음식들이 눈앞에 어른거리는 채로 퇴근하기 일쑤였다. 계속 잘 참던 그녀는 첫 상담을 예약하고 무너졌다. 그래서 먹었다.

강도 높은 박탈감에 따르는 최후의 만찬 증상을 겪은 것이다. 좋아하는 음식을 건드리지도 못했기 때문에 일어난 역효과다. 낸시는 영양 전문가라면 누구나 그런 맛있는 음식을 영원히 포기하고 엄격한 식단에 따라야 한다고 말할 것이라고 믿었다. 앞으로 먹지 못한다는 생각을 하면 무섭고 화가 나서 자동으로 폭식하게 되었다고 인정했다. 특히 먹으면 안 된다고 생각하는 음식들로 폭식을 했다.

이제 직관적 식사를 하게 된 낸시는 자신이 일하는 레스토랑에서 (어디에서든) 먹고 싶은 대로 먹는다. 더 이상 좋아하는 음식을 제한하지도, 폭식을 하고 죄책감에 시달리지도 않는다. 맛있어 보이지만 실제로 먹어보면 그렇게 맛있지 않은 음식도 있다는 사실을 깨달았다. 낸시는 음식과 화해했고 그 덕분에 따라온 자유를 만끽하고 있다.

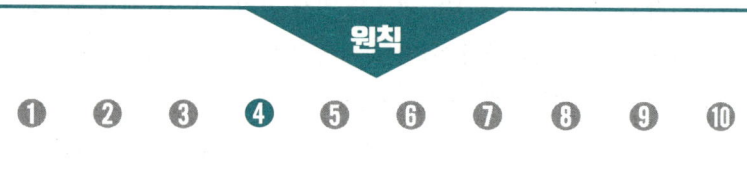

음식 경찰에게 반박하라

1000 칼로리 이하를 섭취하면 '잘했고' 초코 케이크를 먹으면 '나쁘다'고 말하는 목소리를 거부하라. 음식 경찰은 다이어트가 만들어낸 비합리적인 규칙을 잘 지키는지 감시한다. 당신의 머릿속 깊은 곳에는 음식경찰서가 자리하며, 음식 경찰이 부정적이고 절망적인 말을 확성기로 외치고 다니며 당신의 잘못을 고발해 죄책감을 일으킨다. 직관적 식사로 돌아가려면 반드시 음식 경찰을 쫓아내야 한다.

린다는 청소년기에 단거리 달리기 선수였고 올림픽 선발전 출전 자격까지 얻었다. 코치는 그녀에게 큰 영향을 끼친 존재였는데 지금까지도 "경쟁력을 높이려면 다이어트로 체지방을 없애야 해"라는 코치의 말이 귓가에 맴돈다. 어떤 음식이 '좋고 나쁜지' 말하는 엄마의 목소리도 들린다.

머릿속에 틀어놓은 테이프 같은 다이어트 지시에 따른 결과 린다는 몇 년 동안 체중이 오락가락했다. 다이어트를 새로 시작할 때마다, 코치의 경고와 엄마의 꾸지람이 있을 때마다 음식 경찰의 목소리가 세졌다.

린다는 음식 경찰에 이의를 제기하는 법을 알게 되면서 돌파구를 찾았다. 음식 선택을 제한하는 내면의 비판자에게 반박하는 법을 배웠고, 스스로에게 배려의 메시지를 건네고 음식에 대해 판단하지 않는 선택을 내렸다.

음식 경찰이 사라지자 직관적 식사자가 수면으로 드러날 수 있었다. 린다는 먹는 것에 죄책감을 느끼지 않게 되었고 다이어트 없이도 정상 체중을 유지하고 있다.

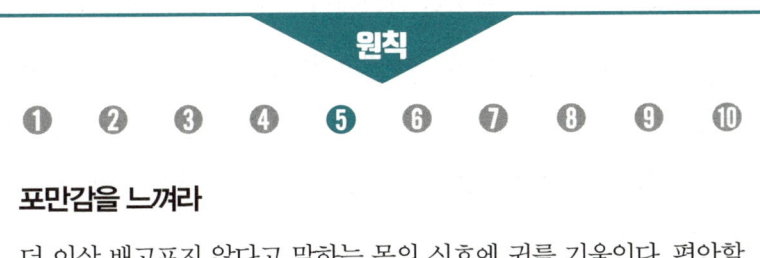

포만감을 느껴라

더 이상 배고프지 않다고 말하는 몸의 신호에 귀를 기울인다. 편안할 정도로 배가 부르다고 알려주는 신호를 관찰한다. 음식을 먹는 도중에 잠깐 멈추어 맛이 어떤지, 포만감이 어느 정도인지 짚어본다.

재키는 파티를 즐기는 여성이다. 매일 퇴근 후 친구들과 맛있는 음식을 먹으러 갔다. 주말에 모임이 없으면 허전했다. 그녀는 삶도 사랑하고 먹는 것도 사랑했다. 하지만 포만감이 느껴지기 시작해도 멈추는 법을 알지 못했다(불편할 정도로 배가 부르기 전까지는 포만감을 느끼지도 못하는 경우가 많았다). 다음 날 아침이면 "다시는 안 먹을 거야. 속도 안 좋고 몸도 부었어. 불어난 뱃살도 너무 싫어"라며 똑같은 다짐을 또 했다.

직관적 식사로 가는 재키의 여정에서는 포만감 느끼는 법을 배우는 것이 중요했다. 그녀는 속이 빈 상태에서 약간 채워진 상태로 바뀌는 변화에 주의를 기울이기 시작했다. 머지않아 식사 도중에 나타나기 시작하는 포만감 신호를 감지하는 법을 익혔다.

배고프면 (한 시간밖에 지나지 않았어도) 다시 먹어도 되고 가장 좋아하는 음식도 먹을 수 있다는 사실을 알자 포만감 신호를 존중하기가 쉬워졌다. (다시는 먹을 수 없다거나 특정한 음식을 먹을 수 없다고 생각하는 굶주린 사람이 편안한 포만감이 느껴질 때 멈출 수 있을까?)

재키는 도시 외곽에서 벌어진 파티에서 길고양이에게 먹이를 주다가 흥미로운 사실을 발견했다. 굶주린 길고양이는 집고양이와 달리 먹이를 하나도 남기지 않고 다 먹었다. 집고양이는 먹이가 또 주어진다는 사실을 알기에 쉽게 밥그릇을 떠난다. 다시 먹으리라는 사실을 알기에 포만감을 느낄 수 있는 것이다.

재키는 포만감 신호를 존중하고 (준비되었을 때) 그만 먹는 것이 자신을 존중하는 일이라는 사실도 깨달았다. 직관적 식사자가 된 후 그녀는 전부 다 가졌다고 느꼈다. 원할 때마다 친구들과 놀고 다음 날 아침에도 기분 좋게 일어날 수 있으니까!

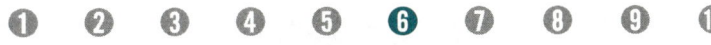

만족 요인을 찾아라

지혜롭게도 일본인들은 건강한 삶의 목표에 만족감을 넣는다. 건강하고 날씬한 몸매에 대한 광적인 집착은 존재의 가장 기본적인 즐거움을 간과하게 만든다. 먹는 것에서 느끼는 기쁨과 만족 말이다. 기분 좋은 환경에서 정말로 원하는 음식을 먹을 때의 즐거움은 커다란 만족감을 선사한다. 이러한 경험을 스스로에게 제공한다면 적은 양으로도 '충분히' 먹었다고 생각하게 될 것이다.

조연출자인 데니스는 매일 세트장에 갈 때마다 갖가지 '금지된' 음식에 둘러싸였다. 그녀는 자신이 정말로 먹고 싶은 음식을 먹도록 허락하지 않은 채 무엇을 좋아하는지에 대한 신호를 무시했다. 이를테면 감자튀김이 먹고 싶지만 양념을 하지 않은 구운 감자를 선택한다든가 쿠키 대신 과일을 먹었다. 결국 다른 음식을 선택하는 데서 그치지 않고 불만족스러운 음식에서 만족감을 찾으려고 계속 이런저런 음식을 먹어댔다.

결국 그녀는 그런 음식이 자신이 원래 먹고 싶은 음식의 대타일 뿐이며 그 무엇도 만족감을 주지 못한다는 사실을 깨닫고 정말로 먹고 싶은 음식을 먹는 실험을 해보기로 했다. 먹고 싶은 음식을 먹자 진정한 기쁨을 느낄 수 있었고 그만 먹을 수도 있었다. 때로는 남기기도 했다. 만족감을 느꼈기에 '유령 음식'이라는 대타를 찾을 필요가 없었다. 만족 요인을 찾은 것이다. 예전보다 먹는 양이 훨씬 줄었고 우리의 신조 "정말 좋아하지 않으면 먹지 마라, 정말 좋아하면 음미하라"의 장점을 직접 체험했다.

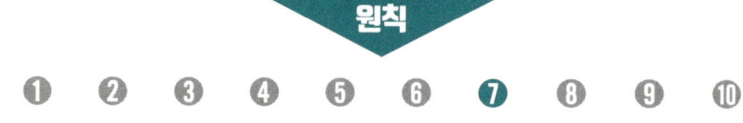

음식을 이용하지 않고 감정에 대처하라

정서적인 문제가 있을 때 음식을 이용하지 않고 대처할 수 있는 방법을 찾아야 한다. 불안과 외로움, 지루함, 분노는 누구나 살면서 경험하는 감정이다. 모든 감정마다 심리적 방아쇠가 있고 또 저마다 진정제가 있다. 음식은 그 어떤 감정도 고쳐주지 못한다. 단기적인 위안을 주거나 잠시 딴 데로 정신이 쏠리게 해주고 감정을 무디게 만들어줄 수는 있을 것이다. 하지만 근본적인 문제를 해결해주지는 못한다. 정서적인 갈망 때문에 먹으면 장기적으로는 감정이 악화될 뿐이다. 결국은 감정의 근원과 폭식의 거북함을 마주해야 한다.

마샤는 주로 집에서 일하는 작가다. 그녀는 글 쓰는 일이 좋았지만 가끔씩 '작가의 장벽'에 부딪혔다. 제대로 된 문장을 떠올려야 한다는 긴장감을 해소하고자 몇 번씩 주방을 들락거리며 간식을 먹었다. 작업에 음식을 이용하고 있었던 것이다.

열네 살 소녀 리사는 학교에서 돌아오자마자 소파에 앉아 감자칩 한 봉지를 들고 TV를 보았다. 숙제를 미루려는 목적으로 음식을 이용한 것이다.

신시아라는 여성은 몸이 아파 직장에 다닐 수 없었고 자식들은 다 커서 독립했으며 남편은 그녀에게 무신경했다. 신시아는 음식으로 심심함이나 외로움을 달래기 시작했다.

음식을 이용해 감정에 대처하는 행동은 다양한 강도로 나타난다. 어떤 경우에는 단순히 지루한 활동을 하는 동안 주의를 딴 데로 돌리거나 무의미한 시간을 채우는 수단이다. 그런가 하면 힘든 시간을 헤쳐 나가는 위안일 수도 있다.

직관적 식사로 돌아가기 전에 마샤와 리사, 신시아는 음식을 주의 분산과 위안, 평온을 얻고 삶의 문제에 대처하는 데 이용했다. 이제 그들은 선택한 음식을 음미하고 기분 좋은 환경에서 먹고 생물학적 배고픔을 존중하는 법을 안다. 먹는 경험에 대한 만족감이 커지자 음식을 방어기제로 이용하는 습관에서 벗어날 수 있었다. 만족감은 명료성도 제공했다. 다시 말해 음식에 대한 욕구와 정서적인 욕구를 구분하기가 쉬워진 것이다.

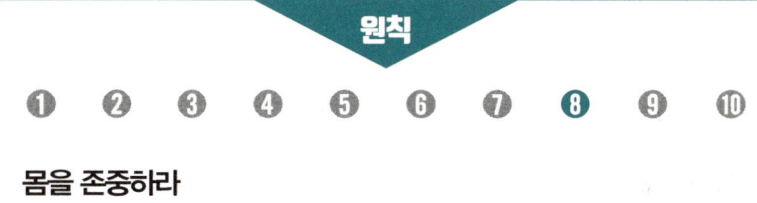

몸을 존중하라

유전자를 인정하라. 발 크기가 245인 사람이 230 사이즈 신발에 발을 구겨 넣을 수 없듯이 신체 사이즈에 비슷한 기대를 하는 것도 헛된 (그리고 불편한) 일이다. 자신의 몸을 존중해야 자신감이 올라간다. 자신의 몸에 대해 비현실적인 기대를 품거나 지나치게 부정적이면 다이어트 사고방식에서 헤어나기 어렵다.

안드레아가 직관적 식사법을 배우면서 세운 중요한 목표 가운데 하나는 몸을 존중하자는 것이었다. 그녀는 네 명의 자녀가 있는 50세 여성이고 지역 사회의 소중한 일원이었다. 그녀의 몸은 출산과 여행, 노동, 운동을 가능하게 해주었다. 업신여기기보다는 존중해야 할 몸이었다. 하지만 안드레아는 항상 자신의 몸을 비판하고 더 젊고 날씬했던 시절을 그리워하기만 했다. 부정적인 생각을 할수록 절망감도 커졌다. 배가 고프지 않은데도 불행을 위로하기 위해 음식을 찾았다. '형편없는' 몸을 가진 자신을 벌주려는 수단으로 폭식을 했다.

안드레아는 직관적 식사를 하게 되면서 주변 여자들과 더 이상 비교하지 않고 자신의 몸을 존중하기 시작했다. 먹는 양이 줄어들고 자신을 정성껏 돌보면서 자신의 성취를 자랑스러워했으며 '완벽한' 몸매를 가지려는 노력도 그만두었다.

홍보 일을 하는 25세의 제이니도 자신의 몸을 남과 '비교'했다. 파티에 갈 때마다 속으로 다른 여자들과 비교하며 자신이 가장 뚱뚱하다는 결론에 이르렀다. 사실 그녀는 탄탄한 몸매의 소유자였는데도 매번 굴욕감을 느끼며 당장 내일부터 살을 빼야겠다고 다짐했다. 제이니는 자신의 몸을 존중하고 (다른 사람들의 외모, 행동 같은) 외적인 힘이 아닌 내적인 신호를 존중하는 법을 배우기 시작한 후에야 커다란 변화의 돌파구를 찾을 수 있었다.

> **원칙**
>
>
>
> ### 운동으로 기분의 차이를 느껴라
>
> 전투적인 운동은 잊어버리고 그저 활기차게 생활하면서 그 차이를 느낀다. 칼로리 소모 효과가 아니라 몸을 움직일 때의 느낌에 집중한다. 기운을 돋우는 활동이 주는 느낌에 집중하면 아침에 알람 소리 없이도 곧장 일어나 산책을 나가는 변화가 일어난다. 아침에 일어나야 하는 이유가 체중 감량뿐이라면 동기부여에 별로 도움이 되지 않는다.

미란다는 운동 장비를 전부 갖추고 있었다. 실내 자전거, 운동복, 운동화, 헬스장 회원권 등. 하지만 문제가 하나 있었다. 바로 운동을 하지 않는다는 점이다. 그녀는 완전히 지친 상태였다. 다이어트를 할 때마다 새로운 운동이란 운동은 다 시도했다. 하지만 다이어트 시작과 동시에 운동 시작, 둘 다 포기라는 악순환의 연속일 뿐이었다. 정확히 그것이 문제였다.

미란다는 운동, 즉 몸을 움직이는 즐거움을 느껴본 적이 한 번도 없었다. (다이어트 때문에) 충분히 먹지 못하면 운동에 사용할 에너지가 부족하다는 점이 한 원인이었다. 결과적으로 그녀에게 운동은 항상 투쟁이었다. 지겨운 운동을 해내도록 해주는 것은 초기의 열정과 다이어트의 타성뿐이었다. 하지만 다이어트가 멈추니 운동도 멈출 수밖에 없다.

(배고픔을 존중해) 몸에 음식을 제공하기 시작하자 컨디션이 한층 나아졌고 걷기 운동을 해봐야겠다는 생각이 들었다. 운동의 목적이 다이어

트가 아니라 좋은 기분으로 바뀌자 걷는 것이 즐거워지기 시작했다. 난생 처음 그녀는 꾸준히 운동을 하고 또 즐기고 있다. 앞으로 꾸준히 하리라는 점도 안다. 자신감이 올라가는 것은 물론 운동 과정이 즐겁기 때문이다.

> **원칙**
>
> ❶ ❷ ❸ ❹ ❺ ❻ ❼ ❽ ❾ **❿**
>
> **적당한 영양으로 건강을 존중하라**
>
> 건강과 미각을 존중하면서도 기분을 좋게 해주는 음식을 선택한다. 꼭 완벽해야만 건강한 식단이 아니라는 사실을 기억하자. 어떤 음식을 한 입, 한 끼, 하루 먹었다고 갑자기 영양 부족 상태가 되거나 살이 찌지는 않는다. 오랫동안 꾸준히 무엇을 먹는지가 중요하다. 완벽이 아니라 진전을 목표로 삼자.

루이즈도 수많은 고객들과 마찬가지로 평생 다이어트를 했다. 그녀는 다이어트 반대 운동으로 깨달음을 얻어 남들보다 앞서 다이어트 사고방식을 거부했다. 하지만 다이어트를 하는 사람이 칼로리를 계산하듯 지방 그램 수를 꼼꼼하게 계산했다. 다이어트를 하고 있다는 뜻이었다. 영양 정보를 이용해 공격적으로 자신을 감시했다. 기본적으로 지방이 없는 음식을 선택했다. 안전하고 건강하니까 괜찮다고 합리화하면서. 하지만 루이즈는 폭식을 하는 이유를 이해할 수 없었다.

그녀는 영양 정보를 건강의 조력자가 아닌 다이어트 무기로 사용하고 있다는 사실을 깨달은 후 음식 선택법을 바꾸기 시작했다. 미각을 존중하고 음식이 몸에 주는 느낌에 주의를 기울였다. 마침내 좀 더 유연하게 음식을 선택할 수 있게 되자 미각의 즐거움과 건강을 모두 존중하는 것이 가능하다는 사실을 깨달았다. 게다가 음식에 대한 만족감이 커지고 폭식도 멈추었다.

･･･････

앞의 사례에서 언급한 고객들은 모두가 음식이나 몸과의 관계에 만족하지 못했다. 전부 다 정식이건 아니건 다이어트를 했고 실패와 절망을 맛보았다. 그들은 직관적 식사의 원칙을 배우고 실천함으로써 삶의 질을 개선하고 결단력도 키웠다. 당신도 할 수 있다!

CHAPTER 04
직관적 식사자를 깨우는 단계별 방법

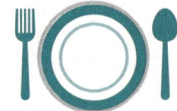

직관적 식사로의 여정은 장거리 하이킹과 비슷하다. 길을 나서기 전에 어떻게 가야할지 알고 싶어 길안내 지도를 들여다보면 비록 등산로의 상태나 기후, 관광 장소, 적합한 옷차림 등에 대해서는 알 수 없더라도 도움이 된다. 이 장은 직관적 식사로 가는 여정을 앞 둔 당신이 앞으로 떠날 길에 대해 대략 알 수 있도록 지도 역할을 할 것이다.

하이킹을 하건 식사법을 배우건 목적지에 도달하려면 여러 단계를 거쳐 가야 한다. 지나는 곳마다 머무르는 시간도 똑같을 수 없다. 여행을 떠나는 사람의 체력 수준에 따라, 이동하는 경로나 시간, 등산로의 이용 가능 여부에 따라 다르다. 마찬가지로 직관적 식사로의 여정도 다이어트를 해온 기간, 뿌리박힌 다이어트 사고, 음식을 대처 수단으로 이용해온 기간, 자신을 신뢰하려는 의지, 체중 감량을 제쳐두는 정도에 따라 달라진다.

지나 온 단계를 다시 되돌아갔다가 와야 할 수도 있다. 이런 것들이 당신이 떠나야 할 여정의 자연스러운 일부분임을 받아들이면 퇴보하고 있다거나 진전이 없다는 생각에 빠지지 않고 계속 나아갈 수 있다.

다음의 상황을 한 번 상상해보자. 하이킹 도중에 교차로를 만났다. 당신이 가진 지도로는 판독하기가 어렵다. 왼쪽으로 가야 할까, 오른쪽으로 가야 할까? 당신이 왼쪽으로 가기로 결정하고 걸어가는 동안 난생 처음 보는 무언가를 발견한다. 자주색 꽃으로 기어 올라가는 연녹색 애벌레다. 몇 걸음 나아가자 특이한 새가 보인다. 하지만 아름다운 풍경 속에서 몇 걸음 더 나아가니 커다란 바위가 나타난다. 길을 잘못 선택했다는 뜻이다. 당신은 갈림길로 돌아가서 다른 길로 간다. 왼쪽 길에 다녀온 것이 시간 낭비라고 할 수 있는가? 아니다!

직관적 식사로 가는 길에서도 여러 번 돌고 새로운 생각과 행동을 실험하게 될 것이다. 눈에 띄는 진전을 이룬 다음에 이전의 방식으로 돌아갈 수도 있다. 하지만 하이킹 과정에서 아름다운 풍경이 있는 '잘못된' 길로 간 것처럼 이전 식습관으로의 나들이를 학습 경험으로 활용할 수 있음을 알게 될 것이다. 하이킹을 하는 사람들은 틀린 길로 갔다고 자신을 책망하지 않는다. 대신 막힌 길에서 만난 자연에 감사한다. 자신에게 친절하며 경험에서 얻은 배움에 감사하는 태도가 중요하다. 판단보다 호기심이 중요하므로 직관적 식사 과정에서 자신을 너무 몰아세우지 말자!

직관적 식사는 다이어트와 완전히 다르다. 일반적으로 다이어트를 하는 사람은 정해진 길을 정확히 따르지 않으면 좌절감을 느낀다. 우리는 만성 다이어터가 단 한 끼의 실수를 가지고 잘못된 길로 갔다고 자신을 책망하며 다이어트를 '포기'하는 모습을 많이 보았다.

직관적 식사로 가는 여정은 일정 기간 동안 목표 체중을 감량하는 단조로운 다이어트와 달리 굴곡으로 가득한 과정임을 기억하라.

직관적 식사로 가는 길은 장기적인 뮤추얼 펀드 투자와 같다. 주가는 매일 변해도 시간이 지나면 투자수익이 생긴다. 정상적이고 예상 가능한 일이다. 경제학에서는 주가가 매일 변하는 것이 정상이라고 가르치지 않는가. 마법같이 빠르게 부자가 되는 법 같은 것도 존재하지 않는다. 그런데 수십억 달러 규모의 다이어트 산업에서는 '빠르게 날씬해지는 것'이 유일한 성공 목표라니 참 얄궂다.

여기에서는 음식과 신체 이미지와 화해하도록 도와주는 일에 집중할 것이다. 그 목표로 가는 길에서 웹스터 사전에서 정의하는 과정의 뜻 즉, "여러 변화로 일어나는 지속적인 발달" 그리고 "대개 여러 단계나 활동으로 이루어진 일을 행하는 방식"을 염두에 두자.

모든 과정이 그러하듯 현재에 집중하면서 앞으로 마주할 경험을 통해 성장하는 것이 중요하다. 그러나 체중이나 뺀 몸무게와 같은 결과에 집중하면 버겁다고 느끼거나 의욕을 상실하여 과정에 집중하기가 어렵다. 대신 작은 변화를 알아차리고, 때로 좌절감을 주기도 하지만 배움의 경험을 소중하게 여긴다면 직관적 식사로 가는 길에서 벗어나지 않고 계속 나아갈 수 있다. 그렇게 직관적 식사에 도달하면 내면의 지혜에 귀 기울이고 몸과 마음, 정신이 개선될 것이다.

이 시점에서 체중 감량 목표에 대해 분명히 말해야겠다. 현재 몸무게를 유지하거나 그 이하의 자연스런 체중으로 돌아갈 수 있을지 알려면 다음 질문을 해보자. 평소 편안한 포만감을 벗어난 수준까지 먹는가? 새로운 다이어트를 하기 전에 습관적으로 폭식을 하는가? 힘든 일의 방어기제로 음식을 이용하거나 심심할 때 시간을 때우려고 음식을 먹는가? 평소 운동을 하지 않는가? 다이어트를 할 때만 운동을 하는가? 식사를 건너뛰거나 배고파 죽을 지경이 될 때까지 참았다가 결국은 과식을 하는가? 과식을 하거나 '나쁜 음식'을 먹을 때 죄책감을 느끼고 결과적으로 또 과식을 하는가? 전부 혹은 일부에 '예'라는 답이 나왔다면 현재 몸무게가 자연스러운 수준보다 많이 나갈 것이다. 따라서 직관적 식사로 나아가는 과정에서 건강한 자연 체중으로 돌아갈 수 있다. 하지만 체중 감량이 우선순위가 아니라는 사실을 기억해야 한다. 체중 감량에 초점을 맞추면 직관적인 신호에 따라 선택을 내리는 당신의 능력에 방해가 된다.

부질없는 다이어트를 포기하면 먹는 양이 훨씬 줄어들고 일상에서 운동 삼아 하는 꾸준한 움직임을 경험하고 싶은 욕구가 생긴다. 배가 꽉 차지 않고 근육이 탄탄하고 심장이 건강할 때 몸의 컨디션이 훨씬 좋아진다는 사실을 알게 될 것이다. 몸과 음식에 대한 생각이 바뀌면 음식을 먹을 때마다 스멀스멀 올라오던 불안감에서 벗어나 마음이 평화로워진다.

우리는 고객들이 다섯 단계를 따라가며 직관적 식사자로 깨어나는 모습을 오랫동안 지켜보았다. 다음은 바로 그 단계들이다. 당신이 앞으로 어떤 여정을 펼칠지 알게 해줄 것이다.

1단계 : 준비자세 갖추기

∙ ∙ ∙

대개 이 시점에서 시작한다. 당신은 살을 빼려는 시도가 번번이 '실패'로 끝난다는 사실을 고통스럽게 깨닫는다. 또 체중계 바늘이 올라갔는지 내려갔는지(혹은 어제 많이 먹었는지)에 따라 매일 하루를 평가하는 데 신물이 난다. 매순간 음식에 대해 생각하고 걱정한다. '다이어트를 안 해도 된다면 저걸 먹을 수 있을 텐데'라거나 '쿠키를 두 개 먹었으니 오늘은 망했어'라는 음식을 제한하는 생각들만 한다.

현재 당신의 체중이 어느 때 보다 많이 나가거나 특별히 과체중은 아니더라도 2~5킬로그램 정도가 금방 쪘다가 빠졌다가 할 수도 있다. 옷을 빨고 나면 다시 금방 더러워지는 것처럼 말이다.

당신은 생리적인 허기와 포만감의 신호와 접속이 끊어졌다. 정말로 먹고 싶은 음식은 잊어버리고 '먹어야만' 한다고 생각하는 것을 먹는다. 음식과의 관계는 점점 부정적으로 변한다. 멈추지 못할까 봐 좋아하는 음식을 먹는 것이 두렵다. 금지된 음식의 유혹에 빠지면 죄책감에 과식을 한다. 그러고서 다시는 그 음식을 먹지 않겠다고 다짐한다.

위안을 얻거나 주의를 분산시키거나 심지어 어떤 감정에 무감각해지려고 먹는 일도 자주 있다. 음식에 대한 집착과 부주의한 선택이 삶의 질을 떨어뜨리는 느낌도 있다.

신체 이미지도 부정적이다. 자신의 외모가 마음에 들지 않고 자존감도 떨어졌다. 다이어트가 비효과적이라는 사실을 직접 경험했다. 다이어트에 두 손 두 발 다 든 당신은 진퇴양난에 빠져 좌절감을 느끼고 의욕도 저하되어 있다.

이런 식의 식습관과 삶의 방식이 불행하다는 사실을 깨닫고 뭔가 조치를 취할 준비가 될 때까지 이 단계에서 계속 머무른다. 처음에는 문제를 해결해줄 새로운 다이어트 방법을 찾아야겠다는 생각이 들지도 모른다. 하지만 또 다이어트를 할 수는 없다는 사실을 곧 깨닫는다. 지금 이런 상황이라면 직관적 식사 과정을 시도해볼 준비가 된 것이다.

2단계 : 탐구하기

탐구와 발견의 단계다. 당신은 허기와 미각 선호, 포만감 같은 직관적 신호를 다시 숙지하도록 해주는 과잉의식 단계를 거친다.

이 단계는 운전을 배우는 것과 비슷하다. 초보 운전자는 집 앞 차도로 나가는 것만 해도 의식적인 사고가 필요하다. 자동차 키를 꼽고 기어가 P에 있는지 확인하고 시동을 걸고 룸미러를 확인하고 핸드 브레이크를 풀고 등의 체크리스트가 머릿속에 완비되어 있다. 기어를 D로 놓기까지 필요한 모든 단계가 안착되려면 과도한 의식이 필요하다. 마찬가지로 이 단계에서는 무심코 형성된 식습관의 미세한 부분에 집중해야 한다. 이는 자기 안의 직관적 식사자를 일깨우기 위해 필요하다.

어색하고 불편하고 어딘가 사로잡혀 있는 듯 느껴질 수도 있다. 하지만 과잉의식은 사로잡혀 있는 강박적 생각과 다르다. 강박적 생각은 뇌리를 떠나지 않는 걱정이 특징이다. 하루 종일 그 생각만 하고 다른 생각은 거의 하지 못한다. 과잉의식은 좀 더 구체적이다. 음식에 대해 생각할 때는 의식하지만 식사가 끝나면 잊어버린다.

과거의 식습관이 대개 아무 생각 없이 혹은 다이어트의 통제를 받아 이루어졌다는 사실에 비추어 보면 처음에는 항상 과잉의식 상태에 놓인 것이 불편하고 이상할 수도 있다. 경험이 쌓이면 운전에 필요한 단계들이 자동 모드가 되는 것처럼 직관적 식사도 결국 어색함 없이 경험할 수 있다.

탐구하기 단계에서는 음식을 무조건 허락함으로써 음식과 화해하기 시작할 것이다. 겁이 날 수도 있고 자신의 안전지대 안에서 천천히 느린 속도로 움직일 수도 있다. 죄책감에서 하는 폭식을 없애고 만족 요인의 중요성을 배울 것이다. 먹을 때 만족감을 크게 느낄수록 음식에 대한 생각이 줄어들어 더 이상 먹을 것을 찾아 헤매지 않는다.

오랫동안 먹지 않은 음식으로 실험해볼 수도 있다. 진정으로 좋아하고 좋아하지 않는 음식을 구분하는 과정도 포함한다. 그동안 꿈꾸었던 음식이 사실은 그다지 맛이 좋지 않다는 사실을 발견할 수도 있다.

지금까지 먹어온 음식보다 지방이나 당분이 많이 든 음식을 선택할지도 모른다. 그동안 몰래 혹은 죄책감을 가지고 그런 음식을 많이 먹었을 수도 있지만 말이다. 어쨌든 이 단계에서의 식사법은 당신이 앞으로 평생 지키고 싶은 방법이 아닐 것이다. 영양의 균형이 기울어지고 몸 상태도 별로 좋지 않을지도 모른다. 정상적이고 충분히 예상되는 일이다.

또 몸이 필요로 하는 것보다 많은 양을 먹고 있다는 사실을 발견할 수도 있다. 이 단계에서는 포만감을 존중하기가 어렵다. 미각을 만족시켜주는 양이 어느 정도인지 실험해볼 시간이 필요하기 때문이다. 또한 음식과 신뢰 관계를 쌓고 정말로 먹어도 괜찮다는 사실을 알게 될 때까지는 시간이 걸린다. 무엇이든 먹어도 괜찮다고 정말로 확신하지 못하거나 내일은 먹지 못할까 봐 두렵다면 어떻게 포만감을 존중할 수 있겠는가?

지금까지 당신의 체중이 계속 증가했다면 보통은 더 이상 늘어나지 않거나 약간 더 찌는 정도에 그친다. 만약 당신이 감정에 대처하려고 음식을 먹어왔다면 감정을 느끼기 시작하는데, 불편함이나 슬픔, 우울함

같은 감정을 경험할 수도 있다.

　탐구하기 단계는 필요한 만큼 오랫동안 거쳐야 한다. 박탈감과 부정적인 자기대화, 죄책감으로 얼룩진 오랜 시간에 대한 보상이다. 마치 진주목걸이를 꿰듯이 긍정적인 음식 경험을 다시 쌓는 과정이다. 각각의 경험은 한 알의 진주처럼 별 의미가 없어 보이더라도 여럿이 모이면 큰 변화를 만들어낸다.

3단계 : 확신 더하기

　확신 더하기 단계에서 항상 자신의 내면에 자리하고 있지만 다이어트의 잔해에 파묻혔던 직관적 식사자가 처음 깨어나는 경험을 하게 된다. 이 단계에 들어설 때는 탐구하기 단계에서 얻은 경험으로 점점 확신이 더해져 행동의 변화를 믿기 시작한다. 음식에 대해 더 이상 집착하지 않는다. 처음에 필요했던 과잉의식도 더 이상 필요하지 않다. 결과적으로 음식에 대한 의사결정에 의식적 사고가 별로 필요하지 않게 된다. 대신 음식 선택과 생물학적 신호에 대한 반응이 거의 직관적으로 이루어진다.

　정말로 먹고 싶은 음식을 선택할 권리와 생물학인 신호에 대한 믿음도 모두 커진다. 스스로가 내리는 선택에 편안해지고 식사에 대한 만족감이 눈에 띄게 올라간다.

　이 시점에서 당신은 대체로 배고픔을 존중하며, 배가 고플 때 뭘 먹고 싶은지 알아차리기가 좀 더 수월해진다. 음식과의 화해가 계속 이어진다.

　확신 더하기 단계에서는 식사 도중에 잠시 멈추고 배가 얼마나 찼는지 가늠해보기가 쉬워진다는 점이 새롭다. 과하게 포만감을 느낄 만큼 먹을 때도 있지만 금세 포만감 신호를 알아차리고 존중할 수 있다. 새로운 표적을 겨냥하는 궁수처럼 표적에 명중시키기 전까지는 화살을 여러 번 쏘아야 한다. 과거에 금지했던 음식을 먹을 때가 많을 수도 있지만 만족감을 느끼기까지 그리 많은 양이 필요하지는 않을 것이다.

감정에 따라 음식을 먹었던 사람이라면 생물학적 배고픔의 신호와 감정의 배고픔을 쉽게 구분할 수 있게 된다. 그 명료한 차이를 알고 난 후에는 직접 감정을 느끼고 음식을 이용하지 않고서 위안을 얻거나 주의를 분산시키는 방법을 찾는다.

체중 감량은 뒷전으로 미뤄둬야 한다는 사실을 기억하자. 조금씩 자리 잡기 시작하는 행복감과 자신감이 체중 감량보다 훨씬 중요하다. 확신 더하기 단계에서 당신은 더 이상 무기력감과 절망감을 느끼지 않는다. 또 자신의 몸을 이해하고 존중한다. 그리고 자연 체중을 초과한다면 이는 의지력 부족이 아니라 다이어트 사고의 결과라는 점도 안다.

4단계 : 깨어나기

• • •

깨어나기 단계에 이를 즈음 당신은 그동안 해온 노력에 힘입어 편안하고 자유롭게 먹을 수 있다. 배고플 때면 언제든 먹고 싶은 음식을 선택해서 먹는다. 편안한 포만감을 느끼면 쉽게 수저를 놓는다.

당신은 의무감을 느껴서가 아니라 몸이 좋아진다는 점을 느끼기 때문에 건강에 좋은 음식을 선택하기 시작한다. 예전에 금지했던 음식을 먹을 수 있다는 사실을 증명하려는 다급한 마음도 사그라진다. 초콜릿에 두던 정서적 의미도 퇴색하여 복숭아와 다를 바가 없어진다. 더 이상 자신을 시험에 들게 할 필요도 없고 박탈감의 역효과도 사라진다.

예전엔 감정에 대처하기가 어려웠다면 이제는 있는 그대로의 감정을 느끼는 것이 별로 두렵지 않다. 또 있는 그대로 감정을 받아들이기가 수월하다. 필요할 때 위안을 얻고 주의를 분산시켜주는 대안을 찾는 일이 자연스러워진다.

음식 관련 대화에서 비판이 빠진다. 음식과의 평화 조약이 탄탄하게 확립되어 음식 선택에 따르는 갈등과 죄책감의 잔재도 사라진다.

당신은 자기 몸에 분노하고 무시하던 말도 멈춘다. 몸을 존중하고 다양한 체형과 사이즈가 존재한다는 사실을 받아들인다. 깨어나기 단계에서는 몸무게도 자연스러운 수준에 도달한다.

5단계 : 즐기기

즐기기 단계에 이를 즈음에는 직관적 식사 능력을 되찾은 상태다. 몸에 직관적인 능력이 있음을 믿기에 허기와 포만감을 존중한다. 마침내 음식 선택이나 양에 전혀 죄책감을 느끼지 않는다. 음식과의 관계가 만족스럽고 먹는 즐거움을 소중히 여기므로 만족을 주지 않거나 끌리지 않는 음식은 외면할 수 있다.

당신은 이제 최적의 조건에서 먹는 경험을 하고 싶어 한다. 먹는 것으로 정서적 상황에 대처하려고 했던 습관을 버려야 한다는 강한 신념이 생긴다. 또 감정에 압도당하면 있는 그대로의 감정과 마주하거나, 적어도 음식이 아닌 다른 방법으로 주의를 분산하려 한다.

고통이 아닌 기쁨을 주는 식습관이 마련되었으므로 영양과 신체의 움직임에 대한 경험에도 변화가 생긴다. 운동에 대한 부담감이 사라지고 운동이 매력적으로 다가온다. 이제는 운동을 칼로리 연소 수단이 아니라 몸과 마음 상태를 개선해주는 일로 생각하기 때문이다. 마찬가지로 영양도 이제는 부정적 생각을 하게 만드는 수단이 아니라 최대한 좋은 기분과 건강한 몸으로 이끌어주는 길이라고 여긴다.

마지막 즐기기 단계에 도달하면 당신의 체중은 신장과 골격에 맞는 자연스러운 수준에 머무른다. 이미 정상 체중이라면 수월하게 유지가 가능하고 칼로리 제한·폭식의 악순환에 따르는 감정의 굴곡도 사라진다.

마지막으로 당신은 무엇을 얼마나 먹어야 하고 어떤 몸을 가져야 하는지 이야기하는 외부의 힘에 휘둘리지 않는 주체적인 사람이 된다. 다이어트의 부담감에서도 벗어나 직관적 식사자로 다시 태어난다.

· · · · · · · ·

식습관과 생각에 일어나는 이러한 단계적인 변화가 불가능한 것처럼 보일 수도 있다. 너무 무서울 수도 있다. 예컨대 무조건적으로 먹어도 된다고 허락하라니 겁이 덜컥 날 것이다. 미친 듯이 계속 먹거나 살이 찔까 봐 두려울 것이다. 따라서 앞으로는 직관적 식사자를 깨우기 위해 필요한 각각의 원칙을 실행하는 방법을 자세히 살펴보려 한다. 왜 필요하고 근거는 무엇인지. 또 늘 다이어트를 하다가 직관적 식사를 하는 사람들의 사례와 그로 인한 변화에 대해서도 살펴보려 한다. 이 책을 다 읽을 때쯤에는 당신도 지긋지긋한 다이어트에서 벗어나 직관적 식사법을 배울 수 있다는 확신이 생길 것이다.

Intuitive Eating

CHAPTER 05

원칙 1 다이어트 사고방식에서 벗어나라

다이어트 사고방식에서 벗어나라
체중을 빨리, 쉽게, 평생 줄일 수 있다는 거짓 희망을 주는 책이나 잡지를 내다버려라. 새로운 다이어트의 효과가 사라지고 요요 현상이 올 때마다 스스로 실패자라고 생각하게 만든 거짓말들에 분노하라. 좀 더 효과적인 새 다이어트가 곧 나올지도 모른다는 한 줄기 희망을 버리지 못하면 직관적 식사 능력을 회복하는 자유를 얻을 수 없다.

당신이 우리가 만나는 대부분의 고객과 같다면, 다이어트를 하지 않는다는 생각만으로 무서울 것이다(더 이상 다이어트에 도전할 여력이 없음을 잘 알면서도). 다이어트를 완전히 포기한다는 생각에 공포를 느끼는 것은 정상이다. 더구나 다이어트는 당신이 아는 유일한 체중 감량 수단인데다가 온 세상이 다이어트를 하고 있으니.

다이어트는 해도 망하고 안 해도 망한다. 대다수 고객들은 상반되는 두 가지 두려움 즉, "다이어트를 계속 하면 신진대사가 엉망이 되고 살이 찔 거야"와 "다이어트를 하지 않으면 살이 찔 거야" 사이에서 이도저도 못하는 기분을 느낀다. 그 밖에도 다음과 같은 두려움을 흔히 느낀다.

- 두려움 : 다이어트를 하지 않으면 쉬지 않고 먹을 거야.
- 현실 : 다이어트가 과식의 방아쇠를 당기는 경우가 많다. 당연히 음식을 충분히 먹지 않고 제한하니 식탐이 더 생긴다. 기아에 대한 정상적인 반응이다(다음 장에서 자세히 살펴보자). 하지만 다이어트 때문에 더 이상 굶지 않을 것이라는 사실을 몸이 알면 식탐이 줄어든다.

- 두려움 : 다이어트를 하지 않으면 어떤 식으로 먹어야 할지 모르겠어.
- 현실 : 다이어트 식단 말고 직관적 식사를 하면 내적인 신호에 반응해 먹을 수 있다. 신호가 식사를 안내해준다. 수영하는 법을 배우는 것과 비슷하다. 처음에는 물에 둘러싸여있는 것이 무서울 수 있다. 특히 물속에 완전히 잠겨있으면 더욱 무섭다. 마찬가지로 늘 다이어트를 하던 사람이 식습관을 새로 배우려 할 때 음식에 둘러싸이면 두려울 수 있다. 하지만 수영을 배우면 유익할 것이라 생각하더라도 물가에 서있기만 하면 수영하는 법을 배울 수 없다. 수영을 배우려면 우선 물속에 다리부터 넣고 그 다음에 호흡하는 법을 배워야 한다. 이후 준비가 되었을 때 마지막으로 머리까지 물속에 넣는다. 이렇게 하면 더욱 편안하게 수영을 배울 수 있다.

다이어트 딜레마

다이어트의 공허감

많은 사람에게 다이어트는 시간을 때우는 일부터 삶에 대한 통제권을 상징하는 일까지 다양한 의미를 지니며 삶에 대처하는 수단이다. 당신이 다이어트를 시작했던 때를 한 번 떠올려보라. 다이어트를 시작한 때가 어려운 시기나 인생의 변화와 얼마나 자주 겹쳤는가? 아동기에서 청소년기로 접어들 때, 집을 떠나 독립할 때, 결혼할 때, 새 직장에 취직했을 때, 결혼 생활에 문제가 있을 때 같은 커다란 변화가 일어나는 시점에 다이어트를 시작하는 것은 드문 일이 아니다. 다이어트는 비록 헛되더라도 흥분감과 희망을 준다. 단기간의 체중 감량으로 체중계 바늘이 내려가는 흥분감과 이번 다이어트야말로 성공적일 것이라는 희망 말이다. 헤어스타일을 바꾸기 위해 미용실을 찾을 때와 비슷하다. 이번에야말로 자신이 몰라보게 달라져 인생이 바뀔지도 모른다는 기대를 안고 간다. 하지만 다이어트의 흥분감과 작별할 때는 다이어트의 거짓된 희망과 실망 또한 떠안아야 한다.

돈이 되는 한 앞으로 언제까지나 새로운 다이어트 방법이 등장할 것이다. 언젠가 잠잘 때 살을 빼준다는 '슬리퍼스 다이어터 Sleepers Dieter'라는 제품까지 나왔다. 그야말로 꿈같은 소리다. 이 업체는 근거 없는 주장으로 미국연방거래위원회 FTC 로부터 벌금형을 받았다. 그래도 소비자들은 그 새로운 다이어트에 돈을 썼다.

마지막 다이어트의 덫

직관적 식사로 가는 첫 단계는 다이어트 사고방식에서 벗어나는 것이다. 하지만 다이어트의 부질없음과 몸에(그리고 마음에) 끼치는 해로움을 받아들여도 첫 단계가 어려울 수 있다. 리사라는 고객의 편지에도 잘 나와 있다.

"저는 평생 다이어트의 딜레마를 겪었어요. 지금까지 해본 다이어트는 전부 효과가 있었죠. 적어도 제가 생각하는 기준에서는요. 예전에는 몇 킬로그램을 감량하면 효과적이라고 생각했어요. 새로운 다이어트를 시작할 때마다 체중이 더 불어나는 현실은 생각하지 않고요. 그러다 서른여섯이 되어 다이어트에 완전히 지쳐버린 상태가 되었죠. 분명 다른 방법이 있을 것이라고 생각했어요. 하지만 가장 먼저 든 생각은 마지막으로 딱 한 번만 해보자는 것이었어요. 절대로 체중이 다시 늘어나는 일이 없도록 생활 습관을 바꾸자는 결심과 함께 말이에요."

리사의 편지는 만성 다이어터가 흔하게 겪는 갈등을 보여준다. 다이어트에 두 손 두 발 다 들고 더 이상 효과가 없는데도 절박하게 마지막으로 딱 한 번만 다이어트를 해보자고 '이번에는 잘할 거야'라고 생각한다. 그렇게 만성 다이어터의 애원이 시작된다. "이번에만 제발 살을 빼게 해주세요. 이번에 살이 빠지면 그 다음에는 제가 알아서 할게요"라고. 하지만 다이어트로 몸무게가 줄거나 새로운 사람이 되리라는 한줄기 희망을 붙잡고 있는 한 당신은 다이어트의 독재로부터 자유로울 수 없다. 마지막 다이어트는 가장 큰 덫이다. 다이어트가 효과 없다는 현실을 회피하는 것이기 때문이다. 다이어트 자체가 효과가 없는데 어떻게 또 다른 다이어트가 해결책이 될 수 있겠는가?

또 다른 고객 재키는 만 12세 이후로 꾸준히 다이어트를 해왔다. 우리를 찾아왔을 무렵에 재키는 다이어트를 포기할 준비가 된 것처럼 보였다. 직관적 식사를 시작한 후 3개월 동안 많은 진전을 이루었다. 체중도 더 늘어나지 않았고 안정되었다. 난생 처음으로 음식에 대한 걱정과 집착을 버릴 수 있었기에 재키는 상담을 그만두고 싶어 했다. 5개월 후 그녀에게 전화가 다시 왔는데, "마침내 깨달았어요"라고 말하며 간절하게 도움을 요청했다. 다이어트가 오히려 문제를 초래한다는 사실을 충분히 깨달은 것이다. 그녀는 직관적 식사로 돌아가기 위한 초기 단계에 들어설 때 속으로 다이어트가 필요한 것이기를 바랐다고 털어놓았다. 몇 킬로그램만 빠지면 몸에 대한 걱정 없이 '음식 문제를 진짜로' 해결하고 인내심도 커질 것이라는 생각해 중간에 그만둔 것이었다.

상담을 그만둔 후 재키는 두 가지 강도 높은 단기 다이어트를 했는데 결과가 절망적이었다. 주스 단식과 고강도 운동을 통해 5킬로그램이 금방 빠져서 힘이 났고 또 다른 식단으로 5킬로그램을 더 빼면 문제가 영영 해결될 것이라고 확신했다. 하지만 너무도 잘못된 생각이었다. 음식에 대한 집착이 심해져서 폭식을 하기 시작했다. 빠진 살이 도로 쪄 오히려 전보다 몸무게가 늘어났다. 좌절감은 커지고 스스로 음식을 제어할 수 있다는 믿음도 사라졌다.

다이어트는 훌라후프 돌리기와도 같다. 처음에는 힘들이지 않고 돌릴 수 있다. 하지만 훌라후프가 돌아갈수록 점점 리듬이 깨지고 제대로 돌지 않는다. 그러다 훌라후프가 멈춰버린다. 마지막 다이어트의 덫에서 빠져나오려면 다이어트가 전혀 효과가 없고 오히려 해롭다는 사실을 받아들여야만 한다. 수많은 연구에서 다이어트가 오히려 체중을 증가시킨다는 결과가 나왔음을 상기하자. 아동, 청소년, 성인 모두에게 해당한다.

살이 빠지면 자신감이 커진다고 반박하고 싶을 수도 있다. 하지만 연구에 따르면 체중 감량에 따른 행복감은 일시적일 뿐이다. 빠진 살이 도로 찌기 때문이다. 다시 체중이 늘어나면 '자신감'이 줄어들고 자존감과 전반적인 심리 상태도 처음 수준으로 돌아간다.

무의식적인 다이어트

"다이어트를 포기했어"라고 말하는 많은 고객들이 여전히 다이어트 사고방식에서는 벗어나지 못한다. 다시 말해, 몸은 다이어트에서 벗어났지만 다이어트 사고방식이 남아 있다는 뜻이다. 다이어트 사고는 다이어트 행동으로 바뀌고 무의식적인 다이어트가 되기 때문에 문제다. 무의식적인 다이어트 행동은 당사자의 눈에는 또렷이 보이지 않는다. 따라서 다이어트 부작용을 겪지만 감지하기가 어렵다. 또 식습관을 도저히 통제할 수 없는 것처럼 느낀다. 먹는 행동은 예사롭기 때문에 객관적으로 바라보기가 어렵다. 작정하고 찾지 않는 이상 자신의 식습관·먹는 행동에서 틈새를 찾기는 쉽지 않다. 고객들은 우리와 함께 직관적 식사 일기를 써보고서야 무의식적인 다이어트를 하고 있다는 사실을 깨닫고 깜짝 놀란다. 다음은 무의식적인 다이어트의 보기다.

- 꼼꼼하게 탄수화물 그램 수 계산하기. 먹는 음식을 의식하는 데는

장점도 있지만 탄수화물 그램 수를 계산하는 일은 칼로리 계산과
다르지 않다.
- '안전한' 음식만 먹기. 탄수화물 섭취량 계산에서 그치지 않고 무지
  방과 저칼로리 식품을 먹는다.
- 배가 고프든지 안 고프든지 정해진 시간에만 먹기. 특히 저녁 6시
  등 특정한 시간 이후로 먹지 않는 행동이 그렇다.
- 다이어트 음료로 배고픔 진정시키기. 이 방법은 음식을 먹지 않고
  배고픔을 가라앉히는 일반적인 다이어트 수법이다.
- 사람들 앞에서 '가면'쓰기. 앨리는 친구들과 기분 좋게 식사를 하고
  있었다. 디저트로 파이 한 조각이 나왔을 때 그녀는 먹고 싶은 충동
  과 싸웠다. 친구들 앞에서 건강과 체중에 신경 쓰는 사람처럼 보이
  고 싶었기 때문이다.
- 다이어트 하는 사람과 비교하기. 다이어트를 고귀한 행동으로 여기
  기 때문에 자신도 더 열심히 고귀한 행동을 해야 한다는 의무감을
  느낀다. 친구나 주위 사람이 다이어트를 하면 특히 더 그렇다.

진짜 다이어트든 무의식적인 다이어트든 모든 형태의 다이어트는 문
제를 일으킬 수밖에 없다. 다이어트가 본질적으로 헛된 시도라는 것은
심리학자 존 P. 포레이트John P. Foreyt 와 G. 켄 굿릭G. Ken Goodrick 이 만
든 다이어터dieter 의 딜레마 차트로 잘 설명된다. 다이어터의 딜레마는
날씬해지고 싶은 욕망으로 촉발된다. 바로 그때부터 딜레마가 펼쳐진다.
다이어트는 식탐을 늘린다. 식탐에 굴복해 과식을 하고 결국은 체중이
늘어난다. 원래 몸무게로 돌아가거나 더 늘어난다. 그러면 날씬해지고

싶은 욕망으로 또다시 다이어트를 시작한다. 다이어터의 딜레마는 끝없이 반복되고 매번 악화된다. 결국 몸무게가 늘어나고 먹는 것을 제어할 수 없게 된다.

그렇다면 쓸모없는 다이어터의 딜레마를 어떻게 극복할 수 있을까? 그저 다이어트를 포기하면 된다. 하지만 다이어트 반대 운동이 나날이 인기를 얻고 있는데도 언제나 새로운 다이어트나 프로그램이 등장하니 그리 만만한 일은 아니다.

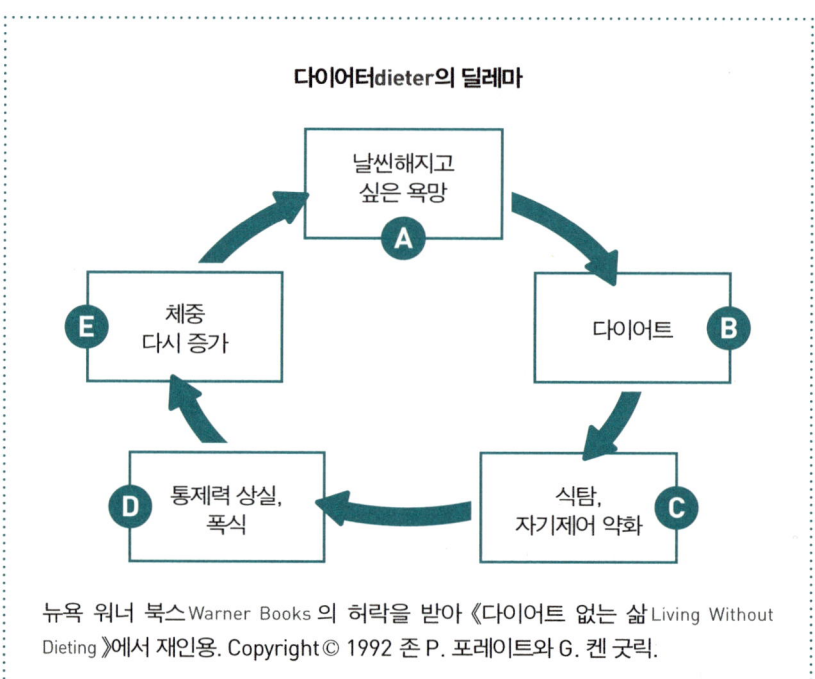

뉴욕 워너 북스Warner Books 의 허락을 받아 《다이어트 없는 삶Living Without Dieting》에서 재인용. Copyright© 1992 존 P. 포레이트와 G. 켄 굿릭.

다이어트 사고방식에서 벗어나는 법

다이어트의 근거 없는 통념과 다이어트 사고방식에서 벗어나려면 새롭게 참고할 틀이 필요하다. 스티븐 코비 Stephen Covey 는 베스트셀러 《성공하는 사람들의 7가지 습관》에서 패러다임의 변화라는 개념을 널리 알렸다. 패러다임은 우리가 세상을 인식하고 이해하는 틀이다. 패러다임의 변화는 전통과 기존의 사고방식, 낡은 패러다임에서 벗어나는 것을 뜻한다. 다이어트를 거부하려면 패러다임을 바꿔야 한다. 그래야만 음식·몸과 건강한 관계를 구축할 수 있다.

코비의 연구는 비즈니스 분야를 겨냥하지만 만성 다이어터에게도 적용할 수 있다. 코비는 사람들이 '빠른 해결책'에 담긴 장기적인 영향은 고려하지 않은 채 문제를 해결하려는 경향이 있다고 말한다. 신속한 결과물과 단기적인 이익을 추구하면 문제가 영속적으로 해결되는 것이 아니라 오히려 악화되어 소중한 자산이 망가진다고 지적한다.

다음은 다이어트 사고방식에서 벗어나기 위한 패러다임 변화의 단계들이다.

1단계 : 다이어트의 해로움을 알아차리고 인정하라

수많은 연구에서 다이어트의 해로움을 보여준다. 주요 연구에서 밝혀진 해로움은 생물학적 측면과 심리적 측면 두 가지로 설명할 수 있다. 다음의 내용을 읽으면서 자신에게 이미 나타난 문제가 무엇인지 생각해보자. 다이어트가 해롭다는 사실을 인정해야만 다이어트가 효과적이라는 문화적 통념에서 벗어날 수 있다. 다시 한 번 말하지만, 다이어트 자체가 문제인데 어떻게 해결책이 될 수 있겠는가.

다이어트의 해로움 : 생물학적 측면

기근과 기아는 세기마다 모두 존재했다. 안타깝게도 오늘날 또한 마찬가지다. 과거에는 지방이 많을수록 생존에 유리했다. 적당한 양의 에너지(지방)가 저장되어 있어야만 기근에서 생존할 수 있었다. 그렇기 때문에 우리 몸은 지금까지도 세포 단위로 기아와 싸울 수 있는 능력을 갖추고 있다. 몸이 볼 때 다이어트는 비록 자발적이지만 기아 상태인 것이다.

- 다이어트는 음식이 다시 들어오기 시작하면 지방을 많이 축적해야 한다는 사실을 우리 몸에 가르쳐준다.
- 다이어트를 반복하면 체중 감량 속도가 느려진다.
- 신진대사를 감소시킨다.
- 식탐과 폭식을 증가시킨다.
- 조기 사망과 심장 질환 위험을 증가시킨다.
- 포만감 신호를 위축시킨다.
- 체형을 변화시킨다.

그밖에 다이어트 부작용에는 두통, 생리 불규칙, 피로, 피부 건조, 탈모 등이 있다.

다이어트의 해로움 : 심리적 측면

심리학 전문가들은 1992년에 전미美 건강, 체중 감소 및 통제 학회 National Institutes of Health, Weight Loss and Control Conference 에서 다음과 같은 부작용을 발표했다.

- 다이어트는 섭식장애와 연관이 있다. (다이어트를 하는 사람은 만 15세까지 섭식장애에 걸릴 위험이 다이어트를 하지 않는 사람보다 8배 높다.)
- 다이어트는 스트레스를 유발하고, 다이어트를 하는 사람은 스트레스에 훨씬 취약하다. 체중과 별개로 다이어트는 실패감, 낮은 자존감, 사회적 불안감과도 관련이 있다.
- 다이어트를 하는 사람은 다이어트 '원칙'을 어길 때 통제력을 쉽게 잃는다. 다이어트 원칙을 실제로 어겼는지 생각에 불과한 것인지는 상관없다. (실제 칼로리와 상관없이) 금지된 음식을 먹었다고 인식하는 것만으로 과식을 한다.

또 다른 연구에서 심리학자 데이비드 가너David Garner 와 수잔 울리 Susan Wooley 는 다이어트의 거짓된 희망에는 대가가 따른다는 주장을 펼쳤다. 그 내용은 다음과 같다.

- 다이어트는 자신감과 자기 믿음을 좀먹는다.
- 비만인 사람들은 근본적으로 인성에 결함이 있다고 생각하는 경우가 많다. 그러나 가너와 울리는 다수의 비만 환자가 폭식과 우울증

을 경험하는데 그러한 심리와 행동 증상이 다이어트의 결과라고 말한다. 실제로 비만인 사람들은 정상 체중인 사람들과 비교해볼 때 심각한 심리 장애를 보이지 않는다.

2단계 : 다이어트 사고방식의 특징을 깨달아라

다이어트 사고는 매우 미묘한 형태로 나타난다. 다이어트를 거부하기로 결심해도 나타날 수 있다. 따라서 다이어트 사고의 일반적인 특징을 아는 것이 중요하다. 그러면 아직도 다이어트를 하고 있다는 사실을 알게 될 것이다. 의지력, 순종, 실패는 다 잊어라. 이 장의 마지막에 다이어트를 하는 사람과 다이어트를 하지 않는 사람이 식사, 운동, 진전에 관해 어떻게 생각하는지 보편적 특징을 요약한 표를 소개하니 이도 참고하기 바란다.

의지력은 잊어라

의학박사 수잔 Z. 야노브스키 Susan Z. Yanovski 에 따르면, 환자의 '의지력'으로 고혈압이 정상 수준으로 돌아가기를 바라는 의사는 없지만 비만 환자에게는 '의지력'으로 음식을 제한하여 체중을 줄이라고 하는 의사들이 많다. 이렇게 의지력과 자제력만 있으면 된다는 태도는 대다수 사람들에게 나타난다. 1993년에 갤럽이 실시한 여론조사에서 여성들이 체중 감량의 가장 큰 장애물로 꼽은 것이 바로 의지력이었다.

마릴린은 직장에서 승승장구하는 성공한 변호사다. 그녀는 결의와 의지, 자제력을 자신의 성공 비결로 꼽지만 그 원칙들을 다이어트에 적용할 때면 항상 실패했다. 다이어트 실패는 일에서 이룬 성공도 제대로 즐기지 못하게 만들었다.

왜 마릴린은 어떤 분야에서는 자기규율이 뛰어난데 다른 분야에서는 그렇지 않을까? '규율discipline'이라는 단어는 신봉자disciple 라는 단어에서 유래한다. 스티븐 코비에 따르면 그 무엇보다 중요한 목적이 담긴 가치를 신봉하는 사람은 그 가치를 실행할 의지가 있다. 마릴린에게는 계약서를 정확하게 작성하고 오류 하나 없이 처리하는 게 로펌과 고객들의 신뢰를 쌓는 데 필수라는 강한 믿음이 있다. 하지만 어떤 다이어트에서는 빵을 먹지 말라고 하고 또 어떤 다이어트에서는 설탕을 먹지 말라고 하니 일에서처럼 강한 믿음이 생기지 않았다. 노력도 해보았지만 초코칩 쿠키가 그렇게 나쁘다는 사실이 믿기지 않는다.

의지력을 자연스런 욕구에 저항하고자 금지 원칙을 세우는 일이라고 정의하는데, 꼭 해야만 하는 일은 아니지만 즐겁지 않은 일을 해내는 능력이라는 뜻도 있다. 달달한 음식을 먹고 싶은 욕구는 자연스럽고 정상적이다. 게다가 즐거움까지 느끼게 해준다. 단 것을 먹지 말라고 하는 다이어트는 자연적인 욕구에 어긋난다. 다이어트는 일련의 엄격한 규칙이 되어버린다. 엄격한 규칙은 반발을 일으킬 뿐이다.

직관적 식사에는 의지력이 필요 없다. 마릴린은 직관적 식사를 하면서 내부 신호에 귀 기울이자 자연스러운 본능을 거스르기보다 오히려 더 따르게 된다는 사실을 발견했다. 남이 정해 놓은 금지 사항을 지킬 일도 거부할 일도 없었다. 마릴린은 의지력과의 싸움을 그만두자 음식과 화해할 수 있었다.

순종도 잊어라

"구운 닭고기를 먹어야 해"라고 하거나 "감자튀김은 먹으면 안 돼"같은 가족이 선의로 하는 제안도 음식 저항을 촉발할 수 있다. 그 전쟁에서 맞서 싸울 유일한 무기는 감자튀김을 더 많이 주문하는 것뿐이다. 우리 고객은 이것을 '잔소리마 식사법'이라고 부른다.

물리 법칙에서는 힘에 대한 반응으로 항상 저항이 일어난다. 사회에서도 그 법칙이 적용된다. 권력이 너무 강하면 폭동이 일어난다. 마찬가지로 자신이 원하는 일이라도 명령을 받으면 반항심이 생긴다. 다이어터는 독립심을 증명하려는 '끔찍하게 말 안 듣는 네 살'이나 사춘기 청소년처럼 엄격한 원칙이 있는 다이어트에 반항적인 식습관으로 대항한다. 다이어트 원칙을 어겼을 때 반항적인 10대 시절과 똑같은 기분이었다고 말하는 것도 놀라운 일은 아니다.

저항은 자기보호, 즉 개인적인 공간이나 경계를 지키려는 정상적인 행동이다.

문이 하나뿐인 높은 벽이 당신을 둘러싸고 있으며 이것이 개인의 경계라고 생각해보자. 당신만이 문을 열 수 있다. 당신이 초대하지 않는 이상 아무도 들어오지 못한다. 당신의 울타리 안에는 자신의 감정과 생각, 생리적 신호가 자리한다. 당신이 무엇을 필요로 하는지 추측하고 이래라저래라 하는 일은 억지로 자물쇠를 따려고 하거나 경계를 침범하는 짓이다. 세상에 당신을 잘 아는 '전문가'는 아무도 없음을 기억하라. 오로지 당신만이 자신의 생각과 감정, 경험을 제대로 안다. 당신이 문을 열고 들여보내주지 않는 이상 안에 무엇이 있는지 아무도 모른다.

당신이 언제 배가 고프고 어느 정도 양에 만족을 느끼는지 다이어트 전문가가 알겠는가? 당신 말고 그 누가 당신을 만족시켜주는 식감과 미각을 알 수 있을까? 다이어트 세계에서는 무엇을 얼마나, 언제 먹어야 하는지 지시하며 개인적인 경계를 여러모로 침범한다. 몸의 신호를 존중해서 개인이 자율적으로 내려야 하는 선택인데 말이다. 음식에 대한 조언은 어디에서나 받을 수 있지만 무엇을 얼마나 언제 먹어야 할지 궁극적인 책임은 당신에게 있다.

다이어트 전문가나 다이어트 식단에 개인적인 경계를 침범당하면 무기력감이 들게 마련이다. 음식을 제한하는 시간이 길어질수록 자율성이 받는 타격도 심해진다. 여기에 모순이 자리한다. 자율성을 되찾고 경계를 지키고자 더 많이 먹는 방법으로 저항하기 때문이다. 하지만 저항 행위는 도시의 폭도처럼 통제 불능이 된 기분을 느끼게 할 뿐이고 내면에서 음식 전쟁을 일으킨다. 일단 고삐가 풀리면 저항심은 더욱 심해져 통제력과 의지력이 부족하다는 느낌을 심화시킨다. 결국 자기의심과 수치심의 바다에 잠기고 만다. 처음에는 심리적으로 건강했던 행동이 재앙으로 끝난다. 즉 개인적인 경계를 보호하려다가 음식과 몸과의 건강한 관계가 망가진다. 다이어트와 달리 직관적 식사는 저항할 필요가 없다. 당신이 최종 책임자이기 때문이다!

누군가 몸무게나 외모에 대해 지적할 때도 당신은 경계를 침범 당한다. 또다시 과식으로 저항한다. "잔소리마. 넌 내 몸무게에 대해 이러쿵저러쿵 할 자격이 없어"라고 말하는 것과 같다.

예술가인 레이첼은 평생 다이어트를 해왔다. 성공한 변호사인 남편은 날씬하고 아름다운 아내를 동료들에게 자랑하고 싶어 했다. 그녀에게 좀 더 날씬해질 수 있다는 미묘한 발언도 계속 했다. 파티에서 칼로리 높은 디저트를 먹으려고 하면 남편은 화난 표정을 지었다. 레이첼은 (남편의 사악한 눈길에서 자유로워지도록) 몰래 음식을 먹는 것으로 남편에게 반항했다.

하지만 반항을 해도 스스로 강하다는 생각은 들지 않았고 오히려 약하고 불행하고 통제 불능인 사람처럼 느껴졌다. 레이첼은 지금까지 통제와 경계 침범, 저항이라는 게임에 갇혀 있었던 것이다. 남편과 다이어트 세계는 그녀를 통제하려고 했다. 그녀는 자신의 경계를 지키기 위해 과식으로 다이어트에 맞서며 과체중을 유지해 남편의 부적절한 요구에 대항했다.

직관적 식사 과정을 거치면서 남편에 대한 반항심 때문에 체중이 늘어났다는 사실을 깨달았다. 결국 남편에게 맞서 자신의 식습관이나 체중에 이래라 저래라 할 자격이 없다고 말했다. 처음에는 반발하던 남편도 그녀의 경계를 존중해주기 시작했다. 또한 그녀는 단호하게 다이어트를 포기하기로 결정했다. 그러자 놀랍게도 몰래 먹는 버릇이 없어졌고 자기 의심도 사라져 직관적인 신호에 따라 훨씬 적은 양을 먹게 되었다.

실패를 잊어라

우리를 찾아오는 만성 다이어터들은 자신이 실패작이라고 생각한다. 성공한 기업 임원이나 유명인사, 전 과목 만점을 받는 학생도 자신의 섭식 행동에 대해 수치스럽게 이야기한다. 자신의 분야에서 성공한 기분을 그대로 느낄 수 있을 것이라고 생각하지 않는다. 다이어트 사고방식은 실패나 성공에 대해 어느 한 쪽만의 느낌을 점점 강화한다. 하지만 직관적 식사에서는 실패를 경험할 수가 없다. 처음부터 끝까지 배우는 과정이기 때문이다. 예전에는 실패라고 생각했던 것도 성장의 경험으로 볼 수 있다. 실패가 아닌 진전으로 보면 다시 제자리로 돌아갈 수 있다.

3단계 : 다이어터의 도구를 없애라

다이어터는 외부 힘에 의존해서 식사를 규제하고 엄격한 식단을 준수하며 배가 고프건 말건 정해진 시간에 정해진(계량된) 양을 먹는다. 또한 외적인 힘, 주로 체중계로 과정의 유효성을 검증한다. "살이 얼마나 빠졌지?", "몸무게가 늘어났나, 줄었나?"와 같은 질문을 하면서 말이다. 그래서 다이어트 도구를 다 없애야 한다. 식단표와 계량저울, 화장실의 체중계를 없애라. '합리적인' 칼로리 제한 식단표로 살을 뺄 수 있다면 세상 모든 사람이 날씬할 것이다. 잡지나 신문, 인터넷, 심지어 식품기업들이 식단표를 무료로 제공하니까 말이다.

체중계라는 잘못된 우상

"제발 숫자가 ~가 되게 하소서." 숫자가 담긴 소원을 비는 이 기도는 라스베이거스의 카지노가 아니라 전 세계의 가정에서 이루어진다. 절박한 도박꾼이 행운의 숫자를 기다리는 것처럼 '체중계의 신'에게 보내는 다이어터의 기도도 헛될 뿐이다. 마치 룰렛게임을 하듯 체중을 재어볼 때면 희망과 절망이 합쳐져 그 날 하루의 기분을 좌지우지하는 드라마가 만들어진다. 아이러니하게도 체중계 숫자는 '좋은' 것이든 '나쁜' 것이든 전부 과식을 일으킬 수 있다. 축하할 수도 있고 위안을 얻으려 할 수도 있기 때문이다.

체중을 재는 의식은 몸과 마음의 노력을 망가뜨린다. 한순간에 몇 날 며칠, 몇 주, 심지어 몇 달 동안의 노력이 하찮게 전락해 버린다. 코니의 경우에서 살펴보자.

코니는 직관적 식사로 돌아가기 위해 열심히 노력했고 체중을 재는 일도 그만두었다. 예전에는 매일 체중계에 올랐고 심지어 하루에 두 번씩 잴 때도 있었으므로 그것만으로 큰 성과였다. 코니는 3개월 동안 많은 발전을 이루었으니 분명히 체중도 상당히 줄었을 것이라고 확신했다. 발전을 '확인'하기 위해 체중계에 올라갔지만 빠진 체중은 그녀가 느끼는 변화에 비해 매우 작았다. 단 한 번이지만 체중계에 오르는 그 순간 곧바로 다이어트 사고로 돌아갔다. 그 주에 코니는 먹는 양을 줄였고 결국 폭식을 했다. 체중을 재어본 것이 다이어트 사고로 후퇴하게 만들었다. 코니가 체중을 재어본 후에 다이어트로 대항하려고 한 것도 놀라운 일은 아니다. '내가 뭔가를 잘못하고 있는 거야'라는 생각도 했다. 단 한 번 체중계에 올랐다가 그동안의 노력으로 쌓은 믿음이 허물어졌다.

체중계에는 노력을 방해할 정도로 큰 힘이 있다. 하지만 셰리의 경우는 몸무게 재는 것이 너무 굴욕적이라 15년 동안 병원에 가는 것도 미루었다. 55세의 셰리는 (집에서는 매일 재는데도) 병원에서 몸무게를 재는 것이 싫어서 유방암 검사를 비롯한 필수 건강 검진을 받지 않았다. 체중계가 셰리의 건강을 막고 있었던 셈이다. 그녀는 가족력 때문에 유방암 위험이 있었다. 유방암 검사가 체중계의 숫자보다 더 중요했지만 셰리는 매일 집에서 받는 훈계를 간호사에게까지 받고 싶지 않았다. 어떤 검사건 몸무게 측정은 기본 절차인데도 말이다. 셰리는 몸무게 측정을 거부할 권리가 있다는 사실을 알지 못했다. 우리에게 상담을 받은 후 마침내

용기를 냈다. 병원에 검사를 예약하고 체중은 재지 않겠다고 했다. 당시 그녀의 진료에서 몸무게 측정은 필수가 아니었다. 다행히 건강 검진 결과 아무런 이상이 없었다.

우리의 경험에 따르면 '몸무게 측정'은 진전을 막는 요인으로 작용한다. 우리가 모든 환자의 몸무게를 쟀던 '옛날'에는 왜 몸무게가 늘어나고 줄었는지에 대한 이야기로 상담 시간이 가득 차버렸다. 몸무게 상담 시간이 되버린 것이다. 환자들은 우리만큼이나 몸무게 재는 일을 두려워했다.

1kg이 1kg이 아닐 때

체중은 몸에 있는 지방을 알려주지 않을 뿐더러 여러 요인에 영향을 받는다. 예를 들어 물 2컵의 무게는 약 500그램이다. 몸이 물을 잡아두고 있거나 부은 상태라면 식단을 바꾸지 않았는데도 몇 킬로그램이 금방 늘어난다. 수분 무게 때문에 그런 것인데도 평소 죄책감에 사로잡혀 있는 다이어터는 심각한 상황으로 인식한다. 예컨대 우리 고객 중 대다수가 주말에 디저트를 먹고 월요일에 몸무게를 재면서 죄책감을 느낀다.

체중계 바늘이 2킬로그램이나 올라간다. 그러면 그 2킬로그램이 모두 지방의 무게라고 생각한다. 우리는 디저트 하나로 2킬로그램이 늘어나는 것은 불가능하다고 설명해준다. 그렇다면 증가한 몸무게를 어떻게 설명해야 할까? 체내 수분의 무게다. 체중계 바늘이 갑자기 올라가거나 내려갈 때는 대부분 체내 수분 변화 때문이다.

여러 가지 요인이 체내 수분에 영향을 끼칠 수 있다. 호르몬, 과도한 나트륨 섭취, 심지어 날씨까지! 하지만 만성 다이어터는 뭔가를 잘못했다고 생각한다. 한 번에 2킬로그램만큼이나 음식을 먹어치운 것이라고 말이다! 안 돼! 안 돼! 안 돼! 마찬가지로 1시간 동안 유산소 운동을 한 후에 빠지는 1킬로그램은 지방 1킬로그램이 빠진 것이 아니다. 땀을 통해 수분이 배출된 것이다.

일주일에 5킬로그램이 빠졌다고 의기양양해진 다이어터에게는 원치 않은 놀라운 사실이 기다리고 있다. 1주일 전보다 5킬로그램이 줄어든 것은 사실일지 몰라도 문제는 무엇의 무게가 빠졌느냐다. 1주일에 지방 5킬로그램이 빠지려면 심각한 에너지 부족이 나타나야 한다. 안타깝지만 대개는 근육의 위축 때문에 수분의 무게가 빠진 것이다. 근육은 주로 수분(70%)으로 이루어져 있다. 충분한 칼로리를 섭취하지 않으면 우리 몸은 자가 포식하여 스스로를 에너지원으로 사용한다. 우리 몸의 가장 주된 지시는 무슨 일이 있어도 에너지를 마련하라는 것이다. 생존을 보장받기 위한 메커니즘이다. 근육의 단백질이 에너지원으로 바뀐다. 근육 세포가 파괴될 때 수분이 나오고 결국 몸에서 배출되어 체중이 감소한다. 근육이 줄어들면 신진대사율이 떨어진다. 근육은 신진대사가 활발히 이루어지는 조직이다. 남성이 여성보다 칼로리 연소가 많은 것도 근육량이 많기 때문이다.

근육량이 늘어나면 신진대사가 활발해진다. 이는 바람직한 일이지만 근육은 지방보다 무겁고 공간은 적게 차지한다. 근육이 늘어나면 이로운 일인데도 만성 다이어터는 체중계 숫자가 내려가지 않는다고 절망한다. 육류의 중량만으로 살코기가 얼마나 차지하는지 알 수 없는 것과 같이 체중으로는 체성분을 알 수 없다.

몸무게 측정은 몸무게에 집중하도록 만들 뿐이다. 직관적 식사로 돌아가는 과정에 도움이 되지 않는다. 계속 몸무게를 재면 절망감이 커지고 진전에 방해가 된다. 몸무게를 재지 않는 것이 최선의 선택이다.

직관적 식사의 도구

직관적 식사의 도구는 내적인 신호다. 무엇을 언제 얼마나 먹으라고 하는 외부의 힘이 아니다. 하지만 내부 신호를 습득하고 이해하려면 새로운 도구가 필요하다. 스스로 주도권을 잡게 해주는 도구인데 앞으로 차차 살펴보기로 하자.

4단계 : 연민의 자세로 자신을 대하라

너도나도 다이어트를 하고 최신 유행 다이어트로 몸무게가 줄어들면 행복해하는 세상에서 다이어트에 휩쓸리는 것도 이해할 만하다. 하지만 다이어트의 유혹은 미적 가치관에 불과한 것이 아니다. 하버드 출신의 신학자이자 고전학자인 미셸 M. 렐위카Michelle M. Lelwica 는 저서 《날씬한 몸매라는 종교The Religion of Thinness》에서 다이어트를 통해 끝없이 날씬한 몸매를 추구하는 행위가 정신적인 갈망을 채워준다는 흥미로운 주장을 펼친다. 다음을 통해 다이어트가 '궁극적인 목적'의 역할을 수행한다는 뜻이다.

- 날씬함은 '보상'이라는 잘못된 통념을 믿게 만든다.
- 일상생활에서 행하는 의식을 제공한다.
- 삶과 식사의 기준이 되는 도덕관을 만든다.

• 유대감과 공동체 의식을 만든다.

  다이어트로 개종했을 때의 '혜택'을 생각하면 다이어트의 '보상'이라는 유혹에 넘어가는 것도 당연하다. 다이어트를 한 번만 더 하고 싶다거나 다이어트를 하고 싶은 생각이 든다고 너무 자책할 필요는 없다. 머리로는 헛되다는 사실을 알아도 다이어트를 하고 싶은 욕망을 완전히 내려놓으려면 시간이 걸린다.

요약 : 다이어트 사고 vs. 비다이어트 사고		
쟁점	다이어트 사고	비다이어트 사고
식사 / 음식 선택	• 먹을 자격이 있는가? • 칼로리 높은 음식을 먹으면 만회할 방법을 찾으려 함 • 칼로리 높은 음식을 먹으면 죄책감을 느낌 • 하루 동안 먹은 것에 대해 '좋다, 나쁘다'로 표현함 • 음식을 적으로 의식함	• 배가 고픈가? • 먹고 싶은가? • 먹지 않으면 박탈감을 느낄까? • 먹으면 만족스러울까? • 맛이 좋은가? • 죄책감 없이 맛있게 먹을 자격이 있음
운동 효과	• 칼로리 연소에 초점을 맞춤 • 계획한 대로 운동을 하지 않으면 죄책감을 느낌	• 운동이 주는 기분, 특히 활력과 스트레스 해소에 초점을 맞춤
진전을 평가하는 관점	• 몇 킬로그램이나 빠졌는가? • 외모 상태가 어떤가? • 다른 사람들이 내 몸무게를 어떻게 생각하는가? • 자신의 의지력	• 몸무게에 신경 쓰는 대신 내부 신호에 귀 기울이면 몸무게가 정상으로 돌아온다고 믿는다. 몸무게는 주된 목표도 진전의 지표도 아님 • 자신에 대한 믿음 • 내적인 신호 감지 여부

과연 다이어트일까?

칼로리를 계산하든 계산하지 않든 웨이트 와처스Weight Watchers 같은 이른바 합리적인 최신 식이요법 프로그램에서도 다이어트 도구를 이용한다. 칼로리 계산이 다이어트 행동이라는 말을 들으면 많은 사람들이 깜짝 놀란다. 그러면 우리는 조용하게 묻는다. "배는 고픈데 칼로리가 다 차버리면 어떻게 해요?" 그러면 대부분 "어떻게 아셨어요?"라며 깊은 한숨을 쉰다.

웨이트 와처스는 어느 측면에서 보더라도 다이어트다. 6가지 보기를 살펴보자.

- 칼로리(포인트)에 집중하다보면 허기와 포만감이라는 내부 신호에서 멀어진다.
- 칼로리(포인트)에 집착하게 된다. 웨이트 와처스 프로그램을 사용하면 그만둔 후에도 머릿속에 새겨진 포인트가 계속 따라다닌다.
- 과식을 부추긴다. 채소와 과일은 마음대로 먹을 수 있기에 감정을 달래려는 목적이나 가짜 포만감을 느끼기 위해 먹기 일쑤다. 또 만족감을 주는 음식을 대신하여 먹는 경우도 많아진다.
- '좋은' 음식과 '나쁜' 음식으로 꼬리표를 달도록 부추긴다. 칼로리가 낮은 음식은 좋은 음식이고 그 반대는 나쁜 음식이다.
- 하루가 다 지난 후에 포인트(칼로리)가 남아 있으면 포인트를 낭비하고 싶지 않아 필요 이상으로 먹는다.
- 허용 포인트를 초과하는 수준으로 배가 고픈 날에는 '굶거나' 포인트를 초과해서 먹는다. 포인트가 정해진 수치를 넘었다는 사실에 죄책감이 일어 다음 날 만회해야겠다고 생각한다. 다음 날 만회하면 기아 비슷한 상태가 되고 만회하지 못하면 죄책감이 더 커진다.

다음은 명백하게 드러나지 않을 수 있는 다이어트의 보기다.

- 아침과 점심은 다이어트용 음료로 해결하고 저녁은 '합리적'으로 먹는다.
- 몸 속 '독소 제거'를 위해 주로 액체를 이용한 디톡스 단식을 한다. 우리 몸에는 간과 신장, 소화계라는 훌륭한 정화 시스템이 마련되어 있는데도 말이다.
- 완하제, 관장제 등을 이용하여 장을 억지로 청소한다.

CHAPTER 06

원칙 2 배고픔을 존중하라

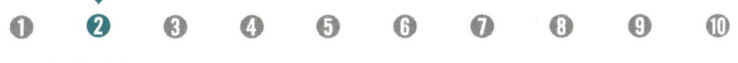

배고픔을 존중하라

몸에 적당한 에너지원을 공급해야 한다. 그렇지 않으면 원초적인 과식 충동이 작동한다. 배고픔이 극심한 상태에서는 적당히 의식적으로 먹으려는 의도가 아무런 의미도 없어져버린다. 생물학적 배고픔 신호를 존중하는 법을 배우는 것은 음식과의 관계에서 스스로 음식을 제어할 수 있다는 믿음을 다시 쌓는 토대가 된다.

다이어트를 하는 몸은 굶는 몸이다. 너무 극단적인 비교일까? 그렇지 않다. 다이어트 하는 몸이 에티오피아나 소말리아에서 기아로 고통 받는 사람처럼 보이지 않을지는 몰라도 다이어트에 따른 '증상'은 기아 상태와 놀라울 정도로 비슷하다. 다이어트를 시작했을 때 몸은 골목마다 맥도날드가 있다는 사실을 알지 못한다. 몸의 관점에서 보면 기아 상태에서 살아가는 것이므로 적응을 해야만 한다. 음식(에너지)의 필요성은 너무도 근본적이라 에너지가 충분하지 못하면 몸은 강력한 생물학적·심리적 메커니즘으로 보정한다.

안셀 키즈Ancel Keys 박사가 2차 세계 대전 기간 동안 실시한 유명한 기아 연구에서 음식 부족의 막대한 영향력을 잘 보여준다. 기아로 고통받는 사람들을 도와주기 위해 고안한 연구였다. 피실험자들은 우월한 '정신생물학적 스태미나'를 지닌 사람들 즉, 몸과 마음의 건강이 탁월한 32명의 젊은 남성들이었다.

첫 3개월 동안 그들은 원하는 대로 먹었는데 평균 섭취량이 3,492칼로리였다. 그 후 6개월은 준기아 기간이었다. 체성분에 따라 체중의 19~28%를 감량해야만 했다. 1일 평균 칼로리 섭취량이 거의 절반 수준인 1,570칼로리로 줄었다. 준기아의 영향력은 놀라웠다. 그리고 만성 다이어트의 증상과 놀라울 정도로 닮아있다.

- 신진대사율이 40% 감소했다.
- 음식에 집착하게 되었다. 음식 갈망이 두드러졌고 음식에 대해 이야기하고 요리법을 수집했다.
- 식사 스타일이 바뀌었다. 게 눈 감추듯 먹어치우는 스타일에서 시간을 끌면서 먹는 스타일로 바뀌었다. 음식을 가지고 장난을 치면서 2시간 가까이 식사를 하는 남성들도 있었다.
- 몇몇 남성은 식단을 지키기 못하고 폭식증을 보였다. '의지력'을 완전히 상실하고 쿠키 몇 개와 팝콘 한 봉지, 바나나 두 개를 먹었다. 또 '노골적으로 식단 원칙을 어기고' 아이스크림선디, 맥아분유를 먹었고 사탕을 훔치기까지 했다.

- 몇 명은 더 많은 음식을 배급받기 위해 일부러 운동을 했다.
- 성격이 바뀌어 무관심, 짜증, 침울함, 우울증을 보이는 경우가 많았다.

그 후 다시 마음껏 먹도록 허락한 기간 동안에는 배고픔의 고통이 더욱 심해졌고 허기를 채울 수 없었다. 남성들은 먹는 것을 쉽사리 멈추지 못했고 주말에는 8,000~10,000칼로리까지 섭취했다. 대부분 정상으로 되돌아갈 때까지 평균 5개월이 걸렸다.

이 고전적인 연구가 실시된 시기에는 스타 트레이너도 TV 프로그램도 피트니스나 식품 분야의 인기인도 존재하지 않았다는 사실을 기억해야 한다. 영양 연구가 아직 초기에 머물러 있을 때였다. 하지만 피실험자들은 미디어나 사회의 부추김이 아닌 생존 메커니즘이 촉발시킨 원초적인 음식 집착을 보였다. 그들이 음식 부족을 경험하기 전에는 찾아볼 수 없었던 행동이었다. 고전적인 연구지만 이 연구에서 준기아 기간에 섭취한 칼로리는 현대 남성들이 다이어트를 위해 섭취하는 1,500칼로리를 상징한다. 피실험자들은 1,500칼로리를 섭취하고 신체적으로나 심리적으로나 뚜렷한 증상을 보였다. 동일한 연구가 날씬한 몸매에 대한 압박감이 존재하는 오늘날에 실시되었다면 어땠을지 상상해보라.

우리는 몇몇 고객들에게 이 연구 결과를 읽게 했다. 그들은 자신이 준기아 상태의 피실험자들과 비슷한 경험을 하고 있다는 사실에 놀란다. 이를테면 메리는 두 번째 액체 단식 프로그램을 끝낸 후 음식에 대한 집착이 그 어느 때보다 심해졌다. 요리책은 물론이고 와플메이커, 제빵기, 만능 조리기구 같은 가전제품을 사들였다. 아이러니하게도 평소 그녀는 요리를 즐기지 않는 데다 구입한 가전제품들과 요리책을 전혀 사용하지 않았다.

얀은 평생 다이어트를 했다. 하지만 다이어트를 할수록 음식에 대한 관심이 커져만 갔다. 그녀는 잡지와 신문에서 미식가를 위한 고급 요리부터 자연 재료를 이용해 몸의 기능을 향상시켜주는 요리인 스파퀴진까지 닥치는 대로 요리법을 모아 재미있는 소설책이라도 되는 것처럼 읽었다. 하지만 한 번도 요리법을 따라 해볼 엄두가 나지 않았다. 그녀에게 요리법은 그저 환상이자 현실도피였던 것이다.

생쥐와 인간　쥐는 인간처럼 사회적 압박과 음식에 대한 미묘한 메시지에 노출되지 않지만 음식이 부족하면 쥐도 과식을 한다. 한 연구에서는 쥐를 두 집단으로 나누었다. 하나는 먹을 것이 부족한 집단이고 나머지는 대조를 위한 통제 집단이었다. 먹을 것이 부족한 쥐들은 최대 4일 동안 먹지 못한 상태로 지낸 후 원래 몸무게로 돌아갈 때까지 다시 먹는 것이 허락되었다. 그 다음에 두 집단 모두에게 일반적인 먹이 이외에도 '매우 맛있는 먹이'를 주었다. 쥐의 입장에서 볼 때 별 5개짜리 레스토랑에서 나올 만한 음식이었다. 두 집단 모두 체중이 늘어났는데 음식이 부족했던 집단이 부족한 기간에 비례해 더 큰 증가를 보였다.

원초적 배고픔

나오미 울프Naomi Wolf는 저서 《무엇이 아름다움을 강요하는가》에서 배고픔의 심리적 공포가 상당하다고 말한다. 배고픔이 끝난 후에도 그 공포는 좀처럼 사라지지 않는다. 가난한 나라에서 입양된 굶주린 아동들은 안정적인 환경에서 몇 년 동안 지낸 후에도 음식을 훔치거나 감추는 충동을 제어하지 못하는 경우가 많다. 그리고 강제수용소 생존자들의 대다수가 현재 비만이다.

역사학자들은 기근이 든 시기에 음식 집착이 사회적 문제를 일으켰다는 사실을 밝혔다. 사회적 행동의 와해, 협동의 포기, 개인의 자부심과 가족 유대감의 상실 등이다. 이런 행동은 다이어터에게서도 비슷하게 나타난다. 다이어트를 할 때 사회적인 고립감이 심해지는 경우가 얼마나 자주 있는지 생각해보자. 음식이 연관된 상황 자체가 싫어서 파티 초대를 거절하거나 아예 외출을 하지 않지 않는가?

다이어트에 따른 배고픔과 음식 집착은 끔찍할 정도의 경험은 아닐지라도 지워지지 않는 흔적을 남긴다.

캐런은 의료진의 감독 아래에서 단식을 몇 차례 하고서는 배고픔을 두려워하게 되었다. 배고픔이 너무 두려운 나머지 마구 먹었고 두려움은 더욱 커졌다. 그래서 다이어트를 잠시 중단하고 있을 때는 항상 조금의 배고픔이라도 느껴지지 않게 '음식을 섭취한' 상태를 유지했다. 하지만 끊임없이 먹으니 체중이 불어나 또 다이어트나 단식을 해야 했다. 다이어트에서 비롯된 허기와 폭식의 악순환이 계속 반복되는 것이다.

생물학적 메커니즘

만성 다이어터건 아니건 몸이 필요할 때 음식으로 에너지원을 얻지 못하면 강력한 생물학적 메커니즘이 촉발된다. 매슬로우의 5단계 욕구 이론에 식욕이 포함되어 있는 것은 우연이 아니다. 기본적인 욕구가 충족되어야 좀 더 복잡한 욕구를 돌볼 수 있다는 사실을 알려주는 모델이다.

음식은 인간의 생존에 필수이므로 충분하게 섭취하지 않으면 신체적으로나 심리적으로나 식탐이 생긴다. 배고픔은 몸과 마음의 연결이다. 먹는 것은 매우 중요하기 때문에 식욕 신경 세포가 뇌의 시상하부에 위치한다. 여러 생물학적 신호가 식욕을 촉발시킨다. 많은 사람들이 의지력의 문제라고 믿는 것이 사실은 생물학적 욕구인 것이다. 생물학적인 식욕의 힘을 과소평가하면 안 된다. 뇌의 신경화학물질은 먹는 행위와 몸의 생물학적 욕구를 조화시킨다.

뇌는 화학적·신경적 피드백의 복잡한 시스템을 통해 매 순간 모든 신체 계통의 에너지 필요를 모니터링 한다. 그리고 무엇을 먹어야 하는지에 대해 뚜렷한 화학적 지시를 내린다. (간헐적) 단식이나 칼로리 제한은 특히 식욕에 역효과를 일으킨다. 식욕을 일으키는 신경 화학적 스위치가 켜지기 때문이다.

다수의 연구에서도 음식 제한과 다이어트로 체중을 줄이는 것이 신진대사나 뇌의 화학작용 측면에서 볼 때 터무니없는 방법이라는 사실을 보여준다. 실제로 역효과를 일으킨다. 식욕을 조절하는 화학물질은 기분과 마음 상태, 신체 에너지, 성생활에도 직접적인 영향을 끼친다.

- 저칼로리 다이어트는 지방을 만들고 저장하는 효소의 기능을 배가시킨다. 이것은 몸이 다이어트 후 에너지 혹은 지방을 더 많이 저장할 수 있도록 도와주는 생물학적인 보상의 형태다.
- 다이어트는 에너지 필요량을 낮추어 몸이 칼로리를 더욱 효율적으로 사용하게 만든다.
- 인간과 쥐를 대상으로 한 연구에서 음식 섭취 제한 이후 폭식 증세가 나타났다. 음식 제한은 뇌를 자극해 식탐을 일으킨다. 연구에서는 큰 폭으로 체중이 줄어든 후 쥐는 지방을 더 많이 섭취하고 인간은 지방과 당분 함량이 높은 음식을 선호하는 모습을 보였다.
- 3,000명이 넘는 남녀를 대상으로 32년 동안 진행한 프레이밍햄 심장 연구Framingham Heart Study에 따르면, 처음 체중과 관계없이 체중이 계속 오르락내리락하는 요요 현상을 반복하는 사람일수록 사망률이 높다. 특히 심장 질환 사망률은 2배 더 높다. 이것은 심혈관 위험 요인과 별개이고 비만 여부를 막론하고 나타난 결과다. 마찬가지로 하버드 졸업생 건강 연구Harvard Alumni Health Study에 따르면 약 10년 이내에 최소한 5킬로그램이 줄었다 늘었다 한 사람은 일정한 체중을 유지하는 사람보다 수명이 짧다.
- 일반적으로 다이어터는 내적인 포만감을 따르지 않고 스스로 정한 한도까지 먹는다. 여기에 식사 거르기가 합쳐지면 오히려 먹는 양이 점점 늘어난다.
- 다이어트는 요요 현상으로 특히 복부를 중심으로 살이 찌게 만든다. 복부에 지방이 축적되면 심장 질환 위험이 높아진다.

대부분의 연구자들은 식욕에 영향을 끼치는 매우 복잡한 생물학적인 메커니즘과 심리적인 메커니즘이 모두 존재한다는 사실에 동의한다. 이 장에서는 특히 굶주리거나 다이어트를 할 때 식욕을 일으키는 생물학적 메커니즘에 초점을 맞추고자 한다.

소화 기능

연구에 따르면 음식 섭취량이 부족할 때 우리 몸은 음식이 들어오는 순간을 위해 준비 태세를 갖추고 있다. 마치 단거리 육상 선수가 준비 자세로 출발 신호가 울리기를 기다리는 것처럼.

- 음식 섭취가 부족하면 침 분비가 증가한다. 눈앞에 음식이 있지도 않은데! 다이어터와 비다이어터 모두를 대상으로 한 연구에서 증명되었다.
- 다이어트를 하는 사람은 음식을 먹기 전과 후에 모두 소화 호르몬의 분비가 증가한다.

탄수화물 : 신경펩티드 Y

신경펩티드 Y(NPY)는 뇌에서 만들어지는 화학물질로 우리 몸의 기본적인 에너지원인 탄수화물에 대한 욕구를 자극한다. NPY에 대해 알려진 사실들은 쥐를 대상으로 한 연구에서 나온 것이지만 인간의 섭식에도 동일한 영향을 끼칠 수 있다는 증거가 많다.

음식 섭취가 부족하면 NPY가 작동해 몸이 탄수화물을 찾게 만든다. 다음번의 식사 때나 음식을 먹을 기회가 찾아왔을 때 탄수화물 폭식으로 이어지기 쉽다. 의지력이 부족하거나 통제 불능 상태라서가 아니라 몸이 (아니 NPY가) "먹을 걸 줘!"라고 소리치기 때문이다.

NPY의 분비는 저녁부터 다음 날 아침까지 공복 상태를 유지하는 일과 같은 강제적 음식 박탈 이후에 증가한다. 그 수치는 자연적으로 아침에 가장 높은데 밤새 짧은 단식이 이루어졌기 때문이다. 늘어난 NPY 수치는 아침에 음식을 섭취하는 생물학적인 토대이기도 하다. 그런데 아침 식사를 건너뛴다면 NPY 수치가 증가해 오후에 과식을 하게 될 수 있다.

탄수화물을 연료로 사용할 때와 스트레스를 받을 때에도 NPY 분비가 증가한다. 탄수화물을 섭취하면 뇌에서 분비되는 또 다른 화학물질인 세로토닌에 영향을 끼치기 때문에 NPY 분비가 멈춘다. 탄수화물을 섭취할수록 행복 호르몬인 세로토닌이 많이 생성되어 NPY 생성이 멈추고 탄수화물 욕구가 사라진다.

본질적인 배고픔을 부정하고 자연적인 생리와 싸우려 할수록 음식 갈망과 집착이 강해진다. (간헐적) 단식이나 음식 제한은 특히 NPY 분비를 늘려 몸이 탄수화물을 찾게 만든다. 따라서 탄수화물 폭식을 하게 되기가 쉽다.

화학물질에 따른 탄수화물 욕구가 왜 존재하는 것일까? 탄수화물의 중요한 역할에 대해 잠깐 살펴보면 그 원초적인 욕구를 이해할 수 있다.

탄수화물의 중요성   탄수화물은 신체 에너지원의 근본위제라고 할 수 있다. 몸의 세포는 글루코스의 형태로 탄수화물이 일정량 공급되어야만 제대로 기능을 한다. 조금만 부족해도 문제가 발생할 수 있다. 뇌와 신경계, 적혈구는 오로지 글루코스를 연료로 사용한다. 글루코스는 그만큼 중요하기 때문에 혈중 글루코스 수치는 두 가지 호르몬, 즉 인슐린과 글루카곤의 통제를 받는다.

간에는 글리코겐의 형태로 매우 제한적인 양의 탄수화물이 저장된다. 글리코겐은 혈중 글루코스 수치가 떨어지면 혈액에 글루코스가 더 많이 공급되도록 도와준다. 하지만 이 소중한 예비 연료는 3~6시간 정도밖에 유지되지 않는다. (소모하는 에너지양이 적어 간에 글리코겐이 더 오래 존재하는 밤은 제외다.) 그렇다면 연료를 어떻게 채워야 할까? 탄수화물을 섭취해야 한다.

식단에 탄수화물이 부족하면 우리 몸은 필수 에너지원의 필요량을 채우기 위해 창의적인 연료 메커니즘에 기대야만 한다. 주로 근육의 단백질이 분해되어 에너지로, 기본적으로는 글루코스의 형태로 바뀐다. 집의 뼈대 나무로 불을 피우는 격이다. 필요한 연료는 제공되지만 큰 대가를 치러야 한다. 뼈대가 온전했던 상태로 있겠는가!

고단백질 식단으로 막을 수 있다고 생각한다면 착각이다. 탄수화물 섭취가 부족하면 단백질이 에너지로 사용된다. 따라서 '고단백질 식단'은 보험이 될 수 없다. 단백질이 원래 용도가 아니라 에너지원으로 사용되는 것이다. 집을 튼튼하게 하려고 나무를 잔뜩 가져오더라도 집수리에 쓰지 않고 계속 불을 피우면 기본 뼈대는 계속 약한 상태로 남는다. 마찬가지로 단백질은 근육과 호르몬, 효소, 세포를 만들고 유지하는 데 필요한데 탄수화물이 부족하면 단백질이 그 기본 역할에서 벗어나 연료로 사용된다.

에너지가 부족하면 마침내 몸이 지방을 연소하기 시작한다고 생각하는 사람들이 많다. 하지만 그렇지 않다. 뇌를 비롯한 신체 일부는 연료로 오로지 탄수화물만을 필요로 한다. 저장된 지방에서 지극히 일부만이(5%) 탄수화물 에너지로 바뀔 수 있다. 그런가하면 몸에는 단백질을 글루코스로 바꿔주는 효소는 많이 있다.

저탄수화물이나 단식으로 체중이 빠르게 빠진다면 이는 단백질 조직을 연료로 갉아먹기 때문이다. 단백질은 킬로그램당 칼로리가 지방의 절반 수준이라 두 배 빨리 사라진다. 또한 단백질 1킬로그램당 수분 2~4킬로그램이 함께 사라진다. 그런 속도가 계속 이어지면 열흘 안에 사망할 수도 있다. 간과 심장 근육, 폐 조직 등 모든 중요한 조직이 연료로 사용되기 때문이다. 심장은 근육이 줄어 힘이 약해지고 심박 수가 느려지더라도 똑같은 양의 일을 해야만 한다. 자기 근육을 갉아먹어 작아지고 불완전해진 엔진으로 더욱 열심히 일해야만 한다는 뜻이다. 사라진 심장 조직에 맞춰 펌핑 작업량이 줄어들지 않기 때문이다.

결국 몸은 저장된 지방을 뇌와 신경계에서 사용 가능한 케톤이라는 에너지로 바꿀 수 있게 된다. 이것을 케토시스라고 하는데, 오랜 단식이나 탄수화물 부족에 적응한 상태를 이른다. 하지만 대략 뇌 세포의 절반만이 이 화합물을 에너지로 쓸 수 있다. 따라서 음식 섭취 부족 상태에서 지방이 사용되면 지방이 없는 조직(단백질)은 빠른 속도로 계속 줄어든다. 케톤을 연료로 사용하지 못하는 신경계 세포에 글루코스를 공급하기 위함이다. 그래서 핵심이 무엇이냐고? 적당한 탄수화물 에너지가 중요하다 말이다!

세포 발전소

배고픔 신호는 낮은 탄수화물 수치에만 영향을 받는 것이 아니다. 세포 연구자 니콜라이디스Nicolaidis 와 이븐Even 의 연구에 따르면 배고픔 신호는 세포의 총 에너지 필요량에 의해 만들어진다.

세포의 힘이 떨어지면 배고픔을 일으키는 신호가 만들어진다. 기본적으로 세포는 탄수화물에서 에너지를 얻지만 단백질과 지방도 세포 에너지의 일부분이므로 배고픔 신호를 촉발할 수 있다. 예를 들어 가전제품은 전기로 작동되지만 배터리나 가솔린을 사용하는 발전기에서도 동력을 얻을 수 있다. 모두가 에너지를 제공하지만 저마다 비용과 효율이 다르다. 에너지를 제공하는 모든 영양소(탄수화물, 단백질, 지방)는 결국 세포가 사용하는 하나의 보편적인 에너지원인 ATP로 전환된다. ATP는 세포에, 따라서 우리 몸에 동력을 공급하는 화학 에너지다. 니콜라이디스와 이븐은 배고픔 신호가 세포의 총 ATP 필요에 의해 촉발된다고 한다.

요약하자면 우리에게는 에너지가 필요하다. 에너지는 음식에서 나온다.

생리 작용

몸이 충분한 에너지(음식)를 얻을 수 있도록 도와주는 복잡하고도 정교한 생리 시스템이 존재하는데도 만성 다이어터는 생리 작용을 앞질러 추측하는 경우가 많다. 배고플 때 먹는 것이 아니라 먹어도 되는 시간인가? 먹을 자격이 있는가? 무지방인가? 등 다이어트 원칙을 기준으로 하는 인지적 설정점에 따라 먹는다.

앨리 사례를 살펴보자. 아침 일찍 운동을 한 날에 평소보다 많은 양의

(실제로는 적당한 양의) 아침을 먹은 자신을 책망한다. 자신이 '여분의' 음식을 먹을 자격이 없다고 생각해서 점심을 굶는 해결책을 선택한다. 또 기업 임원의 비서로 일하다 보니 늘 바빠 점심을 건너뛰기 일쑤다. 업무에 집중하다 보면 오후의 배고픔을 잊어버린다. 하지만 일을 마치고 저녁에 집으로 돌아가면 배가 너무 고파서 과식을 한다. 밖에서 저녁 식사를 할 때는 나온 음식을 남김없이 해치우고 먹고 나면 배가 부른 상태에서 죄책감을 느낀다.

다이어트를 하지 않는 사람이라도 오랫동안 굶으면 과식을 한다. (제대로 먹지 못하면 쥐도 과식을 한다는 사실을 기억하자.) 배고픈 상태에서는 아무리 건강과 다이어트에 신경 쓰는 사람이라도 충동적으로 음식을 더 많이 먹을 수밖에 없다.

배고픈 상태를 계속 거부하면 두 가지 측면에서 문제가 생긴다. 첫째, 배고픔이 점점 심해져서 과식하게 된다. 둘째, 배고픔 신호를 계속 무시하면 결국 신호가 약해져서 더 이상 듣지 못한다. 혹은 배가 고파 죽을 지경의 극단적인 배고픔 신호만 '듣게' 된다. 나아가 자신에 대한 불신이 커져 음식에 대한 통제력을 더욱 잃는다. 극도의 배고픔은 과식을 촉발시키기 때문이다.

심리 전문가 C. 피터 허먼C. Peter Herman 과 재닛 폴리비Janet Polivy 는 음식 조절을 위한 경계 모델Boundary Model for the Regulation of Eating 에서 이를 설명하는데, 이 모델은 섭식 행위에서 생리와 심리를 전부 고려한다.

경계 모델은 다이어터가 인지적 설정점을 통해 정상적인 배고픔과 포만감의 신호를 극단으로 밀어붙인다는 점을 보여준다. 가벼운 배고픔은 다이어터가 계속 억누르므로 위축된다. 오직 극심한 배고픔만 느끼거나 배고픈 느낌을 알아차리기 어려울 정도로 그 느낌과 단절된다. 편안한 정도의 포만감을 알기도 어려워진다. 다이어터는 허먼과 폴리비가 '생물학적 무관심'이라고 부르는 지대를 맴돈다. 생물학적 무관심 지대에서는 명료한 허기나 포만감의 신호가 없다. 이 지대는 무척이나 넓어서 내부 신호를 따르지 않게 되고 음식에 사로잡힌 생각과 판단이 다이어터에게 지시를 내린다.

생물학적 음식 치료

• • •

다이어트와 음식에 대한 걱정에서 벗어나 정상적인 식사로 돌아가는 첫 걸음은 생물학적 배고픔을 존중하는 것이다. 다이어트로 제한되었던 음식 공급이 잘 이루어지리라는 사실을 몸이 알 필요가 있다. 그렇지 않으면 몸이 음식이 부족한 상태를 피하려고 항상 대기 상태에 머무른다.

몸에도 생물학적 재훈련이 필요하다. 다시 말하지만 기아와 식량 부족은 현대를 포함해 역사적으로 언제나 있어온 일이다. 우리 몸은 에너지 필요를 낮추거나 식욕을 자극하는 화학물질의 분비를 늘리는 등의 방법으로 기아에서 생존하는 메커니즘을 여전히 갖추고 있다.

다음번에도 또 먹을 수 있다는 사실을 알면 과식을 하지 않을 공산이 크다. 굶고 있던 아이에게 쿠키가 든 접시를 준다고 해보자. 쿠키를 한 개만 먹어야 한다고 말하고 방에 아이만 두고 나간다. 배고픈 아이는 어떻게 할까? 당연히 쿠키를 전부 먹을 것이다(부스러기까지 핥아먹을 것이다). 하지만 배가 고플 때 언제든 쿠키를 먹을 수 있다는 사실을 안다면 식욕의 강도가 크게 줄어든다. 다이어터의 경우도 마찬가지다.

예들 들자면, 바버라는 항상 배고픈 상태에 머물러 있었다. 극도로 배가 고플 때만 먹는 것을 허락했다. 극도로 배고프지 않을 때 먹으면 과식이라고 생각했던 것이다. 그녀가 정의하는 '정상적인' 배고픔은 극도의 배고픔이었기 때문에 몸의 입장에서는 만찬과 기아의 주기를 왔다 갔다 했다.

배고픔의 침묵

더 이상 배고픔을 느끼지 못하거나 가벼운 배고픔의 감각을 잃었다면 어떻게 해야 할까? 그 느낌을 되찾을 수 있을까? 우선 배고픔이 침묵하게 되는 이유를 살펴보자.

- 무감각. 많은 사람들이 오랫동안 다이어트 음료로 배고픔을 진정시키거나 피하려고 했다. 이 음료가 배 속에 들어가 위장에 포만감이라는 착각을 일으킨다.
- 다이어트. 다이어터는 배고픔을 계속 거부하므로 완전히 신경을 끄기도 쉽다. 배고픔이 아무리 문을 두드려도 응답이 없다. 결국 문 두드리는 소리, 아니 배가 꼬르륵거리는 소리가 멈춘다.
- 바쁜 생활. 일이나 생활에서 당장 발등에 떨어진 불을 끄느라 바쁠 때는 배고픔을 억누르거나 무시하기가 쉽다. 만성적인 패턴으로 자리 잡으면 배고픔도 서서히 약해진다.

- 아침 굶기. 하루 동안 느끼는 배고픔을 줄여준다는 이유로 아침 식사를 건너뛴다는 고객들이 많다. 이들은 배고픔을 두려워한다. 아침을 건너뛴 결과로 저녁에 걷잡을 수 없이 커지는 배고픔을 특히 더 무서워한다. 그래서 배고픔을 침묵하게 만드는 악순환이 일어나는 줄도 모른 채 배고픔이 줄어들 것이라는 생각에 다음 날 아침이면 또다시 굶는 방식으로 대응한다.

생물학적 배고픔을 존중하는 방법

귀 기울이지 않으면 배고픔의 신호를 듣기 어렵다. 생물학적인 배고픔을 존중하는 첫 걸음은 귀를 기울이는 것이다. 배고픔이라는 교향곡에는 사람마다 다른 여러 가지 소리가 난다. 오케스트라 지휘자가 교향곡의 모든 악기 소리를 구분할 수 있는 것처럼 당신도 특정한 감각과 그 의미를 알아차릴 수 있게 될 것이다. 처음에는 극심한 배고픔은 알아차리지만 가벼운 배고픔은 알아차리기가 어려울 수도 있다. 비전문가의 귀로는 커다란 심벌즈 소리는 쉽게 구분하지만 바순이나 오보에처럼 미묘한 소리를 구분하려면 오랫동안 귀 기울이는 습관을 들여야 하는 것과 마찬가지다.

음식을 먹을 때마다 '배가 고픈가? 배고픔의 수준이 어느 정도인가?'를 생각하라. 배고픔의 감각을 알아차리기가 힘들면 '마지막으로 배고픔을 느낀 게 언제지? 그때 배 속의 느낌이 어땠지? 입안의 느낌은 어땠지?'라고 질문해본다. 다음의 것들이 합쳐져 배고픔의 감각 또는 증상을 이룬다(가벼운 정도에서 극심한 정도까지).

- 가벼운 꼬르륵 소리
- 우르륵 거리는 느낌
- 가벼운 현기증
- 집중력 저하
- 복통
- 짜증
- 어질어질함
- 두통

당신이 느끼는 배고픔의 변화는 다른 사람과 다를 수도 있다. 극도의 배고픔 상태가 되지 않도록 몸을 보살펴야 한다. 가늠하기가 힘들다면 깨어있을 때 아무 것도 먹지 않은 상태로 5시간을 넘기지 않는다는 원칙을 정하자. 간에 저장된 탄수화물이 3~6시간마다 바닥나니 연료를 채워줘야 한다는 생물학적 사실이 근거다. 우리의 경험에 따르면 5시간 이상 굶으면 다음 식사 때 과식을 하게 될 가능성이 커진다. (3~4시간 굶으면 그렇게 되는 사람들도 있다.)

주기적으로 식욕을 체크해보는 것도 배고픔의 미묘한 감각과 이어지는 좋은 방법이다. 몸에 주의를 기울이면서 배고픔이 어느 정도인가 생각해보면 된다. 먹는 도중에 혹은 식사와 식사 사이에 떠올리면 도움이 된다. 지나치게 의식하는 것 같지만 몸과 몸의 생리 작용에 다시 익숙해지기 위함이다.

우리는 고객들이 배고픔의 감각과 이어질 수 있도록 다양한 도구를 활용했는데 그 중에서도 가장 효과적이면서도 간편한 방법이 있다. 먹기 전과 후에 다음의 배고픔 발견 등급Hunger Discovery Scale 을 이용해 배고픔의 정도를 모니터링 하는 것이다. 어떤 패턴이 나타나는가? 특정한 식사 간격이 보이는가? 먹는 양과 식사 간격 사이에 그 어떤 연관성이라도 있는가?

자신이 소량만 먹는 스타일이라는 사실을 알게 될 수도 있다. 하지만 걱정할 필요는 없다. 간식이나 간단한 식사로 소량을 먹고 있다면 2, 3, 4시간마다 배고픔을 느낄 것이다. 이것은 정상일 뿐만 아니라 신진대사에도 유리하다.

피실험자들에게 간식이나 간단한 식사를 자주 먹게 하는 소량 식사 연구에서는 소량으로 자주 먹는 사람일수록 동일한 칼로리지만 하루 세 끼를 먹는 사람보다 인슐린 분비가 낮다는 사실이 밝혀졌다. 인슐린은 살을 찌게 하는 호르몬이므로 인슐린이 많이 분비될수록 쉽게 살이 붙는다.

우리 고객들은 갑자기 평소보다 더 심하게 배고픔을 느끼면 무언가가 잘못되었을까 봐 걱정에 사로잡힌다. 하지만 좀 더 깊이 들여다보면 이틀 전에 다이어트까지는 아니고 어쩌다 평소보다 적게 먹었다는 사실이 드러난다. 몸이 제 나름대로 칼로리를 따라잡으려고 하는 것이다. 대부분의 고객은 이틀은커녕 하루 전에 먹은 것도 잘 기억하지 못한다. 아이들을 대상으로 한 연구에서는 평균적으로 일주일 혹은 이틀 동안 필요량을 만회한다는 결과가 나타났다. 어른이라고 다를까? 어른의 경우도 마찬가지라는 사실을 보여주는 새로운 연구들이 나오고 있다. 우리 몸은 시간 단위가 아니라 며칠 간격으로 에너지를 미세 조정하는지도 모른다. 특히 샐러드나 쌀과자 등 다이어트 음식을 먹는 성향이 있는 사람들의 경우는 더욱 그렇다. 그들은 포만감을 느낄지라도 에너지가 부족해 몸의 입장에서는 부족분을 채워야 할 필요가 있다. 몸은 보상을 원한다.

배고픔 발견 등급												
시간	음식	배고픔 등급										
		0	1	2	3	4	5	6	7	8	9	10

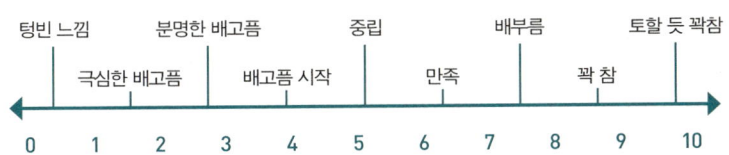

식사를 시작할 때 등급(0~10)을 매겨 배고픔을 파악한다. 이 등급 시스템은 지극히 주관적이며 내적인 신호와 연결되도록 도와준다. 자각을 높여주려는 것일 뿐 옳고 그름이 없다. 배고픔에 등급을 매길수록 그 숫자에 의미가 생길 것이다.

중립 상태는 5이고 배가 고프지도 부르지도 않은 상태다. 0으로 내려갈수록 속이 점점 비고 배고픔이 심해진다. 4에서 배고픔의 감각이 처음 깨어나기 시작한다. 배고픔이 3까지 커진다. 3에 이르면 배고픔이 완전히 자리를 잡아 상당히 배고픈 상태가 된다. 2나 1은 극도의 배고픔을 느끼는 상태다.

먹을 때마다 배고픔의 강도를 확인한다. 먹을 때 3등급 정도 되는 것이 가장 바람직하다. 5 이상에서 먹으면 생물학적으로 배고프지 않다는 뜻이다. 2이하는 배고픔이 지나쳐 과식 위험이 있다.

'배고픔'의 또 다른 목소리

고객들이 저지르는 일반적인 실수는 배고픔의 개념을 다이어트의 신조로 받아들인다는 것이다. '배고플 때만 먹어야 한다'고 말이다. 그렇게 엄격한 해석은 배고픈 것이 아닌 다른 이유로 먹을 때마다 '원칙'을 깨거나 실패를 했다고 생각하게 만든다는 점이 문제다.

- 미각의 배고픔. 상황에 따라 먹는 경우도 생긴다. 우리는 이것을 미각의 배고픔이라고 부른다. 보통 사람들은 이 배고픔을 받아들일 수 있다. 거의 모든 문화에서 음식은 통과의례와 축하 행사에서 중요한 역할을 한다. 배고프지도 않은데 웨딩 케이크를 먹는 신랑이나 신부를 야단치겠는가? 하지만 다이어터는 이런 경우에도 원칙을 어긴 것으로 느껴 게임을 포기하려고 수건을 던지고 싶어 한다. 이는 또 결국 과식으로 이어진다.
- 미리 계획하는 실용적인 배고픔. 생물학적인 배고픔을 기준으로 먹는 것이 중요하지만 실용적으로 행동하는 것도 중요하다. 친구들과 함께 연극을 보기로 했다고 해보자. 연극이 저녁 7~10시까지라 6시에 친구들과 식사를 하기로 했다. 그 시간에 배가 고프지 않더라도 나중에는 분명 고플 것이다. 연극을 보는 도중에 배고픔이 시작되어 끝날 무렵에는 극심해지도록 할 것인가? 아니다. 미리 챙겨 먹는 것이 합리적인 해결책이다.
- 정서적인 배고픔. 생물학적인 배고픔을 구분할 줄 알게 되면 뭔가를 먹고 싶은 이유도 명료해진다. 많은 고객이 정서적인 배고픔 때문에 먹는다. 외로움, 지루함, 분노 같은 불편한 감정을 가라앉히려

는 것이다. 아이러니하게도 다수가 정서적인 배고픔 때문에 먹었다고 생각했는데 사실은 진짜 배고픔 때문인 경우가 많다는 사실에 놀란다. 하지만 원인이 정서적이건 생물학적이건 통제 불능의 식욕은 거의 동일한 모습이다. 배고픔의 원인을 구분하는 방법은 나중에 11장에서 살펴보자.

연구 결과 – 초기 배고픔에 반응해서 먹으면 건강과 체중이 개선된다

이탈리아 피렌체 연구진의 연구는 초기 배고픔을 알아차리도록 훈련하면 인슐린 민감성이 개선되고 체질량지수가 낮아진다는 사실을 보여준다.

연구진은 참가자들에게 배고픔의 주관적인 경험에 집중함으로써 혈중 글루코스 수치가 낮은 상태를 알아맞히도록 훈련시켰다. Ciampolini, Bianchi, 2006

그들의 접근법에는 두 가지 특별한 측면이 있다. 첫째, 연구의 초점을 초기 배고픔과 배고픔이 지속되었을 때 나타나는 불편한 증상을 구분하는 것으로 맞췄다. 둘째, 그 차이를 구분하도록 훈련시킬 때 당뇨 전문가들에게 잘 알려진 바이오피드백 기법을 이용했다. 바이오피드백 기법은 글루코미터를 이용해 혈중 글루코스를 모니터링하게 하는 것이다. (참고로 피실험자들은 당뇨나 글루코스 내성이 없는 이들이다.)

우선 참가자들이 배고픔이나 불편함을 맨 처음 느낄 때 혈당을 측정했다. 그런 다음, 글루코스가 85 mg/dL 밑으로 내려가면 몸의 상태를 먼저 기억한 후 식사를 시작하도록 했다. (85 mg/dL라는 글루코스 수치는 이전의 연구를 토대로 선택한 것으로 식욕이 제어되는 상한선을 나타낸다.)

혈당 수치가 85 mg/dL 보다 높을 때는 식사를 미루었다. 그리고 자연스러운 배고픔이 느껴질 때까지 적어도 한 시간 동안 기다렸다가 다시 혈중 글루코스 수치를 측정했다.

이처럼 초기의 배고픔 인식 기법을 이용한 또 다른 두 가지 연구에서도 이 기법을 훈련하면 인슐린 민감성이 개선되고 체중이 줄어든다는 사실이 밝혀졌다.Ciampolini et al. 2010: Ciampolini, Lovell-Smith, and Sifone 2010 참고로 몸이 인슐린의 영향력에 둔감해지는 것을 '인슐린 저항'이라고 하는데 만성적인 건강 이상의 원인이 된다.

연구진은 배고픔을 반복해서 확인하도록 하여 초기의 배고픔을 알아차리는 법을 훈련하면 당뇨와 비만 등 관련 질환의 예방과 치료에 도움이 된다고 결론 내렸다.

CHAPTER 07

원칙 3 음식과 화해하라

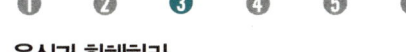

음식과 화해하라
휴전이라고 부르자. 음식과의 전쟁은 이제 그만! 스스로에게 먹어도 된다고 무조건 허락해준다. 어떤 음식을 먹으면 안 된다고 생각하면 박탈감이 심해져서 통제 불가능한 음식 갈망과 폭식이 일어날 수 있다. 금지된 음식에 '굴복'하는 순간 매우 격렬한 상태에서 먹게 되므로 최후의 만찬 폭식과 죄책감으로 이어진다.

"자몽 다이어트를 할 때 바나나가 그렇게 먹고 싶었고 저탄수화물 다이어트를 할 때는 빵과 감자를 먹는 꿈만 꿨어요." 늘 다이어트를 하는 로리가 말했다. 모순적으로 들리는가? 익숙한가? 대체로 다이어트에 따르는 음식 제한과 박탈이 초래하는 자연스러운 반응이다.

뭔가가 제한되는 순간 갈망이 걷잡을 수 없이 커진다. 옷이나 신선한 공기, 풍경, 특히 음식이 그렇다. 우주도시 건설 등을 목적으로 유리 보호

막을 씌워 만든 바이오스피어 2 Biosphere 2 에서 2년 동안 바깥 환경과 단절되어 생활한 과학자들은 신선한 공기 같은 기본적인 것을 갈망했다. 신선한 공기뿐만 아니라 맛있는 음식도 꿈꾸었다. 연구를 위해 스스로 갇혀 생활한 기간이 끝나고 밖으로 나온 그들은 기자회견에서 과학보다 음식에 대해 더 할 말이 많았다. 그 중 한 명은 음식에 대한 집착에 가까운 갈망으로 인해 요리책까지 썼을 정도다.

이 과학자들은 특정한 음식을 금지당하는 다이어터들과 다를 바 없다. 물론 다이어트를 하는 것은 아니었지만 음식이 없었기 때문에 집착에 가깝도록 음식을 갈망하게 되었다. 있지도 않은 각종 디저트를 꿈꾸고 부실한 저녁 식사를 보며 풍성한 메뉴를 떠올렸다. 서로 돌아가며 식사 준비를 맡았는데 당일의 식사를 망치지 않는 일이 대단히 중요해졌다. 연어와 베리류, 커피 같은 평범한 음식조차 그들에게는 대단히 매력적으로 느껴졌다.

바이오스피어에서 생활한 과학자들이나 앞에서 설명한 안셀 키즈 박사의 연구 속 건강한 남자들은 왜 평상시와 너무도 다른 행동 패턴을 보였을까? 바로 박탈 때문이다. 그들은 다이어트의 덫에 빠진 적이 없는데도 결핍에 대해 다이어터와 동일한 반응을 보였다. 앞장에서 생물학적인 결핍이 끼치는 영향은 이미 살펴보았지만 그 심리적인 해로움도 과소평가해서는 안 된다. 이 장에서는 심리 부분을 집중적으로 살펴보자.

박탈감의 시작

    음식 섭취량을 엄격하게 제한하면 똑같은 음식을 더 먹고 싶은 갈망이 시작된다. 실제로 무엇이든 금지될수록 더더욱 특별하게 생각되는 법이다. 나이에 상관없이 누구나 그렇다. (처음에는 다이어트의 행복감에 젖어있을 수도 있지만 '다이어트 하루'가 계속 될수록 갈망이 쌓인다.) 두 살짜리에게 새로운 장난감을 여러 개 주면서 무엇이든 갖고 놀되 시리얼 박스는 가지고 놀지 말라고 하면 아이는 과연 무엇을 선택할까?

    한 고객은 가난한 젊은 시절에 새 차를 구입하는 상상만으로도 무척 행복했다고 한다. 지금은 당장 무슨 차라도 살 수 있을 정도로 성공했지만 차는 그에게 가난한 시절만큼 큰 의미도 없고 기쁨도 주지 못한다. 대신 그 자리를 음식이 차지했다. 아이러니하게도 음식은 다이어트 때문에 금지되어 그의 손이 닿지 못한다. 금지된 대상은 특별함의 정도가 지나치게 올라간다.

    심리학자 프리치 하이더Fritz Heider는 박탈당한 것에 대한 욕망이 실제로 커진다고 말했다. 음식을 박탈당하는 순간 아이러니하게도 '갈망'이 점점 커진다. 다이어트를 할 때마다 갈망이 강해지고 박탈이 심해질수록 갈망에 더욱 가속도가 붙는다. 이것은 생리적으로도 심리적으로도 매우 강력한 경험이다. 음식 박탈이 생물학적 욕구를 발동시킨다는 사실을 앞에서 이미 살펴보았다. 심리적인 영향력도 엄청나서 마음의 평화를 깨뜨리고 갈망과 집착, 강박 행동까지 일으킨다.

    음식 이외에 사랑, 관심, 물질 등에서 박탈을 경험한 적 있는 사람이라면 다이어트로 인한 박탈감이 더욱 강렬하게 다가올 수도 있다. 보니는 거의 집에 없는 아버지와 차가운 어머니 아래에서 자랐다. 어릴 때 그녀는 사랑과 관심의 결핍을 음식으로 채우는 법을 배웠다. 어른이 되어 다이어트를 할 때 음식이 제한되자 어린 시절에 느낀 박탈감이 떠올랐다. 극복하기 힘든 이중 난관이었다. 만성 다이어터는 섭취 제한으로 인한 생물학적 변화와 심리적 반응, 인지 왜곡이 합쳐져 폭발을 일으키듯 반발 섭식 rebound eating 이 일어난다.

박탈의 역효과

· · ·

초콜릿에 대한 하이디의 이야기는 특정한 음식을 박탈당했을 때 일어나는 전형적인 상황을 보여준다. 하이디는 안 해본 다이어트가 없다. 모든 다이어트마다 금지된 음식이 있기 마련인데 특히 초콜릿은 항상 '먹으면 안 되는' 목록에 들어갔다. 그런데 하이디는 자칭 초콜릿홀릭이었다. 초콜릿이 한 번 입에 들어가면 멈추기가 어려웠다. 그래서 그녀가 선택한 조절법은 아예 초콜릿을 먹지 않는 것이었다. 하지만 악순환의 연속이었다. 초콜릿을 인생에서 영영 없애버리려고 했지만 큰 봉지를 한꺼번에 해치워버리기 일쑤였다.

초콜릿 폭식을 촉발한 것은 '초콜릿을 먹으면 안 돼'라는 그녀 스스로가 만든 음식 원칙이었다. 매번 '굴복'하고 초콜릿을 먹을 때마다 정말로 마지막이라 믿었다. 그렇게 매번 초콜릿과 '작별'을 고했다. 인생의 특별한 무언가와 작별할 때 으레 그렇듯이 슬픔을 담아서. 하이디는 (과거의 경험은 다른 말을 하고 있는데도) 초콜릿을 다시는 먹지 않을 것이라는 '믿음'으로 혹은 마지막이니 '먹을 수 있을 때 먹자'라는 생각으로 많은 양을 먹었다. 초콜릿 폭식을 할 때마다 죄책감을 느꼈고 다른 음식을 먹을 자격도 없다고 생각했다. 그래서 만회하고자 단식에 가까운 식단을 추구했고 결국 극도의 배고픔으로 더욱 폭식을 했다.

최후의 만찬

음식이 금지되어 있다는 인식만으로 과식을 일으킨다는 점을 떠올려보자. 다이어트를 한다는 생각만으로 공포에 휩싸여 앞으로 먹을 수 없다고 생각하는 음식을 모조리 먹으려 한다. 이것이 바로 1장에서 설명한 최후의 만찬 현상이다. 어떤 음식을 다시는 먹을 수 없다는 믿음에 의해 촉발된다. 박탈의 위협은 너무도 강력해서 배가 고프지 않은데도 어느새 이성을 잃고 앞으로 금지될 음식을 먹고 있는 자신을 발견한다.

첫 상담을 앞두고 과식하는 고객이 많다. 우리가 비다이어트 접근법을 활용한다고 알려주지만 분명 숨은 꿍꿍이가 있을 것이라고 생각한다. 어쨌든 우리가 영양사와 영양치료사라는 직함을 달고 있으니 말이다! 폴의 사례를 살펴보자. 첫 상담을 하기 바로 전날 통제 불가능할 정도로 폭식을 했다. 왜였을까? 우리가 앞으로 좋아하는 음식을 포기하고 당근이나 코티지치즈로 이루어진 식단을 시작하게 만들 것이라고 확신했기 때문이었다. 첫 상담일이 다가올수록 두려움이 점점 커졌고 그가 먹은 감자튀김과 햄버거, 도넛의 양도 늘어만 갔다. 그것이 새로운 경험은 아니었다. 사실 폴은 다이어트를 시작할 때마다 최후의 만찬을 들었다. 고객들 대부분이 다이어트를 시작하기 전에 좋아하는 음식과 작별 의식을 가진다. 최후의 만찬이 다이어트의 가장 좋은 측면이고 다이어트의 당연한 권리처럼 느껴진다고 말하는 이들도 있다.

한 고객은 그때의 심정을 "가능할 때 먹을 수 있는 건 다 먹어야 해. 시간이 없으니까 지금 빨리 다 먹어야 해"라고 설명했다. 그렇게 이어진 폭식은 '통제 불능' 상태의 자신에게 경악하면서 다이어트를 꼭 해야만 한다는 잘못된 '증거'로 작용한다.

다이어트를 앞두었을 때마다 박탈의 위협이 시작된다. '충분한' 양을 먹지 못하거나 원하는 음식을 먹지 못할 것이라는 생각과 함께. 과식으로 자기제어의 상실감이 심해지고 결국 자존감도 떨어진다. 어떤 음식을 자제할 수 있다고 믿지만 결국 폭식을 하게 되고 또다시 다이어트에 실패하는데 어떻게 자신감이 생길 수 있겠는가.

미묘한 반발 섭식

음식 경쟁   체리나 디저트를 당신보다 먹는 속도가 빠른 사람과 함께 먹어본 적이 있는가? 충분히 먹지 못할까 봐 더욱 손이 빨라지는 자신을 발견할 것이다. 가장 좋아하는 브랜드의 시리얼이 단종된다는 소식이 들리면 박탈감이 두려워 사재기를 하게 된다. 아이들이 쿠키를 전부 먹어치워 버리기 전에 냉큼 먹는 부모들도 있다.

조슈아는 넉넉하지 못한 가정의 9남매로 태어났다. 어릴 때 끼니 때마다 음식이 부족할까 봐 늘 걱정했다. 어릴 때 박탈의 두려움 때문에 최대한 많이 먹는 버릇이 생겼다. 어른이 되어서까지 그런 행동이 이어져 비만이 되었다.

귀향 증후군　집을 떠나 있다가 돌아오면 과식을 하게 되는 경향이 있다. 떠나 있는 동안 익숙한 음식들에 대한 박탈감을 느꼈기 때문이다. 여름 캠프를 끝내고 혹은 방학을 맞아 집으로 돌아오는 아이들은 냉장고를 뒤지고 집밥을 잔뜩 먹어치우고 평소 좋아하던 동네 음식점을 찾는다. 최근에 나(엘리스)는 태국에서 막 돌아온 아들의 친구가 3년 동안 먹지 못한 음식을 하나씩 전부 먹어치우는 모습을 보았다. 베이글 빵도 없이 포크로 크림치즈를 떠먹는 모습을 보면서 얼마나 박탈감이 컸을까 생각했다. 또 여행 중에 신선한 과일과 채소를 마음대로 즐기지 못하면 돌아왔을 때 과일과 채소가 당기기 마련이다. 한 고객은 신선제품을 먹을 수 없었던 2주간의 해외 캠핑 여행 이후 샐러드에 대한 갈망이 커졌다고 했다.

텅 빈 찬장　장을 제대로 보지 않아 집안에 먹을 것이 없으면 폭식과 기아 상태를 오간다. 특히 폭식이 자주 일어난다. 찬장이나 냉장고에 들어 있는 음식이 더욱 특별하게 느껴지니까.
게일의 사례를 보자. 게일은 아무리 배가 불러도 음식을 남김없이 먹어치우는 습관이 있는 여학생이다. 게일의 부모는 일 때문에 바빠서 냉장고를 채워놓는 경우가 드물고 거의 외식으로 끼니를 해결했다. 학교에서 돌아온 게일을 맞이하는 것은 부모도 먹을 것도 없는 빈 집이다. 집에 먹을 것이 없기 때문에 게일은 크나큰 박탈감을 느낀다. 그래서 음식을 먹을 때마다 남기지 말고 다 먹어야 한다는 강박감이 생겼다. 언제 어디에서 또 먹을 기회가 생길지 모르기 때문이다.

감금 행동　인질로 잡혔다가 풀려난 사람들이 '감금 상태'에서 음식에 대한 생각과 갈망이 매우 심했다고 보고한 사례가 많다. 내(엘리스) 아들도 그보다는 강도가 약한 환경이지만 '감금' 행동을 보였다. 몬태나의 대자연으로 서바이벌 훈련 캠프를 떠난 기간 동안이었다. 아이는 적적할 때마다 먹고 싶은 음식들을 메모해 두었다. 평소에는 음식에 대한 집착도 식탐도 없는데 말이다.

대공황 시대의 경험　미국의 대공황 시대를 겪은 사람들은 음식에 대한 태도가 남다르다. 음식을 매우 소중하게 여긴다. 그 세대에게는 음식이 부족할 것이라거나 특정 음식을 구할 수 없을 것이라는 생각이 만연하다. 마치 귀금속이라도 되는 것처럼 감히 음식을 버리거나 낭비하는 일이 절대로 없다. '남김없이 다 먹는 것'은 그들에게 매우 특별한 의미이며 가족의 전통과 가치관으로 전해진다.

특별한 경험　특별한 곳에서 식사를 할 때 미래의 박탈감이 촉발될 수 있다. 예를 들어 파리에서 훌륭한 프랑스 음식을 먹을 때 한 숟가락이라도 남기는 것은 생각조차 할 수 없는 일이다. 그렇게 특별한 환경에서 특별한 음식을 먹는 경험은 두 번 다시 하기 힘든 일이기 때문이다.

마지막 기회　친구 집에서 맛있는 음식을 먹거나 선물로 받은 쿠키를 맛볼 때도 비슷한 일이 벌어진다. 그런 음식을 먹는 마지막 기회라는 생각 때문에 조금도 남김없이 다 먹는다.

과연 다이어트가 가능할까?

• • •

박탈의 역효과가 이렇게 강력한데 다이어트가 제대로 이루어질 수 있는 것일까? 생물학적·심리적 반발력이 너무 강한 것은 아닐까? 만성 다이어터는 몸이 보내는 신호를 무시하는 방식인 섭식억제restrained eating로 적응해 나간다. 안타깝게도 이러한 적응은 해로운 변화다. 장기적으로 박탈감의 역효과가 계속 이어지기 때문이다.

만성 다이어터들은 몸의 신호에 귀 기울이지 않고 원칙을 정해서 음식을 통제한다. 배고픔을 존중하지 않고 머릿속에 브레이크를 밟고 있으면서 음식을 선택하고 계산하며 몸이 필요로 하는 것을 마음대로 추측한다. 겉으로는 괜찮아 보인다. 성스러운 원칙을 어기기 전까지는. 원칙을 어기는 순간 브레이크가 풀려서 과식이 시작된다. 이 분야의 저명한 연구자인 토론토 대학의 재닛 폴리비Janet Polivy 와 피터 허먼이 '에라 모르겠다 효과what-the-hell effect'라고 부르는 것이다. 우리의 고객 대다수가 공감하는 것은 섭식억제가 아니라 바로 그 표현이다. 먹는 행위의 측면에서 무슨 뜻인지 한 번 살펴보자.

- 금지된 음식을 먹는 순간 과식을 시작한다.
- 정해진 칼로리를 초과하는 순간 과식을 시작한다.
- 원칙을 어겼거나 금지된 음식을 먹었다고 인식하는 것만으로 과식을 한다.

섭식억제 연구

섭식억제에 대한 연구는 다이어트에 관한 심리적인 요인을 상당 부분 밝혀주었다. 음식을 금지할 경우 어떤 결과가 나타나고 어떻게 과식이 발생하는지 알려준다. 섭식억제 연구는 대부분 다음의 절차를 거친다.

우선 '억제 등급Restraint Scale'이라는 10개 문항으로 이루어진 짧은 테스트를 거친다. (질문에는 다이어트 횟수, 체중 감량과 증가 이력, 주간 몸무게 변화, 몸무게 변화의 정서적 효과, '타인'이 섭식에 끼치는 영향, 음식에 대한 집착적 사고, 먹고 나서의 죄책감 등이 포함된다.) 그 다음에는 '예비실험preload'이 이루어진다. 진짜 실험이 시작되기 전에 피실험자들에게 계량된 양의 음식을 제공하여 다양한 상황에서 다이어터와 비다이어터의 반응을 살펴보기 위함이다. 그 다음에 '진짜' 실험을 시작한다.

다음은 섭식억제에 관한 가장 대표적인 두 가지 연구 사례다.

심리 게임 역조절 작용. 가장 대표적인 연구 중 하나는 노스웨스턴 대학교의 여학생 57명을 대상으로 실시한 것이다. 연구의 목적은 다이어트 사고가 섭식에 끼치는 영향을 알아보기 위함이었으나, 연구진은 참가 학생들에게 아이스크림 맛 평가가 목적이라고 설명했다. 밀크셰이크를 마신 후 세 가지 아이스크림 맛을 평가하도록 했는데, 먼저 제공하는 밀크셰이크 잔 수(제공하지 않음, 한 잔, 두 잔)에 따라 참가자를 세 집단으로 나뉘었다. 아이스크림은 원하는 만큼 먹을 수 있었고 남을 의식하지 않아도 되는 환경에서 진행했다. 따라서 연구진은 참가자들이 아이스크림을 마음껏 먹을 수 있도록 많은 양을 준

비해됐다.

실험 결과는 이러했다. 비다이어터들은 자연스럽게 양을 조절했다. 마신 밀크셰이크 양에 따라 아이스크림을 적게 먹었다. 하지만 다이어터들은 극명하게 반대되는 행동을 보였다. 밀크셰이크 두 잔을 마신 이들이 아이스크림을 가장 많이 먹었다. '역조절' 작용이었다.

연구진은 다이어터가 과식을 하거나 '다이어트를 망치는' 상황에 놓이면 음식에 대한 억제가 풀린다고 결론 내렸다. 다이어터들은 억제가 사라졌기 때문에 아이스크림을 과하게 먹었던 것이다.

인식　　비슷한 연구에서는 다이어터의 칼로리 인식에 대해 살펴보았다. 피실험자들에게 칼로리 차이가 큰 초콜릿 푸딩을 간식으로 주었다. 한 집단에게는 칼로리가 높은 푸딩을, 다른 집단에게는 칼로리가 낮은 푸딩을 주었다. 그러나 같은 집단에 속한 참여자를 절반으로 나누어 서로 다르게 설명했다. 절반에게는 칼로리가 높다고 했고 나머지 절반에게는 칼로리가 낮다고 했다. 그 다음에 참가자들은 가짜 맛 테스트를 실시했다. 푸딩의 칼로리가 높다고 생각한 다이어터들이 칼로리가 낮다고 생각한 다이어터들보다 61%나 더 많이 먹는 결과가 나타났다. 이 연구는 생각과 인식이 먹는 행위에 얼마나 큰 영향을 끼치는지 보여준다. 역시나 다이어터들은 (사실이건 인식에 불과하건) '다이어트를 망쳤다'고 생각하여 과식을 한 것이다.

시소 증후군 : 죄책감 vs. 박탈감

억제가 지속될수록 음식의 유혹은 점점 커진다. 다이어터들은 '금지된' 음식을 먹은 후에 엄청난 죄책감을 느낀다. 죄책감이 커질수록 먹는 양도 늘어난다. 다이어트와 음식 금지로 느끼는 박탈감이 강해지면 그 역효과도 커진다. 늘 접하는 이 현상을 우리는 시소 증후군이라고 부른다.

다이어트에서 박탈감과 죄책감은 서로 정반대의 방식으로 작용한다. 마치 두 아이가 시소를 타는 것처럼 '한쪽이 올라가면 반대쪽은 내려간다.'

다이어트를 할 때 좋아하는 음식을 제한하면 박탈감이 점점 커진다. 그와 함께 죄책감은 줄어든다. '나쁜' 음식을 먹지 않았기 때문이다. 하지만 시소가 올라갈 수 있는 데는 한계가 있다. 박탈감이 최고 높이까지 치솟으면 제한적인 식단을 더 이상 한 끼도, 하루도 참을 수 없는 상태가 된다. 한편 그동안 금지된 음식을 먹지 않고 '착하게' 굴었으니 죄책감은 가장 낮은 수준이다.

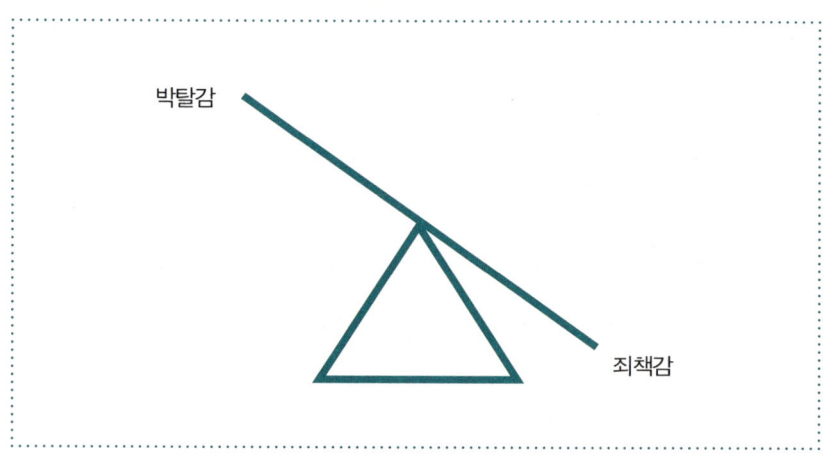

쌓인 죄책감이 없는 상태이므로 금지된 음식을 허용하는데 어느 때보다 넓은 마음을 가지며 죄책감도 견딜 수 있다고 생각한다. 하지만 금지된 음식을 먹는 순간 죄책감이 느껴진다. 그 죄책감이 '나쁜' 행동을 했다는 생각을 일으켜 금지된 음식을 더 먹게 되고(에라 모르겠다 효과) 죄책감도 커진다. 이제 시소는 서로 줄다리기를 하는 것 같은 모양새다.

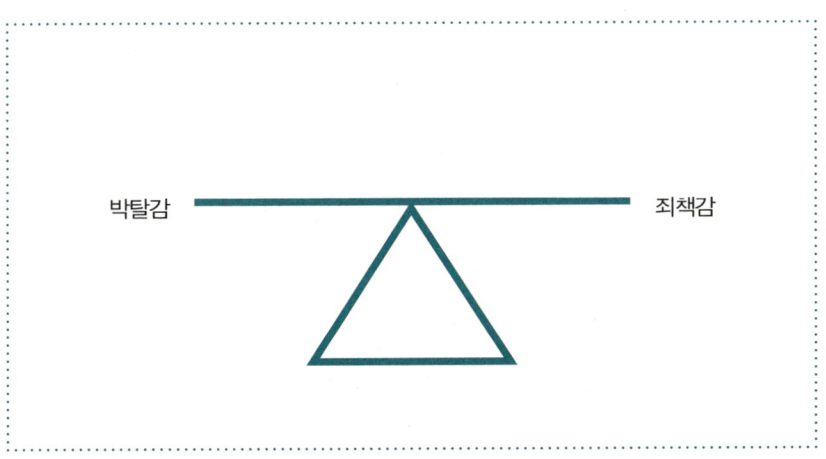

이후 죄책감이 계속 쌓이고 그와 동시에 박탈감은 줄어들기 시작한다. 하루하루 지날수록 다이어트 원칙을 어긴 것에 대해 기분이 좋지 않으며 죄책감은 최고 수준으로 올라간다. 박탈감은 사실상 전혀 존재하지 않는다. 허락되지 않은 음식을 전부 먹고 있기 때문이다. 이때 시소는 다음과 같은 모습이다.

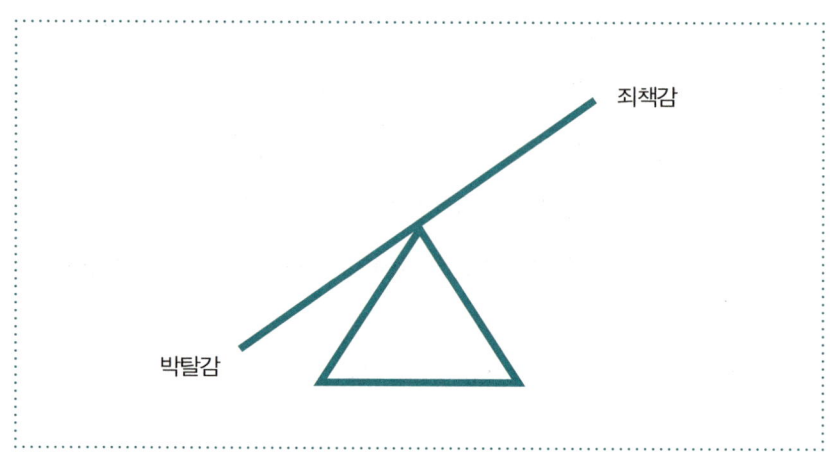

    이쯤 되어서는 시소 증후군이 저절로 반복된다. 당신이 다이어트에서 폭식으로, 폭식에서 다이어트로 왔다 갔다 할 때 시소도 계속 오르락내리락 거린다. 이 시소에서 내려오는 방법은 박탈감에서 벗어나는 것뿐이다. 상대방이 시소에서 내려오면 남은 사람도 더 이상 시소를 탈 수가 없다. 스스로 박탈감을 느끼지 않아도 되게끔 허용하면 동시에 저절로 죄책감에서 벗어날 수 있다. 스스로에게 먹어도 된다는 허락을 해주면 헛된 시소 놀이를 끝낼 수 있다.

음식과 화해하기

    억제와 과식의 패턴을 없애려면 자신에게 먹어도 된다고 무조건 허락해주어야 한다. 그 뜻은 다음과 같다.

- 어떤 음식은 '좋고' 어떤 음식은 '나쁘다'는 선입견 버리기. 세상에 뚱뚱하게 만들거나 날씬하게 해주는 단 하나의 음식은 없다.
- 정말로 원하는 음식 먹기. 먹고 싶은 것을 먹는다.
- 의무적인 속죄 의식 없이 먹기. ("오늘 치즈케이크를 먹었으니까 내일은 다이어트를 해야 해.") 음식과의 이런 거래는 무조건적인 것이 아니다.

아무 조건 없이 진정 자유롭게 음식을 선택하면 과식을 일으키는 다급함이 사라진다.

많은 건강 전문가들이 오래 전부터 특정 음식을 금지하면 안 된다는 점에 동의해왔지만 끝까지 먹고 싶은 대로 먹으라고 말하는 사람은 소수에 지나지 않을 것이다. 결국 대부분 한계가 있는 허락을 한다는 말이다. 한계가 존재하면 지금 빨리 먹어야 한다는 갈망을 부추긴다.

다시 말하지만, 원하는 대로 먹을 수 있다는 사실을 알면 식욕의 강도가 크게 줄어든다. 믿음을 주입하는 가장 효과적인 방법은 금지된 음식을 먹는 것이다. 그 음식을 '마음대로 먹을 수' 있다는 명백한 증거가 생기고 그 음식에 당신의 의지를 막는 마법 같은 힘이 없다는 사실도 알게 된다. 대다수는 자유롭게 먹기 시작한 이후 그동안 금지되어 갈망했던 음식을 더 이상 갈망하지 않는다. 음식과의 화해는 어떤 음식이든지 허용하므로 초콜릿을 선택하는 것과 복숭아를 선택하는 것의 심리적인 무게가 똑같다는 뜻이다. 음식 선택은 인성이나 도덕성과는 상관이 없다는 뜻이기도 하다.

어떤 음식을 자유롭게 먹어도 된다고 허락했더니 놀랍게도 사실은 자신이 그 음식을 그렇게 좋아하지 않는다는 사실을 깨달았다는 고객들의 이야기를 자주 듣는다. 몰리가 딱 그 짝이었다. 케이크를 좋아하지만 먹지 않으려고 애썼다. 하지만 결국은 의지가 꺾여 파티에서 두세 조각을 먹어치웠다. 하지만 음식과의 화해를 결심하고 '정식 허락'을 했더니 케이크에 별 관심조차 두지 않는 자신을 발견했다. 예전에는 항상 몰래 허겁지겁 먹어서 맛과 질감을 제대로 느끼지도 못했다. 자신에게 허락을 해주고 난 후에는 천천히 음미하며 케이크를 먹었고, 이후 케이크가 별로 맛이 없거나 신선하지 않으면 몇 조각은커녕 한 조각도 다 먹지 못하는 경우가 다반사였다. 현재는 파티에서 케이크를 먹지 않을 때가 많다. 다이어트를 하고 있어서가 아니라 본인이 원하는 바이기 때문이다.

애니도 비슷한 '맛의 경험'을 했다. 음식과의 화해를 결심한 후 그동안 억제된 식습관에 파묻혀 있던 미각에 대한 열정이 생겼다. 애니는 그동안 금지했던 음식을 먹어도 된다고 허락했다. 다른 음식보다도 그동안 금지되었던 음식을 먼저 먹었다. 한동안 감초 캔디에 빠지기도 했고 비스킷이나 감자칩에 빠진 시기도 있었다. 그 모든 기간 동안 좋아하는 음식을 기분 좋게 음미하면서 먹었다. 어떤 음식에 대한 갈망은 몇 주 동안 정점에 이르렀다가 서서히 약해졌고, 더 오래 걸리는 음식도 있었다. 생각만큼 맛이 없는 음식도 있었다.

놀랍게도(그리고 기쁘게도) 애니는 어떤 음식을 자유롭게 먹는 기간이 끝나면 그 음식에 대한 갈망도 사라진다는 사실을 발견했다. 생각도 나지 않았고 다시는 먹고 싶지 않기도 했다. 박탈이 사라지자 음식에 대한 유혹이 줄어들어 이성적인 관점에서 바라볼 수 있게 되었다.

직관적 식사로 가는 여정에서 배고픔을 존중하는 법을 배우는 것에는 거부감이 없지만 음식에 대한 무조건적인 허락에는 화들짝 놀라 뒷걸음질을 치며 두려워하는 사람들이 많은데, 그 만큼 다시 한 번 살펴볼 가치가 있다는 의미다.

음식을 합법적으로 허용하는 일은 음식과의 화해를 위해 반드시 넘어할 산으로, 음식에 대한 부정적인 생각과 죄책감에 짓눌려 있던 데서 벗어나 내부 신호에 자유롭게 반응할 수 있도록 해준다.

음식을 합법화하는 일이 말은 쉽지만 그렇게 만만한 일이 아니다. 대부분 박탈이 역효과를 일으킨다는 사실을 알면서도 음식과 평화 조약을 맺는 것을 두려워한다. 다음과 같은 장애물 때문이다.

분명 쉬지 않고 먹을 거야

연구 결과에 따르면 똑같은 음식을 계속 먹으면 질린다. 습관화라고 한다. 습관화 연구는 특정한 음식에 노출될수록 그 음식에 느끼는 유혹이 줄어든다는 사실을 보여준다. (154쪽의 〈음식에 노출될수록 유혹이 줄어든다는 습관화 연구〉 참고.)

다른 사람들을 통해 목격한 적이 있을 수도 있다. 라스베이거스 같은 유명 관광지의 뷔페를 한 번 관찰해보라. 보통 사람들은 첫 날에 접시를 가득 채우고 디저트를 3~4가지씩 담는다. 하지만 마지막 날에는 선택을 해서 담는다. 새로운 느낌은 사라지고 음식이 많다는 사실을 알기 때문이다.

내(에블린)가 200가지 조리법이 들어간 요리책을 집필하던 때 우리 가족도 습관화 효과와 마주했다. 각종 샐러드와 애피타이저, 캐서롤 조리법을 실험하느라 계속 똑같은 음식을 주었기 때문에 질려버린 것이다. 특히 디저트 조리법을 만들 때 이 현상은 더욱 두드러졌다. 온 가족이 단 음식에 질렸을 뿐 아니라 한 명은 지금까지도 예전에 가장 좋아했던 파인애플 업사이드-다운 케이크를 먹지 않는다.

쉬지 않고 먹는 일 따위는 일어나지 않을 거라는 믿음이 생기려면 직접 먹어보는 수밖에 없다. 우리가 '과정'이라는 단어를 좋아하는 것도 그 때문이다. 음식에 대한 지식을 쌓는 것이 아니라 먹는 경험을 다시 쌓는 것이 중요하다. 지식이 있다고 해서 경험이 쌓이는 것은 아니다. 직접 해봐야 한다. 한 입 한 입 먹어봐야 한다. 그렇지 않으면 이론을 설명해주는 책을 읽으며 기타 치는 법을 배우는 것과 같다. 구성 요소를 배울 수는 있지만 직접 기타줄을 튕기는 연습을 하고 잘 치려고 발버둥도 쳐봐야 연주를 할 수 있게 된다. 연습을 하면 할수록 자신감도 커진다.

가짜 허락 : 예전에도 해봤어

많은 이들이 예전에도 금지된 음식을 '허락'한 경험이 있지만 그때도 과식을 하고 통제력을 잃었다고 말할 것이다. 하지만 대부분은 무조건적으로 허락한 것이 아니다. 가짜 허락이다. 잠시 원칙을 어긴다는 생각으로 먹었거나 먹으면서도 "먹으면 안 돼"라고 말하는 작은 목소리가 흘러나왔을 것이다. 그래서 음식이 혀에 닿는 순간 후회와 죄책감이 솟구친다. 속죄하는 마음으로 앞으로는 그 음식을 제한하고 내일부터는 '올바로' 먹어야겠다는 결심도 했을 것이다. 육체적으로는 금지된 음식을 먹고 있지만 심리적으로는 나중에 일어날 박탈감을 느끼고 있는 것이다.

결국은 악순환이 계속 이어진다. 가짜 허락은 효과가 없다. 착각일 뿐이다. 입으로는 먹고 있지만 머릿속으로는 '먹으면 안 되는데'라고 생각하며 말이다.

자기실현적 예언

과식을 할 것이라는 생각이 정말로 과식을 일으킨다. 캐롤린에게는 밀가루 음식이 과식을 일으킨다는 강력한 믿음이 있었다. 그녀는 베이글을 한 입만 먹어도 폭식으로 이어질 것이라고 믿었다. 정말로 그렇게 되었다. 자기실현적 예언을 한 것이다. 그런 음식 때문에 살이 찌고 자신이 폭식을 할 것이고 몸무게가 늘어날 것이라는 사실을 그녀는 전부 다 '알고' 있었다. 그래서 밀가루 음식이 먹고 싶을 때마다 이번이 마지막이라고 생각했다. 당연히 많은 양을 먹었고 박탈감과 죄책감이 통제력을 잃게 만들었다.

캐롤린이 밀가루 음식을 허락하기까지는 오랜 시간이 걸렸지만 이제는 폭식하는 일이 거의 없다. 가끔씩 예전처럼 제한해야 한다는 생각이 떠오르면 박탈감이 되살아나 통제력을 잃기도 한다. 하지만 이제는 그럴 때도 쿠키를 봉지 째가 아니라 몇 개만 먹는다. 매주가 아니라 6개월에 한 번씩 있는 일이다. 밀가루 음식에 관한 긍정적인 경험이 쌓인 덕분에 이제 억제하려는 생각에서 벗어났다.

분명 건강을 해치는 음식을 먹을 거야

우리는 영양 전문가로서 영양의 중요성은 인정하지만 직관적 식사로 나아가는 이 시점에서 영양은 원동력이 아니다. 지금 영양을 가장 우선순위에 놓으면 억제하려는 생각이 계속될 뿐이다. (우리도 이 부분을 받아들이는 데 몇 년이나 걸렸다. 영양을 다루는 장을 책의 뒷부분에 넣은 것도 그런 이유에서다.) 모든 음식을 완전히 허용하면서 계속 앞으로 나아간다면 직관적인 신호로부터 훌륭한 조언을 얻을 것이다. 지금 당장 매끼마다 초콜릿 아이스크림을 먹을 생각만 하고 있는데, 샐러드나 구운 닭고기 같은 정반대의 음식을 먹고 싶겠는가?

무엇이든 자유롭게 먹을 수 있게 되면 음식과 화해하는 과정을 거친 후 저절로 섭취량을 조절하여 영양가 있는 음식을 많이 먹고 '건강에 해로운' 음식은 줄인다.

자신에 대한 믿음 부족

대부분의 고객이 '다른' 사람에게는 효과가 있을지 몰라도 자신에게는 효과가 없을까 봐 두려워한다. 이런 자신에 대한 믿음 부족은 음식과 화해할 때 큰 장애물로 작용한다.

그러나 마음대로 먹어도 된다는 허락은 음식, 그리고 자기 자신과의 신뢰를 다시 쌓는 토대가 된다. 처음에는 긍정적인 경험이 한 가닥의 실에 불과할 것이다. 너무 적고 너무 엉성해서 하찮아 보이지만 결국에는 모여서 튼튼한 밧줄이 된다. 마침내 그 밧줄은 음식과 자기 자신을 연결하는 신뢰의 다리가 된다.

벳시는 처음 우리를 찾아왔을 때 체중이 늘어나고 있었다. 제약이 심한 다이어트를 여러 번 했다가 오히려 반발 섭식을 겪었다. 마음대로 먹어도 된다고 허락한 후 머지않아 그녀는 초콜릿 바를 3개가 아니라 1개만 먹기 시작하는 자신을 발견했다. 벳시에게는 엄청난 변화였다. 처음에는 그런 일이 드문드문 있었고 중간에 가끔 폭식을 하기도 했다. 하지만 성공 경험이 서서히 쌓이면서 폭식도 점점 사라지는 것을 경험했다. 오랜 다이어트 때문에 무너졌던 자신에 대한 믿음이 다시 쌓이기 시작한 것이다.

믿음의 문제는 좀 더 깊이 들어가야 할 때도 있다. 몇몇 연구에서는 섭취량 조절이 어린 시절의 경험을 토대로 한다는 사실을 보여준다. 어렸을 때 부모가 아이의 선호나 배고픔 정도를 존중하지 않고 섭식을 통제하면 아이는 자신을 믿지 못하게 된다.

사라는 이것을 주거나 뺏기 효과라고 표현했다. 엄마는 어린 그녀에게 어떤 음식을 먹으라고 주거나 빼앗았다. 예를 들어 저녁 식사 때 배가 부른데도 다 먹으라고 강요했다. 그리고 학교에서 돌아와 너무 배가 고파 냉장고에서 간식을 꺼내 먹으려고 하면 "배가 고플 리가 없어"라고 꾸짖으며 먹는 것을 금지시켰다. 결과적으로 사라는 엄마 몰래 먹었다. 그럴 때는 이미 배고픔이 심해질 대로 심해져 과식을 했다. 너무 배가 고파서 과식을 한 것이었지만 사라는 많이 먹었다는 사실과 몰래 먹었다는 사실에 죄책감과 수치심을 느꼈다. 결국 그녀는 어른이 되어서도 엄마의 말이 맞다고 믿었다. 자신은 음식을 통제할 수가 없는 사람이라고 말이다. 틀린 생각이다!

자신에 대한 신뢰가 얼마나 큰 영향력을 발휘할지에 대해 과소평가하지 마라. 인간 발달 분야의 선구자인 정신분석학자 에릭 에릭슨Erik Erikson 은 신뢰가 얼마나 중요한지 설명했다. 그에 따르면 사람은 누구나 일련의 발달 단계를 거쳐야만 한다. 첫 발달 단계는 기본적인 신뢰와 관련 있다. 각 단계마다 드러나고 해결되어야만 하는 중요한 문제 혹은 위기가 존재한다. 각 단계마다 과제가 제대로 해결되지 않으면 어른이 되어서 문제가 나타난다. 만약 어릴 때 음식과 전쟁을 치렀다면 스스로 음식을 제어할 수 있다는 믿음에 타격을 받은 것이다. 만약 부모나 의사가 주도하여 다이어트를 했다면 '음식에 관한 한 자신을 믿을 수 없다'는 메시지가 더욱 강해진다. 어른이 되어 아무리 노력해도 자신을 신뢰하지 못한다. 아직도 내면에 자리하는 어린아이가 무조건 먹어도 된다는 허락을 두려워하게 만든다.

에릭슨은 어린 시절의 위기가 나중에도 언제든 해결될 수 있다는 긍정적 믿음을 지니고 있다. 음식과 화해하고 몸이 보내는 신호에 대한 주도권을 되찾으면 가장 기본적인 신뢰의 문제를 치유하고 음식과 보다 건강한 관계를 쌓을 수 있다.

음식과 화해하는 5단계

본인이 편안하게 느끼는 속도로 진행해도 된다는 사실을 염두에 두고 다음의 5단계를 읽기 바란다. 시작하기 전에 배고픔을 존중하고 있는 상태여야 한다.

1. 매혹적으로 느끼는 음식에 주의를 기울이고 목록을 만든다.

2. 실제로 먹는 음식에는 체크 표시를 하고 그동안 금지했던 음식에는 동그라미를 표시한다.
3. 금지한 음식 중 하나를 먹어도 된다고 자신에게 허락한다. 그리고 슈퍼마켓에 가서 사오거나 레스토랑에 가서 먹는다.
4. 그 음식이 기대만큼 맛이 좋았는지 생각해본다. 정말로 맛있었다면 앞으로 계속 먹어도 된다고 허락한다.
5. 원할 때 먹을 수 있다는 사실을 알 수 있도록 그 음식을 주방에 충분히 놓아둔다. 불안하면 원할 때마다 나가서 그 음식을 사먹는다.

한 가지 음식과 화해한 후에는 목록에 있는 다른 음식을 계속 시도한다. 모든 음식을 시도하고 평가하고 자유롭게 허락한다. 목록이 매우 길 수도 있는데 적힌 음식을 전부 다 시도할 필요는 없다. 원하는 음식을 먹어도 된다는 사실이 자리 잡힐 때까지 이 과정을 반복하는 것이 중요하다. 언젠가는 '증거'를 꼭 경험하지 않아도 되는 시점에 이를 것이다.

이 과정이 지금 당장은 부담스러워도 걱정할 것 없다. 사격을 중지해도 괜찮다. 이것은 과정이니까.

· · · · · · · ·

직관적 식사의 기본 전제를 왜곡하지 않을까 하는 노파심에서 한 마디 덧붙이겠다. 물론 음식과 화해하고 만족을 주는 음식을 먹어야 한다. 먹을 수 있는 자유를 허락하고 몸을 충족시켜주는 만큼 먹는 것도 맞다. 하지만 허기와 포만감을 고려하지 않고 먹으면 만족스러운 경험도 아닐 뿐 아니라 거북한 느낌까지 들 수 있다. '먹고 싶은 것은 뭐든, 원하는 만큼, 원할 때 먹을 수 있어'라고 허락할 때는 몸이 내보내는 포만감 신호와 맞추는 것이 진정 중요함을 잊지 말자.

다음 장에서 음식과의 관계를 느슨하게 해주는 도구를 소개할 것이다. 평화 조약에 여러 협상가들과의 시간이 필요한 것처럼 다음 장에서는 음식과의 화해를 도와주는 강력한 조력자들을 만나볼 것이다.

음식에 노출될수록 유혹이 줄어든다는 습관화 연구

습관화는 반복된 경험에 빠르게 적응하기 때문에 매번 어떤 경험이 주는 기쁨이 줄어드는 이유를 설명해준다. 이는 여러 상황에 적용되는 보편적인 현상이다. 새 차 구입도 그렇다. 처음에는 매우 흥분되지만 차츰 시들해진다. 특별한 사람에게 '사랑한다'는 말을 처음 듣는 것도 마찬가지다. 처음에는 황홀하지만 곧 일상이 되고 심지어 당연한 것처럼 느껴지기도 한다. 심리학자이자 작가인 대니얼 길버트Daniel Gilbert는 습관화에 대해 적절하게 설명한다. "근사한 것은 처음일 때만 근사하게 느껴지고 반복될수록 시들해진다." Gilbert 2006

음식의 습관화에 대한 여러 연구에서는 우리가 피자나 초콜릿, 감자칩 같은 여러 음식에 습관화를 보인다는 사실을 알려준다. Ernst 2002 과학자들은 음식의 습관화를 신경생물학적 학습의 형태로 설명한다. 동일한 음식을 반복적으로 먹으면 행동 및 생리 반응이 감소한다. Epstein 2009

연구 결과에서는 새로운 음식의 섭취와 스트레스, 부주의가 습관화 반응을 지연시킨다는 사실도 보여준다. 이 사실은 특히 다이어터에게 불리하게 작용한다. 다이어트가 금지된 음식의 새로움과 욕구를 높이기 때문이다. 다이어터는 다이어트를 시작한 후 금지된 음식을 과식하는 경우가 많은데 습관화의 부재 때문이다. 습관화의 부재가 그 음식을 다시 먹지 못한다는 두려움과 합쳐지면 우리가 최후의 만찬이라고 부르는 과식을 일으키는 강력한 힘으로 작용한다. 다시는 먹지 못할지도 모르는 음식이라면 싫증나기가 힘드니까!

무조건적인 허락의 목적은 어떤 음식에 '역겨움'을 느끼거나 완전히 지쳐버리기 위함이 아니다. 습관화를 경험함으로써 그 음식에 대한 새로움이 줄어들게 하려는 것이다.

근래의 연구 결과에서는 장기적인 음식 습관화에 대한 긍정적인 증거가 처음 나왔다. Epstein 2011 연구진은 비만 여성과 비만이 아닌 여성으로 이루어진 두 집단에 5주 동안 매일 동일한 식사를 제공했다. 그러자 두 집단 모두 습관화가 증가하고 칼로리 섭취량이 줄어드는 결과가 나타났다.

정말로 음식에 중독될 수 있을까?

과학자들은 약물 중독과 관련 있는 뇌 영역이(그리고 신경화학물질이) 과식과도 관련 있다는 사실에 흥미를 느낀다. 하지만 먹는 행위에 따르는 보상 측면을 설명해주는 것은 중독 말고도 여러 가지가 있다.

종의 생존   뇌의 보상 체계는 인간의 생존에 필수적이라고 알려져 있다. 이것은 기분 좋은 느낌과 동기 부여 행동을 모두 촉발하는 화학물질인 도파민과 관련 있다. 먹는 것이나 생식처럼 생존에 꼭 필요한 활동은 기분을 좋게 해주는 보상 경험을 일으킨다.

보상의 가치를 높이는 배고픔   배고픔은 도파민과 관련된 활동을 더 많이 촉발시킴으로써 음식의 보상 가치를 강화한다. 예를 들어 배고픔을 느끼면 갑자기 요리를 하고 싶어질 수 있다. 만성적인 배고픔의 형태인 다이어트도 동일한 효과를 낸다.

파블로프 조건 반사   도파민 효과는 파블로프 조건 반사 때문이라고 할 수 있다. 파블로프의 개들이 종소리만 듣고도 침을 흘렸던 고전적인 연구를 떠올려보자. 종소리가 울리면 먹을 것을 주었기 때문에 기대감으로 침을 흘린다. 이것은 중독이 아니다.

도파민 박탈   사람들과의 어울림, 하이킹, 게임 등 즐거움을 주는 행위들은 도파민 분비를 촉진시킨다. 폭식 환자들은 불균형적인 삶을 사는 경우가 많다. 균형을 잃은 삶은 그들에게서 도파민의 장점을 '박탈'한다. 욕구가 충족되지 않으면 음식에 따르는 유혹과 보상이 커진다.

도파민 분비를 촉진하는 음악   최근에 새로운 연구를 통해 음악을 들을 때 코카인 같은 정신자극제에 의해 자극되는 뇌의 영역인 측좌핵이 활성화된다는 사실이 밝혀졌다. Salimpoor 2011 음악을 들을 것이라는 기대만으로도 도파민 생성 영역이 활성화된다. ('음악 중독'이라고는 할 수 없을 것이다.)

음식 중독 연구의 한계와 결함   '음식 중독' 연구는 아직 초기 단계라 어떤 결론도 이끌어내기에는 이르다. 또한 대다수의 연구가 동물을 대상으로 한 것이다. 인간을 대상으로 한 연구는 얼마 되지 않는데, 실험 대상자가 소수에 지나지 않으며 기준도 엉성하며 뇌 영상 연구에만 집중되어 있다. Benson 2010

예일대 음식 중독 설문지   많은 화제가 된 바 있지만 자세히 들여다보면 이 설문지는 실제로 만성 다이어트로 인한 강박적 섭식 또는 반발 섭식을 측정하는 듯하다.Geahardt 2009 다음은 설문지에 포함된 질문들이다.

- 더 이상 배가 고프지 않은데도 특정 음식을 계속 먹는다. (전형적인 강박적 섭식 또는 산만한 섭식에 의해 일어날 수 있다.)
- 특정 음식의 섭취를 줄이는 것을 걱정한다. (만성 다이어트와 과식에 의해 일어날 수 있다.)
- 가족이나 친구와의 시간, 일, 레크리에이션 같은 활동에 시간을 보내는 대신 특정 음식을 과식한 것에 대한 부정적인 감정에 사로잡힌 적이 있다. (만성 다이어트와 강박적인 섭식에 의해 일어날 수 있다.)

'금지된 음식'을 먹으면 폭식이 줄어든다는 연구 결과   폭식 치료 과정에서 '금지된 음식'을 먹게 하는 연구가 지금까지 세 차례 실시되었다.Kristeller 2011, Smitham 2008 세 연구 모두에서 폭식이 크게 줄어드는 결과가 나왔다. 음식 중독이 문제라면 그러한 결과가 나올 수 없을 것이다. 음식 중독 이론에서는 '중독 음식'을 먹으면 폭식이 증가한다고 예상하지만 정반대의 결과가 나왔다.

CHAPTER 08

원칙 4 음식 경찰에게 반박하라

❶ ❷ ❸ ❹ ❺ ❻ ❼ ❽ ❾ ❿

음식 경찰에게 반박하라

1000 칼로리 이하를 섭취하면 '잘했고' 초코 케이크를 먹으면 '나쁘다'고 말하는 목소리를 거부하라. 음식 경찰은 다이어트가 만들어낸 비합리적인 규칙을 잘 지키는지 감시한다. 당신의 머릿속 깊은 곳에는 음식경찰서가 자리하며, 음식 경찰이 부정적이고 절망적인 말을 확성기로 외치고 다니며 당신의 잘못을 고발해 죄책감을 일으킨다. 직관적 식사로 돌아가려면 반드시 음식 경찰을 쫓아내야 한다.

"케이크를 한 조각 더 먹고 죄책감이 너무 심해서 사흘간 속이 울렁거렸다. 내가 자초한 불행이라고 생각했다. 그런데 일주일 후 그 울렁거림이 다이어트 규칙을 어긴 것에 대한 속죄 때문이 아니라 임신 때문이라는 사실을 알게 되었다!" -만성 다이어터

2,075명의 성인을 대상으로 진행한 무작위 설문조사에서 45%가 좋아하는 음식을 먹은 후 죄책감을 느낀다고 대답했다. 설문 결과처럼 수많은 사람들이 먹는 데 죄책감을 느낀다. 다이어트를 하지 않는 사람들도 마찬가지다. 우리 고객들도 항상 "이건 나빠, 나빠, 나빠"라고 말한다.

    도둑질이나 거짓말은 대부분의 사람들에게 죄책감을 일으킨다. 그런데 다이어트를 하는 사람들은 감자튀김이나 초코 아이스크림을 먹고 똑같은 죄책감을 느낀다. '나쁜' 음식을 얼마나 먹었는지 상관없이 무조건 죄책감에 시달리는 것이다. 처음 입에 넣는 순간 나쁜 행동을 했다는 생각이 든다. '나쁘거나' '옳지 못한' 음식을 먹는 것은 도덕성의 문제로 번진다. 그렇게 쌓이는 죄책감은 그때까지 잘해온 분별 있는 식사를 망가뜨릴 정도로 한동안 과식을 하게 만들기에 충분하다.

    음식은 다이어트와 별개로 도덕적인 측면으로 묘사될 때가 많다. 부패한 것, 나쁜 것, 유혹적인 것이라고 표현한다. 모두가 음식의 근본주의와 도덕성을 나타내는 표현이다. 역사학자 로베르타 폴락 시드Roberta Pollack Seid는 저서 《마르면 마를수록 좋다Never Too Thin》에서 음식에 관한한 다이어트 원칙을 믿어야 한다는 생각은 사이비 종교를 믿는 것과 같다고 했다. 신봉해봤자 아무 소용없는 것은 마찬가지다.

    1987년에 토론토대학교에서 실시한 연구에서 만성 다이어터들은 다이어트 경험에서 음식에 대한 죄책감 제거를 중요하게 여긴다는 점이 밝혀졌다. 음식의 범주를 나눌 때 다이어터 4명 중 1명이 '잘못된 것'과 '잘못되지 않은 것'으로 나눈 반면, 비다이어터는 25명 중 1명만이 같은 방식으로 음식의 범주를 나누었다. 기본적으로 다이어터들은 칼로리가 높고 다이어트 원칙을 깨는 음식에 죄책감을 느꼈던 것이다.

같은 연구에서 비다이어터들도 영양가가 부족한 음식을 먹으면 죄책감을 느꼈다. 거기에는 미디어와 식품업체들이 한몫했다.

식품업체와 잡지, 광고는 속죄라는 주제로 소비자의 도덕성을 이용한다.

- "나쁘게 행동하고 착하게 먹어라. 나쁘지만 착하게 행동할 수 있게 해준다"(Snackwells사의 퍼지 드리즐드 캐러멜 팝콘Fudge Drizzled Caramel Popcorn 제품 광고)
- 무지방 간식 제품을 만드는 식품회사의 이름이 '죄책감 없는 고급 음식Guiltless Gourmet'이다
- "다이어트를 하고 천국에 다녀온 기분"(〈베일리스 라이트Bailey's Light〉 잡지에 실린 광고)
- "버터는 가석방되고 마가린은 기소되다"(〈이팅 웰Eating Well〉 잡지에 실린 기사)

매일 우리 주변에 가득한 이런 메시지들은 먹는 것을 평범하고 즐거운 행위로 받아들이기 어렵게 만든다. 한 입 먹을 때마다 전 사회가 음식 경찰이 되어 좋고 나쁜 행동에 대해 꾸짖는다. 음식 경찰은 사회 전체의 목소리로, 그리고 개인의 머릿속에 자리하는 목소리로 존재한다.

직관적 식사로 가는 여정을 시작하면 음식 경찰을 꽤 마주하게 될 것이다. "왜 그런 걸 먹어, 살 뺀다며?"라고 말하는 친구의 말이나 잘 알지도 못하는 사람의 오지랖 넓은 간섭까지.

나(에블린)는 몇 해 전 휴가에서 달갑지 않은 음식 경찰의 한마디를

들었다. 손님이 원하는 대로 만들어주는 오믈렛 바에서 계란 흰자와 버섯, 치즈로만 주문을 했다. 요리사는 그런 나에게 매우 못된 반응을 보였다. 나를 따끔하게 질책하는 것이었다. "어떻게 흰자에 지방 많은 치즈를 넣어달라고 해요? 콜레스테롤 폭탄인데." 내 고객들이라면 분명히 청하지도 않은 그 발언에 충격을 받았으리라. 휴가를 즐기는 중이었기에 그렇게 주문한 이유를 굳이 설명하고 싶지 않았다. 다 이유가 있었다. 평소 계란 노른자를 별로 좋아하지 않는데 굳이 먹어야 할 필요가 있을까? 치즈도 좋아하지 않지만 당시 임신 중이어서 칼슘을 섭취하기 위해서였다. 평소 우유를 즐겨 마시지 않으니까. 우리 고객들이 무섭게 여기는 일이 현실이 된 사례가 아닐 수 없다.

우리는 사회의 음식 경찰들이 던지는 부적절한 발언보다 고객들의 내면에 자리하는 음식 경찰의 말이 더욱 가혹하다는 사실도 발견했다. 온 세상이 음식 근본주의에 홀려있으니 음식 경찰을 꼭 내쫓아야 한다.

푸드 토크

자의식 또는 자신의 사고에 대해 생각할 수 있는 능력이 있다는 점에서 인간은 동물과 다르다. 하지만 너무 바쁜 일상생활에 치여 생각을 돌아볼 틈도 없이 살아가는 것도 인간이다. 음식에 대한 생각과 판단이 우리의 머릿속에 걷잡을 수 없이 퍼져있지만 얼마나 자주 돌이켜보는가? 태어날 때부터 있었던 생각은 아니다. 자라면서 들은 메시지들이 만든 생각이지만, 때로는 반드시 지켜야만 하는 '모두가 아는' 원칙으로 받아들이기도 한다. 다이어트 책이나 다이어트 프로그램 광고, 또는 사회에 일반화된 다이어트 사고에서 나온 생각 말이다.

다음은 처음 우리를 찾아오는 고객들의 머릿속을 지배하는 '지식'과 생각이다.

- 단 음식은 해롭다.
- 저녁 6시 이후로는 먹으면 안 된다.
- 지방 섭취량은 0그램이어야 한다.
- 일주일에 세 번 걷기는 전혀 도움이 되지 않는다.
- 아침을 먹으면 하루 동안 더 많이 먹게 된다.
- 유제품은 나쁘다.
- 나트륨은 섭취하지 말아야 한다.
- 콩은 살을 찌게 한다.
- 빵은 살을 찌게 한다.
- 어떤 음식이든 다 살찐다.

이런 생각들은 살펴보고 평가한 후에도 강력접착제라도 발라 놓은 듯 의식에서 떨어지지 않는다. 반박할 증거가 많이 나왔는데도 워낙 깊이 뿌리박혀 있어서 제거하거나 현실적인 생각으로 바꾸기까지 몇 년이 걸리기도 한다. 또한 매우 해로우며 행동에도 영향을 끼친다. 이것을 인지 왜곡이라고 하는데 우리는 인지 왜곡에 해당하는 목소리를 음식 경찰이라 부른다.

누구의 목소리인가

　정신의학자 에릭 번 Eric Berne 은 우리의 감정과 행동 방식이 자아 상태를 구성한다고 했다. 서있는 모습과 목소리, 사용하는 언어, 관점을 보면 그 사람이 어떤 자아 위치에 놓여있는지 알 수 있다. 번 박사는 이러한 자아를 부모 자아, 성인 자아, 아동 자아로 나누었다. 그리고 사람은 누구나 이 3가지 자아 중 하나의 자아 상태에 있으며 하나에서 또 다른 것으로 쉽게 이동할 수 있다고 하였다. 모든 자아는 머릿속에 떠다니는 생각을 조종할 수 있는데 신중하게 귀 기울이면 어느 자아가 말하고 있는지 알 수 있다.

　우리는 다이어트와 섭식의 분야에서 특정한 목소리들이 시시각각 튀어나와 감정과 행동에 영향을 준다는 사실을 발견했다. 번의 자아 구조 이론을 바탕으로 섭식과 관련된 목소리를 찾아보았다. 파괴적인 목소리가 3가지 있다. 음식 경찰, 영양 정보 제공자, 다이어트 반항아다. 하지만 음식 인류학자, 양육자, 영양 조력자 같은 강력한 아군이 되어주는 목소리도 있다.

　각각의 목소리가 우리의 생각에 어떤 도움을 주고 어떤 해를 입히는지 살펴보자. 도표는 목소리들의 관계를 간략하게 보여준다.

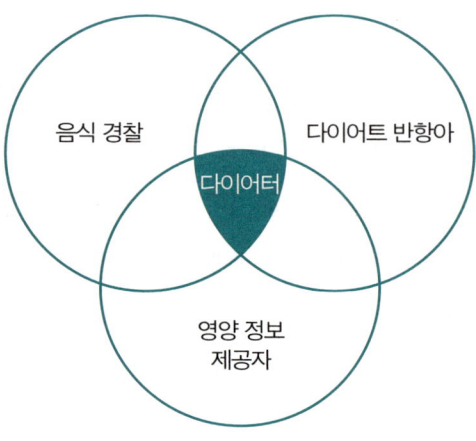

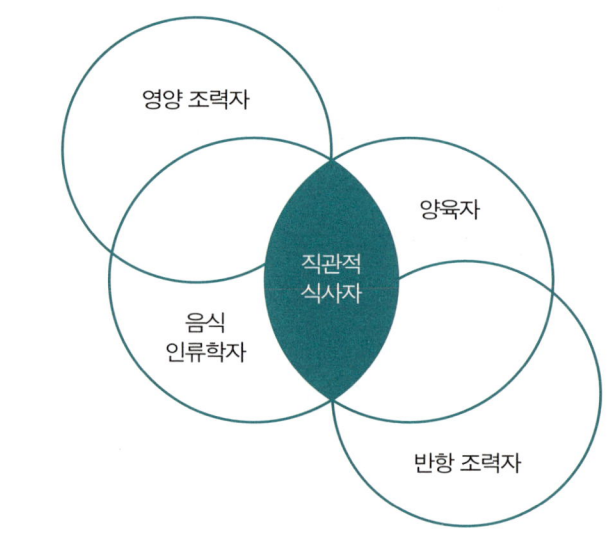

음식 경찰

음식 경찰은 다이어트를 통해 발달하는 강력한 목소리다. 당신의 행동이 '착한지' '나쁜지' 결정하는 내면의 심판자인 것이다. 음식 경찰은 다이어트와 음식 원칙이 합쳐진 총체이며 다이어트를 할 때마다 강력해진다. 잡지에서 새로운 음식 원칙을 읽거나 친구 혹은 가족에게서 무슨 말을 들을 때도 강해진다.

음식 경찰은 다음 원칙에 따라 당신의 행동을 심판한다.

- 밤에 먹지 마라(밤에 먹으면 죄가 된다).
- 그 베이글을 먹지 마라. 살이 찌고 탄수화물이 많이 들었다.
- 오늘 운동을 하지 않았으니까 저녁은 굶어라.
- 아직 먹을 시간이 아니니 간식을 먹지 마라.
- 너무 많이 먹었다(배가 고파서 먹었더라도 어쩔 수 없다).

다이어트를 거부하고 음식과의 화해를 시작해도 음식 경찰이 활개를 치는 일이 많다는 사실을 기억하자. 하지만 항상 분명하게 드러나는 것은 아니다. 바싹 깎은 잡초와 마찬가지다. 잡초는 초록 부분이 다 사라져도 강한 뿌리가 남아 있으면 언제든 무성하게 자랄 수 있다.

어떻게 해로운가 음식 경찰은 먹는 행위는 모조리 감시한다. 당신의 몸과 음식이 계속 전쟁을 벌이도록 만든다.

어떻게 이로운가   전혀 이롭지 않다! 아군으로 바뀔 수가 없는 목소리다. 하지만 이 강력한 목소리의 존재를 알아차리고 나면 그 힘에 저항하고 영향력에서 벗어나는 법을 배울 수 있다.

신디에게는 먹을 때마다 비판하는 강력한 음식 경찰의 목소리가 있었다. 그녀는 매일 아침 '좋은' 하루가 되기를 바라며 일어났다. 다이어트 음식만 먹는 하루라는 뜻이다. 하지만 음식 경찰 목소리는 도저히 도달할 수 없는 기준을 세웠다.

좋은 하루는 자몽주스와 약간의 시리얼로 이루어진 간단한 아침 식사로 시작되었다. 먹을 것을 더 달라고, 토스트를 조금만 달라고 배 속에서 아우성일 때도 있었다. 그녀가 '항복'하고 말라빠진 호밀빵을 한 조각 먹으면 음식 경찰이 "점심이나 저녁은 굶어!"라고 소리쳤다. 점심을 건너뛰면 너무 배가 고파 참지 못하고 뭐든 사먹었다. 이렇게 음식 경찰의 원칙을 한 번 어기고 난 후에는 하루 종일 과식을 하게 되었다. 그녀가 음식 경찰에 순종하지 않을 때마다 과식의 악순환이 일어났다. 음식 경찰의 목소리에 반박하기 시작한 후에야 과식이 멈추었다.

영양 정보 제공자

영양 정보 제공자는 다이어트와 계속 긴밀하게 이어지도록 영양 정보를 제공한다. 이 목소리는 건강이라는 이름으로 탄수화물 그램 수를 꼼꼼하게 따져주고 지방이 들어 있지 않은 음식만 먹으라고 말한다. 무해하고 심지어 건강에 유익한 목소리처럼 들리지만 허울에 불과하다.

영양 정보 제공자는 다음과 같은 말을 한다.

- 지방 그램 수를 확인해. 1그램 이상이면 용납할 수 없어.
- 설탕이 들어간 음식은 먹지 마.

"난 다이어트를 거부하기로 했어. 정말로 원하는 것을 먹으면 결국 건강한 식단을 추구할 수 있게 되리라고 믿어"라고 말하기는 어렵지 않다. 그래서 의식적으로 다이어트를 거부할 수는 있지만 자신도 모르게 체중을 조절하는 쪽으로 모든 식사를 조정하면서 다이어트를 계속 한다.

어떻게 해로운가　이 목소리는 음식 경찰과 결탁한다. 건강으로 위장하지만 무의식적인 다이어트를 촉진한다. 건강 전문가의 건전한 조언을 모방하기 때문에 이 목소리를 알아차리기가 쉽지 않다.

켈리의 사례를 보자. 켈리는 "난 음식과 화해했어. 다시는 다이어트를 하지 않고 건강한 식단을 추구할 거야"라고 선언했다.
어느 날 오후 일하는 도중에 배고픔을 느꼈다. 배고픔의 신호를 존중해 '건강'이라는 이름으로 사과를 먹었다. 하지만 한 시간 후에 또 배가 고팠다. 영양 정보 제공자의 목소리가 음식 경찰과 함께 "배고플 리가 없어. 방금 건강에 좋은 사과를 먹었잖아. 집에 갈 때까지 기다려"라고 말했다. 켈리는 음식 경찰과 영양 정보 제공자의 목소리가 너무 압도적이었기 때문에 건강과 영양을 위해 사과를 먹은 후 겨우 한 시간 뒤에 다시 느낀 진짜 배고픔을 존중하기가 어려웠던 것이다. 집으로 돌아간 그녀는 극심한 배고픔에 못 이겨 집에 있는 음식을 다 먹어치웠다.

나중에 우리가 베이글과 콩수프처럼 포만감을 주는 간식을 먹으라고 조언하자 켈리는 "하지만 그건 살찌는 음식 아닌가요?"라고 되물었고, "간식으로는 과일이나 채소만 먹어야 한다고 생각했어요"라고 덧붙였다. "간식을 먹고 나서 다시 배고픔을 느끼면 안 돼"라고 음식 경찰이 떠들어댔고 "간식으로는 채소와 과일만 먹어야 해. 그게 건강에 좋으니까"라고 말하는 영양 정보 제공자의 목소리와 합쳐졌다.

어떻게 이로운가   음식 경찰을 제거하면 영양 정보 제공자는 영양 조력자로 바뀔 수 있다. 새로이 등장한 영양 조력자는 숨겨진 꿍꿍이 없이 진정으로 건강한 식사에 관심을 기울이는 목소리다. 예를 들어 똑같이 좋아하는 두 가지 브랜드의 치즈 중에서 하나를 골라야 할 때 당신의 콜레스테롤 수치가 높다면 영양 조력자는 포화 지방이 낮은 브랜드를 고르라고 조언해줄 것이다. 박탈감이나 다이어트가 아닌 건강과 만족감을 바탕으로 하는 선택이다. 이 유익한 목소리는 음식 경찰이 사라졌을 때 마지막으로 등장한다.

영양 조력자와 영양 정보 제공자의 두드러진 차이점은 목소리에 반응할 때의 느낌에 있다. 건강을 이유로 음식을 선택하거나 거부할 때, 묵인하는 느낌이나 죄책감이 들면 음식 정보 제공자가 음식 경찰에 크게 휘둘리고 있다는 뜻이다.

다이어트 반항아

다이어트 반항아의 목소리는 당신의 머릿속에서 큰 소리로 외칠 때가 많다. 화가 났거나 단호한 목소리다. 다이어트 반항아가 자주 하는 말은 다음과 같다.

- 맛없는 닭가슴살을 내가 먹나 봐라!
- 2킬로그램을 빼야 한다고? 5킬로그램을 쪄주마.
- 엄마가 오기 전에 쿠키를 몇 개나 먹을 수 있는지 볼까.
- 남편이 빨리 출장을 갔으면 좋겠다. 잔소리 듣지 않고 마음껏 먹게.

어떻게 해로운가   이 반항적인 목소리가 자리하는 이유는 당신이 '공간 침입자'들에게 꺼지라고 소리 내어 말하기를 두려워하기 때문이다. 침입자가 전달하는 메시지를 들으며 무력감을 느끼지만 입 밖으로 내고 싶은 말을 머릿속으로 생각만 한다. 결국은 그들을 괴롭히려고 '협박'을 실행에 옮긴다.

제이니는 다이어트 반항아의 목소리가 강했다. 어릴 때 엄마가 다이어트를 시킬 때마다 몰래 먹는 일이 많아졌다. 다이어트 반항아의 목소리는 어른이 되어서까지 제이니를 지배했다. 친구 집에 놀러 가면 주는 음식을 최대한 많이 먹었다. 어릴 때 과체중이던 그녀는 성인이 되어서는 병적인 비만에 시달렸다. 전남편에게서 부모와 똑같은 다이어트 메시지가 나올 때마다 그녀 안의 다이어트 반항아가 분노하며 소리쳤다. "무슨 상관이야"하는 그 목소리는 자신에게 주어진 모든 원칙을 거스르게 만들었고 결국 과식으로 이어졌다. 다이어트 반항아는 그녀의 자율성을 지키기 위해 다른 목소리들을 전부 제압해버렸다. 하지만 결국은 폭식이라는 1인 폭동으로 이어졌다.

안타깝게도 다이어트 반항아가 지배권을 쥐면 자기 파괴적인 결과를 피할 수가 없다. 반항적인 행동에는 한계가 없어 대개는 심한 폭식으로 이어진다. 당신의 머릿속에 다이어트 반항아가 얼마나 자주 나타나는가? 다이어트 원칙을 강요하는 음식 경찰에게 화가 나서 다이어트 반항아의 지시를 따르고 싶어질 때가 얼마나 자주 있는가?

어떻게 이로운가 다이어트 반항아를 반항 조력자로 바꿀 수 있다. 반항 조력자는 음식과 관련해 당신의 공간을 침범하는 사람들로부터 경계선을 지켜준다. 직접적이지만 공손한 말로 대응하라. 엄청난 안도감과 동시에 큰 힘이 느껴질 것이다.

- 가족에게 당신이 무엇을 얼마나 먹든 상관하지 말아달라고 부탁한다. "캐롤린 이모, 이제 그만 주세요. 저 배불러요"라고 하거나 "엄마, 고맙지만 나 맥앤치즈 안 좋아해. 내가 맥앤치즈 안 좋아한다는 거 알잖아"라고 말한다.
- 가족과 친구, 모르는 사람들에게 당신의 몸에 대한 발언을 하지 말라고 한다. "아빠, 내 몸은 내 몸이에요", "조이, 넌 내 몸무게에 대해 이러쿵저러쿵 할 권리가 없어"라고 말한다.

음식 인류학자

음식 인류학자는 중립적인 관찰자다. 이 목소리는 판단하지 않고 그저 관찰한다. 마치 개인이나 문화를 관찰하는 인류학자처럼 당신의 음식 세계를 존중하면서 그저 생각과 행동을 관찰할 뿐이다. 음식 인류학자는 당신이 스스로 탐구하고 발견할 수 있도록 해준다. 직관적 식사의 세계로 가는 길을 개척하도록 도와준다. 예를 들어 당신이 배가 고프거나 부른지, 무엇을 언제 먹었는지, 무슨 생각을 하는지 알아채도록 하는 것이 음식 인류학자가 하는 행동이다. 이 목소리는 그저 관찰하면서 음식과 상호작용하는 법을 알려준다. 이 목소리를 발달시켜야 하는 이유는 오로지 당신만이 자신의 생각과 감정을 알 수 있기 때문이다.

관찰하는 음식 인류학자는 다음과 같은 말을 한다.

- 아침을 건너뛰었더니 오후 2시가 되니까 미친 듯 배가 고프네.
- 쿠키 10개를 먹었네. (판단하지 않고 사실만 말한다.)
- 저녁을 먹고 디저트까지 먹으니 죄책감이 드네. (야단치려는 것이 아니라 그저 느낀 감정을 관찰한다.)

음식 인류학자를 활성화시키는 쉬운 방법은 바로 직관적 식사 일기를 쓰는 것이다. 언제 무엇을 먹었는지 아는 것만으로 자신의 식욕에 대한 흥미로운 단서를 발견할 수 있다. 먹기 전후의 생각을 기록해도 된다. 그 생각이 감정에 영향을 끼치는가? 감정 상태가 행동이나 식사에 영향을 끼치는가? 그렇다면 어떤 영향인가? 도구나 판단이 아닌 실험이라고 생각해보자.

음식 일기에 대한 부정적인 경험이 있는 사람들이 많다. 다이어트를 할 때 필수적으로 해야 하는 일이었기 때문이다. 하지만 그때는 음식 일기가 나쁜 행동에 유죄 판결을 내리는 증거로 사용되었다. 여기에서는 직관적 식사 일기를 학습의 도구로만 사용한다. 이 사실을 강조해도 처음에 고객들은 '부주의한 행동'이나 위반 행동에 혼이 날 것이라고 생각한다. 일기는 음식 경찰의 도구가 아니라 음식 인류학자에게 다가가도록 도와주는 도구임을 기억하자.

어떻게 이로운가 음식 인류학자는 정서적으로 불안정한 경험에 휘말리게 하지 않고 있는 그대로의 사실을 살펴보도록 도와준다. 생리적이고 심리적인 내부 신호와 이어지도록 해준다. 고객들이 스스로 인류학자의 목소리를 키우기 전까지 우리가 대신 해주는 역할이다. (음식을 선택할 때마다 비판하는 목소리가 떠들어 대면 중립을 유지하기가 어렵기 때문이다.) 음식 인류학자는 생각의 허점을 찾도록 도와준다. 예리한 변호사가 계약서의 허점을 짚어주듯이. 하지만 이 목소리를 활용하려면 연습이 필요하다.

양육자

양육자의 목소리는 사랑 넘치는 조부모나 친한 친구의 목소리처럼 부드럽고 위안을 준다. 괜찮다고, 다 괜찮아질 것이라고 확신을 주는 힘이 있다. 절대로 야단치거나 압박을 주지 않는다. 비판하지도 판단하지도 않는다. 대신 머릿속의 가장 긍정적인 자기대화를 이루는 매개체가 되어준다.

다음은 양육자가 하는 말이다.

- 쿠키를 먹어도 괜찮아. 쿠키를 먹는 건 정상적인 행동이야.
- 난 오늘 과식을 했어. 어떤 감정에서 음식으로 위안을 느끼려고 했지?
- 나 자신을 보살피면 기분이 좋아져.
- 이번 주는 잘하고 있어. 배고픔 신호를 존중하지 않은 적이 몇 번밖에 없어.
- 매일 내 몸과 더욱 가까워지고 있어.

앨리는 자녀들이 안정감을 느끼게 하려면 무슨 말을 해줘야 하는지 잘 알고 있다. 하지만 몇 년 동안 정작 자신에게는 친절하게 말하지 않았다. 몸무게 때문이었다. 음식 경찰 목소리가 다이어트 내내 그녀를 크게 꾸짖었다. 직관적 식사로 돌아가는 여정에서 그녀는 양육자의 따뜻한 응원의 목소리로 음식 경찰의 말에 반박하는 법을 배웠다. 자신이 가족들에게 하는 말에 귀 기울여본 그녀는 자신에게도 위안을 주는 바로 그 목소리가 필요하다는 사실을 깨달았다.

앨리는 직관적 식사로 가는 길에서 휘청거릴 수도 있다는 사실을 받아들이고, 과정에 놓여있다는 사실을 인내심 있게 되새겼다. 배고픔을 존중하기가 힘들 때는 무엇이 마음을 괴롭히는지, 음식 말고 정말로 필요한 것이 무엇인지 부드럽게 물어보았다. 다이어트를 하면서 제한했던 음식을 갈망할 때는 양육자의 목소리가 그 음식을 먹어도 된다고 허락해주었다.

어떻게 이로운가   양육자의 목소리와 이어지면 직관적 식사로 가는 과정에서 가장 중요한 도구 중 하나를 경험할 수 있다. 양육자는 직관적 식사로 가는 과정 내내 당신을 도와준다. 음식 경찰과 다이어트 반항아가 던지는 가혹한 말에 대처하는 말을 해준다.

직관적 식사자

직관적 식사자는 직관적인 반응에 따라 목소리를 낸다. 선천적으로 타고 나는 목소리지만 가족과 사회에 만연한 음식 경찰과 영양 정보 제공자, 다이어트 반항아의 목소리에 의해 거의 대부분 억눌려 있었다.

직관적 식사자는 당신의 섭식 행동을 중립적으로 관찰하는 음식 인류학자, 힘든 시간을 헤쳐 나가도록 도와주는 말로 당신을 붙잡아주는 양육자, 반항 조력자와 영양 조력자가 합쳐진 유형이다. 직관적 식사자는 머릿속의 부정적인 목소리와 싸우는 방법을 잘 안다. 예를 들어 음식 경찰의 삐뚤어진 메시지에 반박할 줄 알고 반항 조력자가 경계를 침범하는 이들에게 소리 내어 물러나라고 말하도록 만든다.

직관적 식사자의 목소리는 다음과 같은 말을 한다.

- 배 속에서 나는 이 소리는 배가 고프니까 먹어야 한다는 뜻이야.
- 나는 오늘 저녁에 뭘 먹고 싶지? 뭐가 좋을까?
- 다이어트의 감옥에서 나오니까 기분이 좋아.

이처럼 이 목소리는 당신의 직관적인 반응에 대한 것이다. 글을 쓰다가 갑자기 배고픔이 느껴지거나, 메뉴판에서 먹고 싶은 음식에 시선이 고정되기도 한다. 깊이 생각해볼 필요 없이 문득 본능적으로 떠오르는 이런 느낌이 직관적 식사자의 목소리다.

직관적 식사로 가는 길의 후반부에 이르면 다이어터가 아니라 직관적 식사자 목소리가 대부분 당신과 함께 한다. 가끔 다시 중심을 잡고 직관적 식사자의 목소리와 이어지기 위해 다른 긍정적인 목소리들을 일깨워야 할 때도 있다. 직관적 식사로 가는 과정에 융통성 없는 원칙은 없다. 직관적 식사법은 유연하며 삶의 변화에 맞춘다. 통제하려고 하지 말고 흐름을 따라가면 된다.

직관적 식사자는 생물학적인 반응, 만족감, 자기보호에 따른 반응 모두를 존중한다. 또 직관적으로 식사하는 사람은 팀 플레이어다. 양육자와 음식 인류학자와 더불어 다이어트 반항아(반항 조력자)와 영양 정보 제공자(영양 조력자)의 긍정적인 특징도 팀에 합류하도록 한다.

음식 목소리는 어떻게 생기고 발달하는가

• • •

당신은 배고픔과 배부름을 감지하는 능력을 처음부터 지니고 태어난다. 신생아 때부터 직관적 식사자의 목소리가 등장하는데 배고픔과 배부름이라는 원초적인 신호가 토대를 이룬다. 직관적 식사자는 당신이 무엇을 좋아하고 싫어하는지 알려준다. 부모가 아이의 원초적 신호에 주의를 기울이지 않으면 아이도 그 신호를 불신하게 되고 결국 연결이 끊어진다. 체중과 섭식 관련 문제가 있는 가정에서 자라면 어릴 때부터 음식 경찰의 목소리를 경험한다. 부모가 많이 먹지 말라고 하거나 어떤 음식을 제한했기 때문이다. 머지않아 부정적인 메시지가 내면화되어 자기만의 강력한 음식 경찰 목소리가 생겨난다. 음식이나 몸에 대해 판단하지 않는 가정에서 자란 아이는 학교에 들어가서 혹은 청소년 잡지를 읽거나 친구들과의 대화를 통해서 처음 음식 경찰과 마주한다. 날씬한 몸매에 대한 주변의 압박이 크면 음식 경찰의 메시지가 언제든 만들어질 수 있다. 그리고 영양 정보 제공자가 음식 경찰에게 영양 정보를 제공한다.

다이어트 반항아의 목소리는 음식 경찰을 마주한 얼마 후에 등장한다. 대개는 함께 움직인다. 음식 경찰이 나타나 생물학적인 신호와 음식 선호에 대한 신호를 가로 막는다. 그러면 개인의 공간을 지키기 위해 다이어트 반항아가 나타나 음식 경찰에 "네가 뭔데"라고 반박하며 폭식으로 1인 폭동을 일으킨다.

음식 인류학자는 중립적인 관점을 찾게 해준다. 음식 인류학자의 목소리가 최초로 음식에 대해 판단하지 않고 부정하지 않도록 도와준다.

양육자는 외적인 학대와 자기 파괴적인 행동을 헤쳐 나가도록 도와준다. 가족을 통해 자신감과 긍정적인 대처법을 배운 사람이라면 사회가 만든 음식 경찰의 목소리를 무찌르는 양육자의 목소리를 쉽게 발견할 수 있다. 하지만 가족이 사회와 똑같이 비판하고 판단한다면 양육자의 목소리를 다른 곳에서 찾아야 한다. 조부모, 친척, 친구를 통해 자신에게 부드럽게 말하는 법을 배울 수 있다. 어떤 사람들은 심리치료사나 영양 전문가를 통해 긍정적인 자기대화법을 처음 배우기도 한다. 어떤 방식을 활용하건 양육자의 목소리를 이끌어내는 것은 직관적 식사로 가는 필수 단계다. 부지불식간에 쏟아져 발전을 방해하는 부정적인 목소리를 막으려면 꼭 필요하다.

마지막으로 직관적 식사자의 목소리가 주도하는 상태에 도달한다. 이 목소리는 양육자와 음식 인류학자, 영양 조력자, 반항 조력자의 목소리가 합쳐진 것이다. 당신이 무엇을 원하고 필요로 하는지 알려주고, 다른 목소리들과 어울려 자신을 보살피고 치우지지 않은 결정을 내리도록 도와준다.

사례를 통하여 목소리들의 대화가 어떻게 영향을 끼치는지 살펴보자.

"당신은 유명 셰프의 집에서 열리는 저녁 연회에 초대받았다. 먼저 칵테일과 함께 다양한 애피타이저가 제공되고 환상적인 주요리가 나올 것이다. 안타깝게도 당신은 배가 몹시 고픈 상태로 연회 장소에 도착했다."

- 음식 경찰 : 신중하게 먹어. 전부 다 살찌는 음식이니까. 애피타이저는 손대지마. 저 작은 키슈파이를 집어 먹는다면 넌 구제불능이야. 나중에 칼로리 폭탄 디저트에도 분명히 유혹을 느낄 테니까 조심해!
- 영양 정보 제공자 : 치즈는 지방이 너무 많으니까 먹지 말고 너무 짠 음식은 몸이 부으니까 먹지 마. 생채소만 먹어.
- 다이어트 반항아 : 이 파티에서 나에게 뭘 먹어라 먹지 마라 할 수 있는 사람은 아무도 없어. 멍청한 다이어트가 정말 싫다. 그동안은 크래커와 코티지치즈를 먹어야 했지. 오늘은 아니야. 저 맛있는 음식을 다 맛보겠어. 다이어트는 어떻게 되든 상관없어. 살쪄도 상관없어. 내 체중에 대해 왈가왈부할 수 없다는 것을 아내에게 보여줄

거야.

- 음식 인류학자 : 신기한 애피타이저가 많네. 다 맛있어 보인다. 배가 무척 고프니까 더 먹음직스러워 보이네.

- 영양 조력자 : 오늘은 치즈나 튀긴 애피타이저는 먹지 말아야겠다. 칼로리가 높아서 주요리가 나오기도 전에 배가 부를 거야. 배를 완전히 채우지 말고 지금은 게살과 채소만 조금 먹어야겠다.

- 양육자 : 맛있어 보이네. 전부 다 먹고 싶다. 애피타이저를 전부 다 먹고 싶다니 좀 무서울 정도의 식욕인걸. 하지만 괜찮아. 무척 배가 고픈 상태니까 정상적인 일이야. 늘 있는 일도 아니고 난 인간이니까.

- 직관적 식사자 : 배가 무척 고파. 하지만 나중에 주요리를 즐겨야 하니까 속도를 조절할 거야. 애피타이저 중에서 가장 맛있어 보이는 게 뭐지? 아, 피자는 정말 오랜만인데 피자가 맛있어 보이네. 구운 브리 치즈도. 둘 다 먹어보자. 브리 치즈는 맛있는데 피자는 약간 눅눅하네. 피자는 그만 먹고 버섯 요리를 먹어봐야겠다.
(식사 도중에) 정말 맛있는데 배가 부르기 시작하네. 한 입만 더 먹으면 만족스러울 것 같아. 원하는 음식을 전부 먹은 데다 (박탈감을 느끼지 않고) 다 먹어치우지도 않아서 기분이 좋아.

- 반항 조력자(자꾸만 음식을 더 권하는 집주인에게) : 감사합니다. 정말 맛있는데 너무 배가 불러서 더 못 먹을 것 같아요.

요약 : 음식 목소리가 어떻게 해롭고 이로운가		
목소리	어떻게 해로운가	어떻게 이로운가
음식 경찰	죄책감과 걱정을 일으킨다. 판단으로 가득하다. 다이어트를 계속하게 하고 내부 신호와 단절되게 만듦	전혀 이롭지 않음
영양 정보 제공자	영양을 이용해 계속 다이어트를 하게 만듦	음식 경찰이 제거되면 영양 조력자로 변해 죄책감 없이 건강에 좋은 선택을 내릴 수 있도록 도와줌
다이어트 반항아	과식과 자기 파괴적인 행동으로 이어짐	다이어트 반항아가 반항 조력자로 변하면 개인의 경계를 지켜줄 수 있음
음식 인류학자	전혀 해롭지 않음	중립적인 관찰자로 음식에 대한 관점을 명료하게 해준다. 판단하지 않는다. 몸과 마음의 신호와 이어지게 해줌
양육자	전혀 해롭지 않음	음식 경찰의 언어 공격을 무력하게 만든다. 힘든 시간을 헤쳐 나가도록 도와줌

음식 경찰에 맞서는 법

● ● ●

우리는 다이어터들을 볼 때마다 다이어트를 시작할 때 생각과 이후의 섭식 행동 사이에 중간 단계가 존재한다는 사실을 발견한다. 스스로 강요한 원칙을 어길 때 죄책감을 느끼는 잘못된 고정관념(인지 왜곡)이 중간에 존재한다. 이것은 널리 알려진 개념이다. 생각이 감정과 행동에 끼치는 영향을 연구하는 심리치료 방식인 합리적 정서 행동치료 분야의 권위자 앨버트 엘리스Albert Ellis 박사와 로버트 A. 하퍼Robert A. Harper 박사가 설명한 바 있다.

앨버트와 로버트에 따르면 인간은 이성적인 메시지뿐만 아니라 비이성적인 개념으로도 머릿속을 채운다. 이러한 생각 과정은 내면화된 목소리 또는 자기대화라고 불린다. 부정적인 자기대화는 절망감을 느끼게 한다. 그리고 절망감은 자기 파괴적 행동을 촉발한다. 앨버트와 로버트는 머릿속의 '말도 안 되는 생각'에 반박하면 기분이 나아지고 행동도 나아진다고 말한다. 수많은 연구를 검토한 결과에 따르면 먼저 관점을 바꾸면 연쇄 반응으로 감정과 행동도 바뀐다. 따라서 음식과 다이어트에 관한 생각과 그 영향력을 먼저 살펴보는 것이 좋겠다.

당신이 몇 주 동안 신중하게 다이어트를 했다고 해보자. 저지방 다이어트이기에 설탕과 지방이 들어 있는 디저트를 제한한다. 그런데 오랜만에 할머니를 뵈러 간다. 할머니 댁으로 들어가는 순간 갓 구운 브라우니 냄새가 유혹한다. 그때 다음과 같은 믿음과 생각이 당신의 머릿속을 채울 것이다.

- 난 지난 몇 주 동안 다이어트를 열심히 했어.
- 아이스크림이나 사탕, 쿠키를 먹지 않았어.
- 브라우니를 하나 먹고 싶지만 먹을 수 없고 먹으면 안 되고 먹지 않을 거야.
- 브라우니를 먹으면 다이어트를 망치는 거야.
- 한 번 입에 대면 통제하지 못하고 잔뜩 먹을 거야.
- 한 개쯤은 괜찮을 거야.

브라우니를 먹는다.

- 안 돼. 괜히 먹었어.
- 정말 바보 같은 짓이야.
- 난 의지력이 부족해.
- 난 통제력을 잃을 거야.
- 내가 뚱뚱한 건 다 내 탓이야.
- 과연 살을 뺄 수 있을까?

이제 당신이 느끼는 감정을 살펴보자.

- 실망
- 나중의 박탈감에 대한 두려움
- 슬픔
- 절망감

그 다음에는 일반적으로 다음과 같은 행동이 나타난다.

- 두 번째 브라우니를 집는다.
- 세 번째를 집는다.
- 자신도 모르게 잔뜩 먹어치운다.
- 포만감과 절망감을 느끼는 채로 소파에 쓰러져 잠든다.

이제 기본적인 믿음에 반박하면 감정과 행동이 어떻게 바뀌는지 살펴보자. 새로운 믿음과 생각은 다음과 같다.

- 다이어트를 포기하길 잘했어.
- 언제든 먹고 싶은 음식을 먹을 수 있어.
- 저 브라우니를 먹고 싶다.

브라우니를 먹는다.

- 정말 맛있어.
- 하나만으로 만족감이 느껴져.
- 역시 할머니표 브라우니가 최고야.

이제 당신이 느끼는 감정은 다음과 같다.

- 만족감
- 기쁨
- 충만감(미래의 박탈감을 걱정하지 않음)

그리고 행동도 바뀐다.

- 나머지 브라우니를 접시에 놓는다.
- 접시에 든 브라우니를 주방 조리대에 놓는다.
- 브라우니에 대해 생각하지 않고 할머니댁에서의 시간을 자유롭게 즐긴다.

안드레아의 사례를 살펴보자. 안드레아는 오랜 다이어트 실패로 인해 낮아진 자존감으로 고생해온 대학생이다. 그녀는 잠깐 동안이지만 다이어트 '실패'에 이어 찾아오는 폭식을 제어할 수 없어 폭식하고 토하기를 반복했다. 안드레아는 탄수화물은 나쁘고 하루에 지방을 몇 그램만 섭취해도 '좋은' 행동(믿음)이 무너진다고 생각했다. 그런 생각이 머릿속에 쌓이자 탄수화물을 먹을 때마다 죄책감이 들었다. 탄수화물과 지방을 제한하는 생각과 금지된 음식을 먹고 싶은 갈망의 충돌이 분노와 증오의 감정을 일으켰다. 약한 '의지력' 때문에 죄책감이 들 때마다 이성을 잃고 폭식(행동)을 했다.

어떤 음식을 먹고 싶은 자연스러운 욕망에 굴복하자마자 부정적인 생각이 부정적인 감정을 만들고 또 부정적인 감정이 부정적인 행동으로 이어지는 악순환이 일어났다.

안드레아는 음식에 대한 생각이 떠오르자마자 확인해보는 방법을 배웠다. 곧바로 다이어트 원칙과 생각에 이의를 제기했다. 왜곡된 다이어트 생각에서 자유로워진 지금은 자신감도 올라갔다. 이처럼 내면의 목소리를 파악하면 음식 경찰에게 맞설 때 도움이 된다.

부정적인 자기대화와 이를 바꾸는 법

"……좋고 나쁜 것이 따로 있나, 생각에 달렸지. 내게 그것은 감옥일세."
-햄릿

음식에 대한 생각이 비이성적이거나 왜곡되면 부정적인 감정이 크게 증폭된다. 결과적으로 극단적이고 파괴적인 섭식 행동으로 이어진다. 인식이 현실로 변하는 전형적인 사례다. 따라서 '음식 현실'을 바꾸려면 먼저 비이성적 사고를 이성적 사고로 바꿔야 한다. 그러면 감정과 행동이 차례로 완화된다.

왜곡된 다이어트 사고를 없애려면 먼저 비이성적 사고를 찾아내야 한다. 다음과 같은 질문을 해보자.

- 반복적이고 강렬한 감정을 느끼는가? (당신 스스로 자신의 생각을 반박해봐야 한다는 뜻이다.)
- 어떤 생각이 이런 감정으로 이어지게 만드는가? (스스로에게 무슨 말을 하고 있는가?)
- 이 생각에서 사실인 부분은 무엇인가? 거짓인 부분은 또 무엇인가? (이 생각을 뒷받침하는 왜곡된 생각을 마주하고 살펴본다. 이 때 음식 인류학자의 목소리가 큰 도움이 된다.)

왜곡된 생각을 발견한 후에는 이성적이고 합리적인 생각과 믿음으로 바꿔야 한다. 우선 한 가지 사례를 보자.

- 왜곡된 생각: 피자를 먹으면 다음 날 살이 확 찐다.
- 좀 더 이성적인 생각으로 바꾼다: 나는 나트륨에 민감하다. 나트륨이 많이 들었기 때문에 피자를 먹으면 몸이 잘 붓는다. 붓기는 지방이 아니고 체내 수분일 뿐이다. 일시적이다.

비이성적인 생각은 부정적 자기대화를 통해 나타나는 경우가 많다. 부정적 사고의 다양한 유형과 과식으로 이어지기 전에 그 신호를 알아차리는 방법을 살펴보자.

이분법적 사고

나(엘리스)는 상담실을 열 때 일부러 회색 소파를 마련했다. 환자들이 다이어트 사고와 짝을 이루는 '흑백 논리'에서 벗어나도록 도와주겠다는 상징적인 조치다.

이런 것이 이분법적 사고다. 아침에 체중계에 올라갔을 때 조금이라도 바늘이 내려가면 그동안 '좋은' 행동을 한 것이고 바늘이 올라가면 그동안 '나쁜' 행동을 한 것이라 생각한다. 다이어트를 할 때는 이렇게 흑백 논리에 빠진다. 쿠키를 먹으면 안 되는데 하나 먹으면 전부 다 먹어치워야 한다고 생각한다. 이분법적 사고에는 이분법적 행동이 따른다. 일반적으로 다음과 같은 행동이 나타난다.

- 아예 먹지 않거나 다 먹는다.
- 간식을 아예 먹지 않거나 항상 먹는다.
- 항상 혼자 먹거나 항상 사람들과 파티를 한다.

완벽함을 전제로 하는 흑백 논리는 위험하다. 오직 두 가지 대안만을 제공하기 때문이다. 기준이 너무 높으면 항상 스스로 형편없는 사람이라는 기분이 들 수밖에 없다. 그럴 때면 으레 극단적인 섭식 행동으로 이어지기 마련이다.

예를 들어 고객인 힐러리도 흑백 논리에 빠진 채 처음부터 실패할 수밖에 없도록 해놓았다. 극도의 배고픔을 느낄 때만 먹을 수 있다고 허락한 것이다. 따라서 극도의 배고픈 상태가 아닐 때 먹으면 식탐이라고 생각했다. 그래서 '기준'을 어겼다고 생각했을 때 끔찍한 기분이 들어서 결국 폭식을 했다.

착하거나 나쁜 행동이라고 혹은 뚱뚱하거나 날씬하다고 이분법적 사고를 하면 결국 그 사고에 따라 자기가치를 판단한다. 나쁜 행동을 했다고 생각하면 스스로 자신을 벌주려는 행동을 하게 될 가능성이 크다.

레이는 고등학교 때 섭식 행동에 관해 완벽주의 기준을 세웠다. 설탕이나 인공감미료, 소금, 지방이 들어 있는 음식은 절대로 허용하지 않았다. 결과적으로 엄청나게 날씬한, 아니, 건강하지 못한 체중을 유지할 수 있었다. 익숙한 환경을 떠나 대학교에 입학한 후에는 기준을 계속 지키기가 불가능해졌다. 주변에 넘치는 음식과 유혹, 또래 집단의 압력 때문에 상황이 바뀌자 완전히 무너지기 시작했다. 이분법적 사고를 한 그녀였기에 다음과 같은 생각을 하기 시작했다.

- 내가 고등학교 때 지킨 식단만이 올바른 식단이야.
- 새로운 식단은 나쁘고 나를 살찌게 할 거야.
- 난 올바른 음식을 선택하는 의지력을 잃어버렸어.
- 지금 내 식단은 제대로 된 게 없어.
- 나쁜 식단이니까 나도 나쁘고 나쁜 기분을 느껴도 싸.

이분법적 사고 탓에 레이는 결국 폭식을 하기 시작했고 폭식이 자신의 '나쁜' 행동을 벌주기 위해서라고 생각했다. 폭식을 할수록 더욱 끔찍한 기분이 들었지만 그런 벌을 받아도 싸다고 느꼈다. 체중이 크게 늘었고 그제야 생각을 바꾸는 법에 대해 배우기 시작했다. 부정적인 자기대화를 멈추자 기분이 나아지기 시작했고 폭식으로 자신을 벌주는 일도 사라졌으며 서서히 정상 체중으로 돌아가고 있다.

그렇다면 이분법적 사고의 덫에서 어떻게 빠져나올 수 있을까?

회색을 선택한다. 검은색과 흰색에 비하면 회색은 칙칙해 보일 수도 있다. 하지만 섭식 행동에서만큼은 회색을 선택하면 다양한 선택권이 주어진다. 아예 먹지 않거나 전부 다 먹어야 한다는 생각을 버려라. 흑백 논리의 다이어트 원칙을 내려놓아라. 그동안 금지했던 음식을 허용하고 당신의 선택이 이를 뒷받침하는 생각에서 나오는지 살펴보라.

다이어트 제약이 따르는 백색 지대에 더 이상 들어가 있지 않다는 기쁨이 느껴질 것이다. 통제 불가능한 행동을 하게 되는 흑색 지대의 고통도 사라진다.

절대주의적 사고

절대주의적 사고에 따르면 '두 달 동안 완벽한 식단을 추구하지 않으면 딸의 결혼식 때까지 살을 충분히 뺄 수 없을 거고 그것은 끔찍한 일이야'라고 생각한다. '완벽한' 식단이 '충분한' 체중 감량으로 이어진다는 증거도 없는데 말이다. 게다가 '충분한' 정도가 어느 정도인지도 확신하지 못한다. 또한 '끔찍한' 상황이라는 것도 제대로 정의할 수 없다. 완벽한 식단을 위해 미친 듯이 노력하지만 결국은 잘 되지 않는다. 살을 충분히 빼지 못할 것이라는 두려움에 틀림없이 끔찍한 상황이 생길 것이라고 믿는다. 이렇게 절대적인 생각과 불안감은 결국 폭식을 일으키고 원하는 것과 정반대의 상황으로 몰고 간다.

절대주의적인 사고에서 빠져나오려면 어떻게 해야 할까?

관대한 사고로 바꾼다. 자신이 사용하는 '절대주의적인' 단어를 눈여겨본다. 다이어트를 해야만 하거나 동창회 전까지 5킬로그램을 빼야만 하거나 샐러드와 차로 점심을 간단하게 먹어야만 하거나 자기 전에 먹지 말아야만 한다거나 하는 '~해야만 한다'라는 표현을 전부 없애버린다. 이런 표현과 생각은 지키지 못할 것 같은 두려움을 일으킬 뿐이다. 절대주의적인 사고는 당신이 원하는 행동으로 이어지게 해준다는 보장도 없고 오히려 자기 파괴적인 행동을 초래한다. 피하고자 하는 끔찍한 결과가 나오기 마련이다.

대신 '~할 수 있다, 괜찮아, ~것 같아'라는 표현을 사용한다. 다음과 같은 관대한 표현을 사용한다.

- 결혼식 전까지 살을 빼지 못해도 괜찮아.
- 배고플 때마다 먹어도 괜찮아.
- 먹고 싶은 음식을 먹어도 괜찮아.
- 맛있을 것 같아.

파국적 사고

자신에 대해 과장되고 끔찍한 마음이 들어 극단적인 행동으로 보상을 받으려고 한다. 파국적인 사고의 보기는 다음과 같다.

- 난 절대로 날씬해질 수 없을 거야.
- 희망이 없어.
- 이 몸매로는 절대 연애도, 취직도 할 수 없을 거야.
- 뚱뚱해서 인생이 망했어.
- 초콜릿 바나 감자튀김을 한 번 먹으면 멈출 수 없을 거야.

이런 유형의 사고는 덫이다. 나쁜 상황을 더욱 악화시키고 식습관이나 체중 감량을 인생의 모든 성공과 연결 지어 생각하게 만든다. 행복이 몸과 식습관에 좌우된다고 믿는 것이다. 그렇다면 당연히 앞으로 점점 불행해질 수밖에 없다. 지금도 체중 때문에 불행하다면 미래를 암울하게 바라보는 파국적인 생각은 더 큰 절망을 안겨줄 것이다.

모리슨은 매우 성공한 시나리오 작가로 그녀에게는 자기 집과 좋은 친구들, 사랑하는 반려견 두 마리가 있다. 하지만 그녀는 매일 파국적인 생각으로 머리를 가득 채운다. 자신이 과체중이라 절대 결혼도 못하고 아이도 낳을 수 없고 행복할 수 없다고 생각한다. 스스로 만들어낸 부정적인 미래를 생각하면 불행하기만 하고 위안을 얻으려 폭식을 한다.

파국적인 사고에서 빠져나오려면 어떻게 해야 할까?

심연에서 빠져나온다. 과장된 생각을 좀 더 긍정적이고 정확한 생각으로 바꾼다. 희망적인 말로 대처한다. 모리슨은 과체중이어도 자신을 있는 그대로 사랑해주는 배우자를 만난 사람들이 많다는 양육자의 목소리를 내는 법을 배우고 있다. 현재의 모습과 미래의 행복을 모두 확인해주는 긍정적인 자기대화를 연습한다. 결과적으로 과식이 줄어들고 몸무게를 있는 그대로 받아들이게 되었다. 그녀는 절대 파국적인 자기대화로 돌아가지 않을 것이다.

부정적 사고

이런 관점으로 세상을 바라보는 사람은 언제나 최악의 상황을 떠올린다. 평소 삶이 끔찍하고 가지지 못한 것이 많으며 뭐하나 제대로 하지 못한다고 생각한다.

보니는 매주 찡그린 얼굴로 우리 상담실을 찾아온다. 남편과 업무에 대해 불평하고 아이들 때문에 힘들어 죽겠다고 말한다. 상담 때마다 한 주가 끔찍했고 섭식에 관해서도 '망했다'고 한다. 보니는 컵에 물이 반 밖에 없다고 생각한다. 부정적인 사고는 서서히 퍼지는 경향이 있어서 알아차리지 못할 때가 많다. 주기적으로 생각 과정을 다시 평가하여 그런 생각이 서서히 불행을 퍼뜨릴 뿐이라는 사실을 깨달아야 한다. 이런 사고는 자기 파괴적인 행동도 끊임없이 일으킨다. 작은 성공을 놓치기 쉬우므로 발전에 해가 된다.

이런 부정적 사고에서 빠져나오려면 어떻게 해야 할까?

컵에 물이 절반이나 있다고 생각한다. '컵에 물이 반 밖에 없네' 사고를 고치는 방법은 부정적인 생각이 들 때마다 긍정적인 말로 바꾸는 것이다.

절반밖에 없네	절반이나 있네
• 끔찍한 한 주였어	• 이번 주에 몇 번 성공했어
• 과식을 많이 했어	• 배고픔 신호를 여러 번 존중했어
• 단 것만 먹었어	• 생각보다 단 것을 많이 먹었어
• 뚱뚱한 기분이야	• 자신감이 올라가고 있어
• 난 실패자야	• 조금씩 나아지고 있어

한동안 의식적으로 하다 보면 부정적인 생각이 좀 더 긍정적인 말로 바뀐다. 스스로에게 너무 가혹했다는 사실도 알아차릴 수 있을 것이다. 컵에 물이 반이나 있다는 관점으로 세상을 바라보기 시작하면 매일 행복의 순간이 조금씩 늘어난다. 머지않아 부정적인 식습관이 부정적인 생각과 함께 상당수 사라져 있을 것이다.

선형적 사고

다이어트를 한 번이라도 해본 적 있는 사람이라면 다이어트 사고가 일직선으로 나아간다는 사실을 알 수 있을 것이다. 다이어트를 시작한 후에는 목표 체중으로 나아가는 생각뿐이다. 절대로 벗어나면 안 되는 매우 구체적인 계획을 따른다. 고속도로 한 가운데에서 하얀 선만 따라 목적지까지 가는 것과 같다. 완벽하게 정해진 길로 나아가기만 하면 목적지에 성공적으로 도달할 수 있다. 한 순간이라도 벗어나면 엄청난 재앙으로 이어진다.

세상에는 이와 같이 선형적으로 생각하는 사람들이 많다. 어떻게 도달할지는 제대로 고민하지 않은 채 목적지에만 도달하고 싶어 한다. 사람들은 성공에 너무 중점을 두느라 그 과정에서 한 걸음 멈추고 주변을 둘러볼 시간을 내지 않는다. 다음은 선형적 사고를 하면 일어날 수 있는 결과다.

- 내가 목표로 삼은 체중으로 줄이는 것이 가장 중요해.
- 살을 빨리 뺄수록 성공한 거야.
- 정해진 날짜까지 목표 체중에 도달해야만 성공했다고 할 수 있다.
- 1주일마다 1킬로그램씩 뺄 거야.

이런 사고에서 빠져나오려면 어떻게 해야 할까?

과정적 사고로 바꾼다. 과정만이 아니라 지속적인 변화와 학습에 초점을 맞추는 과정적 사고가 선형적 사고를 치유해줄 수 있다. 과정 속에서 배우는 것들을 기준으로 생각하고 굴곡이 있을 수 있음을 인정하면 계속 앞으로 나아갈 수 있다. 과정적 사고를 하면 음식과의 관계를 새로이 하는 동시에 삶의 여러 측면이 풍요로워지는 기회도 즐길 수 있다. 과정적 사고는 오늘 얼마나 먹었는지 같은 종점이 아니라 직관적 식사의 신호에 주의를 기울이도록 해준다.

과정적 사고의 몇 가지 보기는 다음과 같다.

- 힘든 한 주였지만 내 자신에 관해 새로운 사실들을 배웠어. 앞으로의 변화에 도움이 될 거야.
- 체중 감량이 아니라 현재 일어나고 있는 식습관의 긍정적인 변화를 존중하는 것이 가장 중요해.

- 오늘 외식할 때 후식을 생각보다 많이 먹었어. 하지만 후식을 먹어도 된다고 허락한 덕분에 나중에 달달한 음식을 꼭 먹어야 한다는 다급한 마음이 들지 않았어. 보통 때라면 집에 와서 혼자 폭식을 했을 거야.

· · · · · · · ·

앞으로 음식을 먹은 후 불편함과 불만족스러움, 통제 불능 상태를 느낀다면 먹기 전에 무슨 생각을 했는지 떠올려보자. 그 생각들을 살펴보면서 반박하자. 직관적 식사 과정에 조금씩 능숙해질수록 죄책감이 느껴지거나 바람직하지 못한 행동을 하기 전에 그런 생각을 포착할 수 있게 된다.

자각을 해야 한다. 음식을 접할 때마다 필연적으로 떠오르는 음식 관련 대화에 관심을 쏟자. 당신을 도와주거나 해로운 영향을 끼치는 여러 목소리들에 주의를 기울이자.

음식과의 화해를 어렵게 만드는 음식 경찰의 목소리를 없애야 한다. 영양 정보로 가장한 영양 정보 제공자의 목소리에 반박하자. 음식 인류학자의 눈과 목소리로 관찰해 합리적인 방향으로 나아가자. 음식으로 스트레스를 해소하지 말고 반항 조력자의 생각을 소리 내어 말하자. 양육자의 목소리가 당신을 위로해주고 힘든 시간을 헤쳐 나가도록 도와줄 것이다. 그리고 마지막으로 직관적 식사자의 목소리를 이루는 긍정적인 목소리들에 민감해지자.

CHAPTER 09

원칙 5 포만감을
느껴라

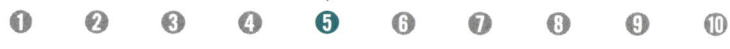

포만감을 느껴라
더 이상 배고프지 않다고 말하는 몸의 신호에 귀를 기울인다. 편안할 정도로 배가 부르다고 알려주는 신호를 관찰한다. 음식을 먹는 도중에 잠깐 멈추어 맛이 어떤지, 포만감이 어느 정도인지 짚어본다.

우리가 만난 만성 다이어터의 대다수는 음식을 남기지 않고 다 먹었다. 그리고 대부분은 끝까지 먹지 않으려고 노력했다고 말한다. 습관적으로 다 먹지 않고 포만감을 존중하여 배가 부르면 음식을 남기는 게 지극히 당연해 보일 것이다. 하지만 음식을 남기는 일이 그렇게 쉽지는 않다. 특히나 늘 다이어트를 하는 사람에게는 더욱 그렇다.

다이어트는 식사 시간에 먹을 수 있는 자격을 부여한다. '허락된' 음식일 경우라면 말이다. 아이러니하게도 이러한 자격 부여는 음식을 남기지 않고 다 먹어야 한다는 생각을 굳힌다. 특히 슬림-패스트Slim-Fast 같은 따로 처방이 필요 없는 액체 다이어트 식품을 섭취하는 사람들의 경우가 그렇다. (액체 형태의 다이어트 식품을 먹는 사람은 대부분 아침과 점심으로 '유동식'을 섭취한 후, 저녁에 '진짜' 음식으로 '실용적인 식사를 한다'.) 당연히 제대로 된 식사를 할 수 있는 기회가 오면 조금도 남기지 않고 박박 긁어먹을 수밖에 없다. 하지만 과식이라고 생각하지 않는다. '먹을 자격이 있으며' 정확한 양을 먹는 것뿐이니까.

일반 음식으로 이루어진 다이어트 식단들도 한 끼에 매우 적은 양을 허용한다. 마찬가지로 먹을 수 있을 때 먹어야 한다는 생각이 들게 만든다. 양이 조금밖에 되지 않는데 남길 사람이 어디 있을까? 예를 들어 냉동 다이어트 식품은 한 봉지에 약 300칼로리(그보다 낮은 경우도 많다)밖에 되지 않아 먹어도 포만감이 생기지 않는다. 거기에다 최근에는 한 봉지에 200칼로리 정도로 더 적게 포장되어 팔리는 추세다. 이런 식사로는 내부 신호, 특히 포만감의 신호와 연결되지 못한다. 그저 남김없이 다 먹어치우게 만든다.

다이어트 식단을 포기한 지가 몇 년이지만 당신은 아직도 지방 그램 수를 철저하게 계산하고 있을 수 있다. 지방이 들어 있지 않은 음식을 먹을 때는 무조건 남김없이 먹을지도 모른다. 우리는 몇몇 고객이 먹을 자격이 있다는 생각에 무지방 초코과자 한 봉지를 전혀 개의치 않고 뚝딱 먹어치우는 모습을 보았다. 불행하게도 무지방이 칼로리 제로라는 뜻이 아니지만, '지방이 들어 있지 않으니까 마음껏 먹어도 돼'라는 생각으로 합리화한 것이다.

물론 음식을 남김없이 먹어치우게 만드는 다른 요인들도 있다.

- 어릴 때 음식을 남기면 안 된다고 교육 받았다.
- 힘든 경제 사정 탓에 혹은 음식은 소중한 것이니 낭비하지 말라는 말을 듣고 자랐다.
- 음식을 다 먹는 뿌리박힌 습관이 있다.
- 극도로 배가 고픈 상태에서 먹는다. 식욕이 한껏 자극되어 정상적인 포만감 신호를 초과할 때까지 먹기 쉽다.

음식을 남김없이 먹지 않아도 과식을 하거나 편안한 포만감을 지나칠 수 있다. 우리는 음식을 남기는 고객들이라도 불편할 정도의 포만감이 느껴져야만 그만 먹는다는 사실을 발견했다. 적당한 포만감을 알아차리지 못하거나 포만감을 존중할 수 없다는 것이 문제라는 뜻이다.

편안한 포만감

• • •

포만감 존중, 즉 충분한 양을 먹었을 때 그만 먹는 능력은 먹어도 된다는 무조건인 허락에 달려 있다('원칙3 음식과 화해하라' 참조). 나중에 먹을 수 없다고 생각하면 눈앞의 음식을 어떻게 남길 수 있겠는가? 배고플 때 또 먹어도 된다고 진정으로 허락하지 않으면 혹은 나중에도 먹을 수 있다는 사실을 알지 못한다면 포만감 존중은 근거 없고 독단적인 다이어트가 될 뿐이다. 제대로 자리 잡힐 수가 없다.

놀랍게도 많은 고객이 편안한 포만감의 느낌을 알지 못한다. 과식의 느낌은 상세하게 설명할 수 있으면서 말이다. 특히 늘 다이어트를 하는 사람일수록 편안한 포만감의 느낌을 착각하는 경우가 많다. 편안한 포만감이 무엇인지도 모르는데 어떻게 편안한 포만감 수준에 이를 수 있겠는가? 눈을 감은 채 혹은 어디에 있는지도 모른 채 표적을 겨냥하는 것과 뭐가 다른가. 특히 음식을 끝까지 먹는 습관이 있다면 더더욱 그렇다. 또한 배고프지 않을 때 먹으면 언제쯤 포만감을 느끼고 그만 먹어야 하는지 알아내기가 어렵다.

편안한 포만감은 어떤 느낌일까? 다음은 우리 고객들이 말하는 공통적인 특징이다.

- 배 속이 찬 듯한 미묘한 느낌
- 속이 든든하고 만족감을 느낌
- 아무런 느낌이 없음 – 배고프지도 배부르지도 않음

포만감에 대한 느낌은 개인에 따라 크게 다르다. 마치 하늘에서 내리는 눈의 느낌을 설명할 때처럼 사람마다 다르게 설명할 수 있다. 이 책에서 어느 정도 설명은 해줄 수 있지만 직접 겪고 자신의 몸에서 나오는 느낌을 알아야 한다.

포만감을 존중하는 방법

습관적으로 음식을 끝까지 먹으면 식사가 자동 모드로 굳어진다. 우리는 이런 패턴을 깨뜨리기 위해 예민하게 느끼거나 과도하게 의식하면 도움이 된다는 사실을 발견했다. 의식하면서 음식을 섭취하라는 뜻이다. 당신은 먹는 행동을 의식하고 있다고 생각하겠지만 먹는 도중 어느 지점부터 강한 무의식 상태에서 입안에 음식을 집어넣는 경우가 대부분이고 음식 맛도 못 느낀다. 그러면 편안한 포만감을 그냥 지나치기가 쉽다.

의식적인 식사

자동적인 식사 습관에서 멀어지는 첫 걸음은 바로 의식적인 식사다. 마치 현미경으로 관찰하듯 중립적으로 자신의 식사를 관찰하는 단계를 말한다. (이때 음식 인류학자의 목소리가 큰 도움이 된다.) 우리는 관찰 단계를 여러 개로 나누었는데 처음에는 짧게 잠시 멈추는 시간을 가지는 것으로 시작한다. 현재 식사 상태를 평가하고 재정비하는 시간이다. 운동선수와 코치가 경기 중간에 전략을 의논하는 시간을 가지는 일과 비슷하다. 그 방법은 다음과 같다.

음식을 먹는 도중에 잠시 멈추는 시간을 가진다   이 잠깐 멈추는 시간은 그만 먹기 위한 목적이 아니다. 몸과 미각과 이어지기 위함이다. (잠깐 멈추는 것이 음식을 그만 먹어야 한다는 뜻이라고 생각한다면 이 단계가 내키지 않을 것이다. 우리 고객들도 그만 먹어야 한다는 뜻인 줄 알고 반발심이 들었다고 고백한 경우가 많았다.) 잠시 멈추는 시간에 다음 사항을 확인한다.

• 미각 확인: 이것은 대개 즐거움을 주는 일이므로 가장 처음 실시한

다. 음식 맛에 대해 생각해본다. 당신이 좋아하는 맛인가? 아니면 눈앞에 있다는 이유만으로 계속 먹는가?

- 포만감 확인: 배고픔과 배부름 정도를 생각해본다. 배가 고픈가 부른가 아니면 허기가 사라지고 포만감이 느껴지기 시작하는가? 처음에는 알아맞히지 못하는 기분이 들 것이다. 인내심을 가지고 자신을 안에서부터 알아간다는 사실을 기억하자. 단 한 끼의 식사만으로 누군가에 대해 알기 어렵듯이 단 한 번의 식사나 간식으로 포만감의 정도를 정확히 알 수는 없다. 시간이 걸린다. 하지만 배고픔의 정도에 점점 민감해지고 배고픔을 존중하게 될수록 이 단계가 수월해질 것이다. 열린 자세로 임하는 것이 좋다. 언제 무엇을 먹었는지에 따라 포만감의 정도가 크게 달라질 수 있기 때문이다. 아직 배가 고프다면 계속 먹는다.

(양에 상관없이) 다 먹은 후에 포만감의 정도에 대해 생각해본다 편안할 정도의 포만감에 이르렀는가? 아니면 지나쳤는가? 그렇다면 얼마나 지나쳤는가? 포만감 발견 등급을 참고하면 포만 신호와 이어지는 데 도움이 된다. (참고: 포만감에 초점을 둘 뿐 127쪽의 배고픔 발견 등급과 동일하다.)

마지막 한 입의 문턱을 알아낸다 이때가 종점이다. 그 한 입이 마지막이라는 것을 알 수 있다. 물론 그렇게 되기까지는 오래 걸릴지도 모른다. 몸이 보내는 포만감 신호와 오래 단절되어 있었을수록 더 오래 걸릴 것이다. 앞에서 말했듯이 배고픔을 존중한다면 배고픔을 알아차리기가 훨씬 수월하다.(원칙 2 참고.) 하지만 애초에 생리적인 배고픔 때문에 먹는 것이 아니라면 어떻게 포만감을 느끼고 그만 먹을 수가 있겠는가?(포만감이 어떤 느낌인지 알 수 있겠는가?) 제발 인내심을 가지자.

음식을 남겨야 한다는 의무감을 느끼지 않는다 만약 이 연습법 자체에 거부감이 든다면 아마도 과거의 다이어트 경험 때문일 것이다. 음식을 남겨야만 한다는 의무감은 다이어트 사고방식의 잔재일 뿐이다. 음식을 남겨야 할 의무는 없다는 사실을 기억하자. 대신 포만감의 정도와 미각에 대해 알아야 한다. 어느 정도 포만감이 느껴져도 더 먹는 쪽을 선택하는 것은 지극히 정상적인 일이다. 괜찮다. 우리는 많은 고객이 더 먹는 쪽을 선택하고 '무조건적인 허락'을 시험한다는 사실을 발견했다. 하지만 어느 정도 시간이 지나면 새로움이 무뎌지고 박탈감이 약해져서 음식을 그만 먹기가 한결 수월해진다. 어느 정도 의식을 가지고 자신의 몸과 계속 이어질 필요가 있다. 하지만 포만감을 알아차리고 존중하는 습관을 기르면 몸이 느끼는 편안함과 평온함에 큰 변화가 생긴다.

포만감 발견 등급													
시간	음식	포만감 등급											
		0	1	2	3	4	5	6	7	8	9	10	

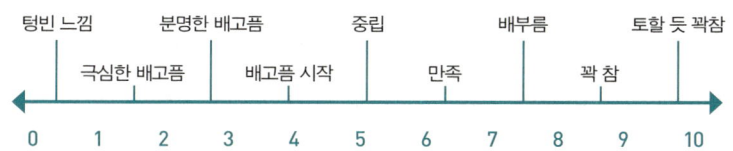

음식을 먹은 후에 포만감의 정도를 확인한다. 6, 7은 적당히 만족스러운 수준이다. 8은 배가 부른 상태이고 9는 배가 꽉 찬 상태, 10은 너무 먹어서 토할 듯한 수준이다. 6이나 7에서 그만 먹는 연습을 한다. 결국 이 정도의 만족감이 느껴지는 때가 마지막 한 입의 문턱이라는 사실을 깨닫게 될 것이다.

먹기 시작할 때 배고픔이 심할수록 높은 수준의 포만감까지 먹게 된다는 사실을 기억하자. 3이나 4 상태에서 먹기 시작하면 배는 부르지만 과식은 아닌 6~7에서 끝낼 가능성이 높아진다.

의식 수준을 높이는 방법

의식적인 행동을 동시에 두 가지 하기는 매우 힘들다. 저글링 하듯 한 번에 무수히 많은 일을 처리한다고 해도 뇌는 주로 한 가지에만 집중한다. 열쇠를 꽂아놓은 상태로 자동차 문을 닫는 사람들이 많은 이유도 그 때문이다. 제 시간에 출근하려 하거나 장 본 물건을 꺼내는 등 다른 일에 집중하기 때문에 생기는 일이다. 마찬가지로 음식을 먹을 때도 의식적으로 해야만 가장 효과적이다.

방해물이 없는 상태에서 먹는다 먹는 행동 자체를 소중하게 여기고 즐긴다. 정신없이 바쁜 변호사 아델은 시간을 최대한 효과적으로 활용하는 습관이 있었다. 먹을 때도 다른 일을 함께 했다. 점심을 먹으면서 서류를 읽고 저녁을 먹으면서 잡지를 읽었다. 그러던 그녀가 집에서는 아무런 방해물이 없는 상태에서 먹기로 결심했다. 직장에서는 점심식사를 별도로 할 수 없을 정도로 바빴기 때문이다. 집에서 먹을 때 먹는 일에만 집중하자 보통 때보다 적은 양을 먹는다는 사실을 발견했다. 놀랍게도 그 이유는 양을 줄이려고 노력해서가 아니라 포만감을 훨씬 일찍 발견하게 되기 때문이다. 아델은 다이어트를 하지 않는데도 '노력하지 않고' 섭취량이 줄어들고 박탈감 없이 포만감이 느껴진다는 사실에 잔뜩 흥분했다. 직장에서는 어렵지만 집에서는 그런 방법을 계속 해나갈 생각이다. 그것만으로도 큰 발전이었다! 많은 고객이 방해물 없이 먹으라는 것을 고정불변의 원칙이라고 생각하고 어쩌다 신문을 보면서 아침을 먹고 TV를 보며 간식을 먹으면 죄책감을 느낀다. 하지만 직관적 식사는 어기면 큰일 나는 원칙이 따르는 다이어트가 아님을 명심하자. 직관적 식사에서 효과적인 방법을 알려주는 내적인 지혜를 지닌 사람은 오로지 당신뿐이다. 효과적이지 못한 방법도 당신만 알고 있다.

그만 먹겠다는 의식적인 결정을 강화한다 마지막 한 입의 문턱에 이르러 그만 먹기로 결정할 때 의식적인 행동을 하면 도움이 된다. 이를테면 접시를 살짝 옆으로 밀거나 숟가락이나 냅킨을 접시에 올려놓는다거나 하는 행동이다. 이런 행동들은 그만 먹겠다는 결정을 상기시켜준다. 그렇지 않으면 의도와 다르게 남은 음식을 야금야금 먹을 공산이 크다. 음식을 낭비하는 것이 신경 쓰인다면 남은 음식을 잘 보관해두었다가 나중에 먹는다. 외식을 할 때는 남은 음식을 포장해서 온다.

의무적인 식사에서 자신을 방어한다 "고맙지만 사양할게요!"라는 말을 연습해야 한다는 뜻이다. 나(에블린)는 손님 한 명당 웨이터가 대기하고 있음직한 고상한 칵테일파티에 갔다가 그 중요성을 깨달았다. 손에서 음식이나 술이 사라지자마자 옆에 있던 웨이터가 다가와서 음식과 술을 또 권했다. 특히 대화 도중일수록 웨이터의 제안을 '승낙'하는 편이 훨씬 더 간편했다. 마음씨 넉넉한 집주인부터 불쾌한 친척에 이르기까지 어떤 자리에서건 선한 의도지만 '음식을 강권하는' 사람이 있기 마련이다. 고급 레스토랑에서 와인을 즐기는 사람은 특히 조심해야 한다. 웨이터가 잔이 비지 않도록 계속 듬뿍 따라줄 테니까. 의식하고 있지 않으면 생각보다 더 많이 마시기 쉽다. 얼마나 먹고 마실지는 자신이 책임져야 한다는 사실을 기억하자.

포만감 요인

"두 시간 전에 허기와 포만감을 존중하면서 먹었어. 두 시간밖에 안 됐는데 어떻게 또 배가 고플 수 있는 거야?" 밀물과 썰물 같은 포만감의 신호가 혼란스럽게 느껴질 수도 있지만 정도가 다른 배고픔과 배부름을 느끼는 것은 지극히 정상적인 일이다. 특히 몸의 신호에 막 귀 기울이기 시작할 때는 더욱 그렇다. 포만감에 영향을 주는 요인에도 여러 가지가 있다. 그 중에는 생물학적인 요인도 있고 사회적인 요인도 존재한다. 포만감 신호를 알면 몸에 대한 믿음이 생기고 포만감을 느끼기가 훨씬 쉬워진다.

편안한 포만감을 알아차리는 능력은 결국 한 끼에 음식을 얼마나 섭취할 것인지를 결정짓는다. 그리고 한 끼 섭취량은 다음과 같은 포만감 요인에 영향을 받는다.

- 음식의 종류. 많은 양이 필요한 영양소인 단백질, 탄수화물, 지방은 음식 에너지의 총량에 기여하므로 이후의 섭취량에 영향을 끼친다. 부피가 크고 수분을 다량 함유한 섬유질 같이 여러 요인들도 포만감에 영향을 줄 수 있다. 여러 연구에 따르면 특히 단백질은 섭취량을 억제하는 효과가 크다.
- 배고픔의 정도. 음식 섭취 후 지나간 시간이나 배 속에 아직 남아있는 음식의 양과 관련 있다. 극심한 배고픔을 느끼는 상태에서 먹으면 포만감을 무시하고 과식할 가능성이 높아진다.
- 사회적 영향력. 다른 사람들과 함께 먹는 것도 양에 영향을 끼친다.

- 테이블에 모인 사람의 숫자가 많을수록 음식을 맛보려는 사람도 늘어난다.
- 사람들과 함께 먹을수록 식사 시간이 길어진다.
- 주말에 음식 섭취량이 늘어나는 것은 대개 사람들과 함께 하기 때문이다.

하지만 연구에 따르면 다이어트를 늘 하는 사람은 누군가 자신을 '보고' 있으면 섭취량을 줄인다. 다이어트를 늘 하는 사람이 아니더라도 '모범적' 식단을 추구하는 사람과 함께 식사할 때는 섭취량이 줄어든다. 어느 연구에서는 '모범적' 식단을 추구하는 사람이 잘 먹지 않으면 다이어트를 하지 않는 사람도 잘 먹지 않는다는 결과가 나왔다.

사회적 환경에서는 생리적인 신호를 무시하거나 주의가 흐트러지는 경향이 있다. 우리는 목적을 가지고 의식적으로 먹는 것이야말로 사회적 딜레마를 극복하는 열쇠임을 발견했다.

포만감에 영향을 끼치는 요소에는 분명히 여러 가지가 있다. 여러 변수의 영향을 받는다는 점을 고려할 때 먹고 싶은 양도 변할 수 있다는 것은 놀라운 일이 아니다. 따라서 의식적으로 먹어야 한다는 사실을 꼭 기억하자.

헛배 부른 음식 알아차리기

마치 공갈 젖꼭지처럼 그저 배고픔을 달래려 음식을 먹으면 역효과가 일어날 수 있다. 위안의 효과가 오래 지속되지 않을 것이다. 특히 '헛배 부른 음식'이 그렇다. 배를 채우는 주지만 자양분은 별로 들어 있지 않은 음식이다. 헛배 부른 음식에는 기름 없이 고온에서 튀긴 팝콘, 옥수수나 쌀로 만든 뻥튀기 과자, 무지방 크래커, 야채 스틱, 칼로리 제로 음료 등이 있다. 포만감을 바라고 먹으면 엄청나게 많은 양을 먹게 된다. 결국 '식사를 마무리 지을' 든든한 음식을 찾고 있는 자신을 발견할 것이다. '지속력'을 원하거나 배가 약간 든든해지기를 원한다면 탄수화물과 단백질, 지방이 들어 있는 균형 잡힌 식사나 간식이 도움이 되는 이유도 그 때문이다.

지속력 있는 음식

섬유질, 복합탄수화물, 단백질, 지방이 함유된 음식은 포만감을 높여주는 데 도움이 된다. 아이러니하게도 만성 다이어터들은 포만감을 높여주는 복합탄수화물과 지방이 든 음식을 피하는 경향이 있다. 다음 표에서 '포만감이 덜한 음식'과 '지속력을 높이는 방법'을 알아보자. (가벼운 음식은 지속력이 부족할 뿐 잘못된 음식은 아니다.)

포만감이 덜한 음식	지속력을 높이는 방법: 다음과 같은 음식을 추가하면 포만감을 높일 수 있음
샐러드 (복합탄수화물이 없고 단백질도 부족)	단백질: 참치, 닭고기, 병아리콩, 강낭콩 탄수화물: 크래커, 잡곡빵 지방: 샐러드드레싱
과일 (단백질이 없고 양에 따라 탄수화물이 부족)	단백질/탄수화물/지방: 치즈와 잡곡 크래커, 샌드위치, 무지방 요구르트
질면조 가슴살 (섬유질과 탄수화물, 지방이 없음)	탄수화물/지방: 잡곡 빵, 잡곡 베이글, 잡곡 크래커, 마요네즈

· · · · · · · ·

배가 고프지도 않은 데 또 먹고 있는 자신을 발견했다면 음식을 대처 수단으로 활용하고 있을 가능성이 높다. 하지만 명백하고 극적이지 않을 때가 많다. 이는 11장에서 자세히 살펴볼 것이다.

그전에 한 가지 더 짚고 넘어 가자. 편안한 포만감이 느껴지지만 그래도 뭔가 허전함이 든다면 만족 요인 때문일 수 있다. 만족감은 우리가 원칙의 하나로 포함시켰을 정도로 중요한 부분이다. 다음 장에서 자세히 살펴보자.

CHAPTER 10

원칙 6 만족 요인을 찾아라

만족 요인을 찾아라

지혜롭게도 일본인들은 건강한 삶의 목표에 만족감을 넣는다. 건강하고 날씬한 몸매에 대한 광적인 집착은 존재의 가장 기본적인 즐거움을 간과하게 만든다. 먹는 것에서 느끼는 기쁨과 만족 말이다. 기분 좋은 환경에서 정말로 원하는 음식을 먹을 때의 즐거움은 커다란 만족감을 선사한다. 이러한 경험을 스스로에게 제공한다면 적은 양으로도 '충분히' 먹었다고 생각하게 될 것이다.

만족감의 요인은 왜 그렇게 강력할까? 매슬로우는 인간이 충족되지 않은 욕구에 의해 움직인다고 했다. 우리는 가질 수 없는 것을 원하고 욕구가 충족되지 않아 생기는 박탈감을 없애기 위해서라면 무엇이든지 할 것이다. 음식이나 인간관계, 커리어 등 무엇이든 간에 욕구가 충족되지 않으면 우리는 행복하지 않다. 이 책이 출간된 후 17년 동안 음식에서 만족감을 찾는 것이 직관적 식사로 가는 과정의 원동력이라는 사실이 더욱 명백해졌다. 여러 개의 바퀴살로 이루어진 바퀴를 떠올려보자. 우리는 그 이미지로 고객들에게 직관적 식사의 원동력이 무엇인지 설명해준다. 만족감의 중심축은 10개의 바퀴살로 이루어지는데, 각각의 바퀴살은 만족감에 영향을 끼치는 직관적 식사의 원칙을 상징한다.

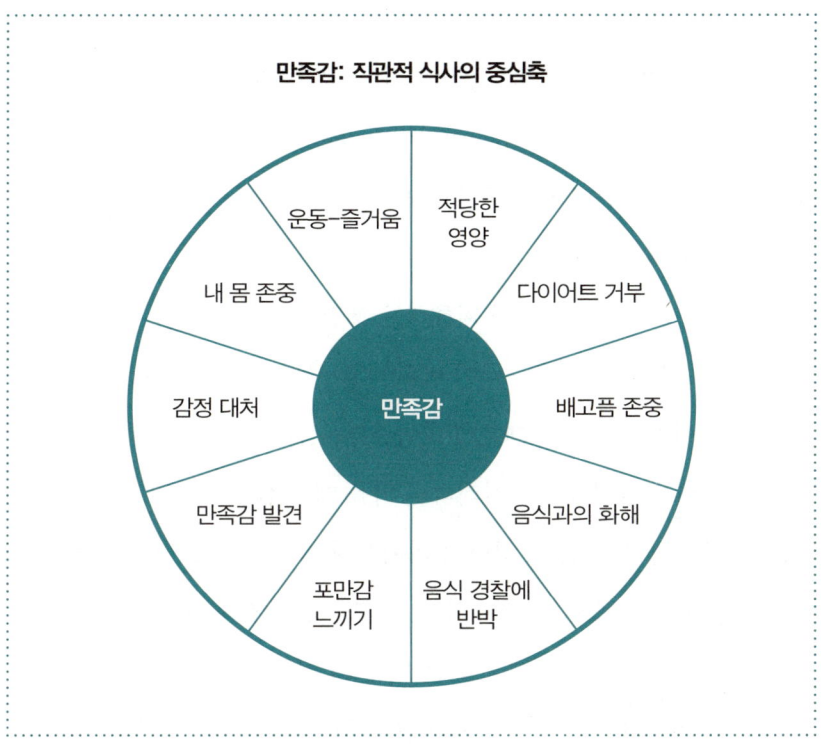

만족감을 느끼려면 당신이 좋아하는 음식, '필요로 하는 바로 그것'이 식사에 포함되어 있어야 한다. 스테이크가 먹고 싶은데 샐러드를 먹는다면 만족감이 생기지 않을 것이다. 그리고 배고프지 않은 상태에서 먹는 음식이라면 만족감이 약해질 것이다. 그래도 어쨌든 먹겠지만 어느 정도라도 배가 고플 때보다는 맛이 덜하다. 반대로 엄청나게 배고픈 상태에서 먹으면 맛을 느낄 틈도 없이 먹어치운다. 만족스러운 경험일 수가 없다! 하지만 적당히 배고픈 상태에서 맛있는 음식을 먹는다면 끝까지 다 먹기 전에 편안한 포만감을 느낄 가능성이 크다. 그러나 끝까지 다 먹으면 맛이 약해질 것이다. 미각이 차츰 둔감해지기 때문인데, 특히 배가 부르면 더욱 둔감해진다.

가족과 한 참 다투다가 식사를 한다고 생각해보자. 과연 음식이 얼마나 맛있을까? 먹은 사실조차 알아차리지 못할 수도 있다. 어떤 감정을 억누르기 위해 먹었던 기억을 떠올려보자. 역시나 별로 만족스러운 경험이 아니었을 것이다.

배고픔을 존중하고 음식과 화해하고 포만감을 느끼고 음식을 감정 대처 수단으로 이용하지 않는 것이 바퀴살 중 4개를 이룬다. 여전히 다이어트 사고에 머물러 있다면 애초에 만족스러운 음식을 선택하지 않을 것이고, 만족스러운 음식을 선택하더라도 먹을 때 자신을 비판할 것이다.

몸을 존중하는 것도 또 하나의 바퀴살에 속한다. 옷을 편안하게 입고 자신의 몸을 비난하지 않으며 식사를 하면 먹는 것에 대한 만족도가 올라간다. 어떤 음식을 먹었다고 혹은 먹은 것 자체에 대해 꾸짖는 음식 경찰에게 이의를 제기하는 것도 만족감을 최대한 올려줄 것이다. 이 책의 후반부에서 살펴보겠지만 운동과 영양이 직관적 식사와 어떤 관계인지, 또 활기차게 움직여 좋은 기분을 느끼면 직관적 식사에 어떤 도움이 되는지, 만족스러운 식사가 어떻게 자기 만족감을 높여주는지 알게 될 것이다. 어쨌든 이 단계에서는 영양이 풍부한 음식이든 건강에 별로 좋지 않은 음식이든 모두 먹고 싶어 할 것이므로 식사 만족도가 정점에 이를 것이다.

당신은 아마 다이어트 사고방식을 버리고 직관적 식사를 시작하겠다는 엄청난 도전을 앞두고 있을 수도 있다. 그 변화를 위해 동기부여가 필요하다면 일상의 먹는 행동에서 만족감을 찾는 방법을 고려해보기 바란다. 먹는 것에 대한 만족감을 기본으로 하는 충만한 삶을 원하지 않는 사람이 있겠는가? 이 장에서는 만족감을 찾는 방법을 확실하게 알려줄 것이다.

감자칩이 먹고 싶은데 대신 뻥튀기 과자를 먹은 적이 얼마나 많은가? 감자칩 한 주먹을 먹으면 느낄 수 있는 만족감을 찾으려 당근과 사과를 얼마나 많이 먹었는가? 진정한 만족감을 느끼면 훨씬 적은 양을 먹는다. 반대로 불만족스러우면 더 많은 양을 먹게 되고 포만감과 상관없이 또 다른 것을 먹으려고 한다.

우리 고객인 프랜은 점심 때 옥수수빵 한 조각을 먹고 싶었지만 자제했다. 저녁 식사 때 옥수수빵을 먹으려고 생각했지만 또 그만두었다. 그날 밤 그녀는 다이어트용 디저트를 6개나 먹었다. 정말로 원하는 것은 옥수수빵이었기에 아무리 디저트를 먹어도 옥수수빵에 대한 갈망은 채워지지 않았다. 아이러니하게도 다이어트용 디저트의 칼로리는 옥수수빵 한 조각의 칼로리를 훨씬 초과했다. 프랜은 원래 먹고 싶었던 음식의 만족 요인을 부인함으로써 생겨난 공허감을 채우려고 다이어트용 디저트를 대신 먹으면서 '유령 음식'을 좇은 것이다.

두려워하지 말고 음식을 즐겨라

미국인은 체중을 줄이거나 건강을 되찾는 음식의 마력에 너무 집착한 나머지 음식이 삶에서 차지하는 매우 중요한 역할은 등한시한다. 즐거움을 주는 역할 말이다. 앞에서도 말했다시피, 일본인은 즐거움을 건강한 식사의 목표로 추구한다. '먹는 것과 관련 있는 모든 일을 즐거운 경험으로 만들어라'가 건강한 식생활의 지침 중 하나다. 하지만 미국인에게는 얼마나 모순적인 조언인가. 특히 음식을 적으로 여기고 먹는 행위를 '유혹적인' 음식과 그것을 피하는 의지력의 전쟁으로 바라보는 다이어터들에게는 더욱 그러하다.

우리가 만나는 다이어터들은 대부분 먹는 행동에 만족과 즐거움이 얼마나 중요한지 잊어버렸다. 심지어 즐거움의 낌새만 있어도 잘못이라며 죄책감을 느끼는 사람들도 있다. 청교도의 뿌리와 자기부정의 전통이 강한 사회에서 살고 있으니 놀라운 일도 아니다. 다이어트에는 희생을 하고 결과가 기대보다 낮아도 받아들이는 청교도적인 윤리가 직접적으로 작용한다. 하지만 기대보다 못한 음식을 받아들여야만 하면 식욕만 커지고 결국은 과식을 하기 마련이다.

질이라는 젊은 여성이 딱 그 짝이다. 먹는 즐거움을 두려워하여 음식을 제한했다. 질은 체중 감량 효과를 기준으로 음식을 선택했다. 즐거움을 주는 음식을 한 번 맛이라도 보면 절대로 제어할 수 없으리라고 믿었다. 다이어트를 할 때마다 금지된 음식을 먹고 싶은 갈망이 강렬해졌다. 그래서 '유령 음식', 즉 갈망을 가라앉혀줄 만한 음식을 먹었다. 이를테면 초콜릿 쿠키가 먹고 싶으면 무지방 크래커에 무설탕 잼을 발라서 먹었다. 그래도 만족스럽지 않아 시나몬 맛 라이스케이크와 '건강에 좋은' 무지방 쿠키와 건과일을 잔뜩 먹었다. 결국 그 날 잠자리에 들기 전까지 질이 먹은 다이어트 음식의 양은 그냥 초콜릿 쿠키를 먹는 것보다 10배나 더 많았다. 그렇게 헛된 음식으로 채우려다 결국은 '항복'하고 초콜릿 쿠키를 먹은 것은 물론이다.

직관적 식사법을 배운 후에 질은 유령 음식을 찾는 것을 그만두고 진정으로 원하는 음식을 허용했다. 이제는 햄버거와 감자튀김을 주문하고 만족도가 커서 절반밖에 먹지 않는다. 정크 푸드뿐만 아니라 영양가 높은 음식도 많이 섭취해 미각의 전 영역이 충족된다는 사실을 깨달았다.

질과 마찬가지로 우리 고객들은 통제 불가능한 상태로 번질까 봐 먹는 즐거움을 허용하는 것을 두려워한다. 하지만 먹는 즐거움을 허용하면 실제로 통제 불가능한 폭식으로 번지지 않고 오히려 스스로 제한한다. 7장에서 살펴본 것처럼 박탈감이 반발적인 폭식으로 이어지게 만든다는 사실을 기억하자.

우리는 고객들에게 두 가지 식사를 비교해보게 했다. 고객들은 천천히 시간을 들여 저녁을 준비하면서 후각과 미각, 시각 등을 자극하면 만족감이 커져서 야간에 식욕이 줄어든다고 했다. 반면 집에 돌아오자마자 소파에 앉아 크래커와 탄산음료를 먹으면서 TV를 보면 광고가 나올 때마다 간식거리를 더 가져왔으며 제대로 먹은 것 같지도 않고 만족감도 없었다. 결국은 절망 어린 과식 상태로 하룻밤을 마무리한다고 했다. 이렇듯 식사가 만족스러울수록 나중에 또 먹고 싶은 갈망이 줄어든다.

켈리는 자신의 욕구를 제대로 돌볼 틈도 없이 바쁘게 생활한다. 일과 육아로 바쁘다보니 식사 준비에 시간을 투자하지 않는다. 하루 종일 다이어트를 하고 만족감을 느끼지 못하는 날에는 밤마다 식욕이 넘쳤다. 하지만 정말로 먹고 싶은 음식이 무엇인지 생각해보고 점심이나 저녁에 바로 그 음식을 먹으면 디저트를 먹고 싶은 마음이 들지 않는다는 사실을 발견했다. 뭔가를 먹을 때마다 만족감과 즐거움을 허용하면 결과적으로 섭취량도 줄어든다.

먹는 즐거움을 되찾는 방법

다이어터들은 다이어트를 해서 먹는 즐거움을 잃어 버렸거나, 다이어트를 포기할까 봐 두려워서 먹는 즐거움을 잃어버렸다. 어떻게 되찾아야 하는지도 알지 못한다. 다음은 우리가 고객들이 식사의 즐거움과 만족감을 느끼도록 도와줄 때 활용하는 방법이다.

1단계 : 정말로 먹고 싶은 음식이 무엇인지 생각한다

정말로 먹고 싶은 음식이 무엇인지 따로 시간을 내어 생각하고 그것을 먹어도 된다고 무조건 허락하고 느긋한 분위기에서 즐기면서 먹어야 만족감을 느낄 수 있다.

우리가 만나본 다이어터들은 어떻게든 음식을 먹지 않으려고 갖가지 '속임수'를 발명해낸 나머지 정말로 먹고 싶은 음식이 무엇인지 더 이상 알지 못하게 되었다는 문제가 있었다. 다이어트를 시작할 때 먹고 싶은 음식이 무엇인지 생각해본 적이 있는가? 다이어터는 그런 생각을 하지 않는다. 다이어트 자체가 정해진 음식을 먹는 것이니 자신의 욕구에 대해 생각하지 않는 것은 당연하다.

　40세의 제니퍼도 마찬가지였다. 평생 과체중이었던 그녀는 어릴 때 엄마와 의사들의 주도로 다이어트를 했다. 처음 내(엘리스) 상담실을 방문한 날부터 그녀는 다이어트의 '다'자도 듣고 싶지 않다고 선언했다. 의사의 권유로 찾아온 것일 뿐이라며 자신은 다이어트에 대해 모르는 것이 없다고 말했다. 나는 그녀에게 나도 다이어트를 신뢰하지 않으며, 그녀가 무얼 먹고 싶은지가 정말로 궁금하다고 했다. 순간 그녀가 놀란 표정을 지었다. 놀라서 답도 제대로 하지 못할 정도였던 그녀는 자신에게 먹고 싶은 음식이 무엇인지 물어본 사람은 한 명도 없었다고 했다. 그리고 잠시 깊은 생각에 잠기더니 어떤 음식을 좋아하는지 모르겠다고 했다. 제니퍼는 자신이 먹는 것을 좋아하는지조차 확신하지 못했다.

2단계 : 미각의 즐거움을 찾는다

　우리 고객들은 과거를 후회하고, 무엇을 먹을지 어떻게 하면 칼로리를 줄일 수 있을지 미래를 걱정하면서, 현재 하고 있는 먹는 행동 자체에는 집중하지 않는다. 그렇기 때문에 음식을 제대로 맛보거나 음미하지 못한다. 모든 편견을 버리고 먹는 방법을 아예 새로 배워야 할 정도다.

실험해 보라

　어떤 음식을 좋아하는지 알려면 감각적인 측면을 탐구해보아야 한다. 그러려면 의식적인 실험 기간이 필요하다. 혀와 함께 즐거운 감각 여행을 떠나보자.

- 맛. 음식이 혀에 닿으면 단맛, 짠맛, 신맛, 쓴맛 중에 어느 맛이 강한지 느껴보자. 하루 동안 여러 번 이 실험을 하면서 특정한 시간에 특정한 맛이 어떤 기분으로 다가오는지 알아보자. 아침에 단맛이 끌려서 와플이나 팬케이크를 먹고 싶어 하는 사람도 있고 단맛에 거부감을 느끼는 사람도 있다.
- 식감. 혀로 음식을 감싸고 씹어보며 다양한 식감을 실험해본다. 바삭한 느낌이 어떻게 다가오는가? 바삭한 음식을 씹는 것이 거슬리는가 아니면 만족스러운가? 크림 같이 부드러운 질감에 대한 반응은 어떤가? 많이 씹어야 하는 질긴 음식은 어떤 느낌인가? 때때로 그냥 삼켜버리고 싶을 때도 있는 것처럼 기분에 따라 질감이 다르게 느껴질 수 있다는 점도 감안하자.
- 향. 음식의 향이 맛이나 질감보다 식욕에 더 큰 영향을 끼칠 수도 있다. 여러 가지 향에 주의를 기울여보자. 이를테면 빵집에서 풍기는 갓 구운 빵이나 추출되는 커피의 향을 맡아본다.
- 겉모양. 음식 예술가들은 보기 좋은 것이 먹기도 좋다는 사실을 잘 알고 있다. 당신이 먹으려는 음식을 한 번 살펴보자. 눈으로 보기에 매력적인가? 신선해 보이는가? 색깔이 흥미로운가?
- 온도. 춥고 비 오는 날이면 따끈한 김이 나는 수프는 먹고 싶지만 덜덜 떨며 아이스크림을 먹고 싶지는 않을 것이다. 가장 매력적으로 느끼는 음식의 온도에 대해 생각해본다.

사람마다 맛의 경험이 다르므로 모든 음식이 전부 다 매력적으로 느껴질 수는 없는 법이다. 당신이 회를 싫어한다면 아무리 맛있는 초밥 가게에 가더라도 그림에 떡이다. 이유가 뭐든 옥수수를 먹고 좋지 않았던 경험이 있다면 옥수수가 그냥 싫을 수 있다. 선호는 평생 갈 수도 있고 바뀔 수도 있기 때문에 만족감을 주는 음식을 선택할 수 있도록 식욕을 자극하는 음식에 계속 주의를 기울인다.

어떤 음식이 먹고 싶은지 느껴보라

음식이 주는 감각에 주의를 기울이는 실험을 거친 후에는, 먹고 싶은 음식을 결정하기 위해 정말로 먹고 싶은 음식이 무엇인지 감지하는 시간을 가진다. 결정할 수가 없거나 좀 더 명확하게 할 필요가 있으면 질문을 해본다.

- 어떤 음식을 먹고 싶은 느낌이 드는가?
- 어떤 향에 끌리는가?
- 어떤 모양이 좋은가?
- 단맛, 짠맛, 신맛, 쓴맛 등 어떤 맛을 원하는가?
- 바삭바삭한 것, 부드러운 것, 말랑말랑한 것, 쫀득쫀득한 것 중에서 어느 것을 원하는가?
- 뜨겁거나 차가운 것, 미지근한 것 중에서 어느 것을 원하는가?
- 배 속이 든든한 것을 원하는가 아니면 가벼운 것을 원하는가?
- 다 먹고 난 후 어떤 느낌일까?

이처럼 식사를 하기 전에 생각해보는 시간을 가지면 그 때 그 때 먹고 싶은 음식을 알 수 있다. 평소 자신의 맛 선호도를 알고 있으면 레스토랑에서 메뉴를 고를 때나 슈퍼마켓에서 장을 볼 때 올바른 선택을 할 수 있을 것이다.

식사에서 만족감을 느끼는 또 다른 열쇠는 몇 입을 먹고 나서 잠깐 멈추는 것에 있다. 맛이 당신의 욕구와 일치하는가? 계속 먹을 만큼 만족스러운가?

3단계 : 먹는 행위를 즐거운 경험으로 만든다

맛을 음미하라

유럽에는 음식의 풍미를 느끼면서 느리게 먹는 경험을 파는 시장이 형성되어 있는 듯 보인다. 맛을 제대로 음미하면서 느긋하게 점심을 먹을 수 있도록 가게 문을 잠시 닫는가 하면, 친구들끼리 모여 대화하면서 음식을 즐기기도 한다. 반면 미국인들은 회의를 하면서 책상에서 저녁을 먹거나(운이 좋으면 15분 정도) 급하게 아이들을 데리러 가는 도중에 패스트푸드점에 들러 끼니를 때운다. 어느 쪽이 식사에 대한 만족도가 높을까?

앨리는 높은 생산성 압박에 시달리는 기업의 임원이다. 출근하자마자 동부 지사와 회의를 해야 하는 긴장감 때문에 항상 아침을 거르고 출근한다. 또 자리에 앉아서 점심을 먹는 것은 생각지도 못한다. 정신없이 하루를 보내는 것이 익숙해진 나머지 저녁에 집에 돌아와서는 남편과 딸이 샐러드를 다 먹기도 전에 모든 음식을 허겁지겁 다 해치워 버린다.

앨리처럼 식사를 다급하게 하면 음식의 감각적인 측면을 경험할 기회를 가지지 못한다. 음식의 여러 가지 색깔과 모양이 지닌 매력을 음미할 시간이 없다. 맛은 물론이고 향, 질감도 느끼지 못한다.

음식의 맛을 음미하면서 식사에 대한 만족도를 높이려면,

- 음식에 주의를 기울일 수 있는 시간을 마련한다. 한 끼마다 어느 정도의 식사 시간을 허용한다. 단 15분이라도 좋다.
- 냉장고 앞에 서서 혹은 걸으면서 먹으면 주의가 산만해져 만족도가 떨어지니 앉아서 먹는다.
- 음식을 먹기 전에 몇 번 심호흡을 한다. 심호흡은 침착함과 집중도를 높여 천천히 먹는 일에 집중하게 해준다.
- 최대한 느리게 먹는 것에 주의를 기울인다. 미각은 배가 아니라 혀에 위치한다는 사실을 잊지 말자.
- 입에 음식을 넣을 때마다 맛을 음미한다. 음식의 여러 가지 맛과 질감을 체험한다.
- 식사 도중에 가끔씩 숟가락을 내려놓는다. 느리게 먹는 데 도움이 된다.
- 원칙 5 '포만감을 느껴라'를 되뇐다. 마지막 한 입의 문턱에 도달하면 맛이나 만족도가 떨어질 것이므로 식사를 하는 도중에 포만감의 정도를 확인해본다(9장 참고).
- 마지막으로, 만족감의 3S를 기억한다.

- 천천히 먹는다(Slowly)

- 감각을 느끼며 먹는다(Sensually)

- 한 입씩 음미하며 먹는다(Savor)

약간 배고플 때 먹어라

소 한 마리도 먹어치울 수 있을 정도로 배가 몹시 고픈 상태에서 먹으면 맛을 음미하며 느리게 먹는 능력에 방해가 된다. 마찬가지로 배가 고프지 않은 상태에서는 음식이 별로 강렬하게 다가오지 않는다. 그런 경우에는 아직 먹을 준비가 되지 않았다는 신호다. 배고픔이 좀 더 두드러질 때까지 기다려보면 정말로 먹고 싶은 음식이 무엇인지 한결 쉽게 알 수 있을 것이다.

가능하면 기분 좋은 환경에서 먹어라

기분 좋은 환경에서 식사를 해야 만족감도 커진다. 레스토랑은 사람들을 끌어들이는 매력적인 환경을 만들기 위해 돈과 시간을 쏟아 붓는다. 미학은 음식의 맛만큼이나 중요하다. 집에서도 마찬가지다. 테이블매트나 테이블보, 예쁜 그릇 등으로 식탁을 꾸미면 먹는 즐거움도 커진다.

팽팽한 긴장감을 피하라

식탁에서는 되도록 싸움을 하지 않는다. 먹는 자리에서 가족이나 친구와 언쟁을 벌이는 것은 만족감을 떨어뜨리는 가장 확실한 방법이다. 평소보다 빨리 먹게 될 수도 있고 분노의 감정을 표출하려고 과장해서 씹을 수도 있다. 집중하지 않고 먹다가 어느새 음식을 다 먹어버리기도 한다. 절대로 만족스러운 경험이 될 수 없다!

다양성을 추구하라

음식의 다양성을 추구하면 영양적으로 좋을 뿐만 아니라 식사에 대한 만족감도 커진다. 수프와 파스타, 쿠키, 과일, 채소 등 집에 다양한 음식을 놓아둔다. 어떤 음식이 먹고 싶어질지 모르기 때문이다. 먹고 싶은 음식이 집에 없다면 박탈감 탓에 만족스러운 식사는 헛된 시도로 끝날 수도 있다.

4단계 : 만족스럽지 않으면 먹지 않는다

한 입 먹었다고 음식을 끝까지 먹어야 할 의무는 없다. 정말로 맛있어 보이는 디저트를 막상 한 입 먹었더니 그저 그랬지만 그래도 의무감에 끝까지 다 먹은 경험이 얼마나 많은가? 직관적 식사법의 가장 큰 무기는 좋아하지 않는 음식은 제쳐두는 능력이다.

무엇보다 이것을 신조로 삼아야 한다. "정말 좋아하지 않으면 먹지 마라. 정말 좋아하면 음미하라." 평소와 다른 메뉴를 주문해보고 색다른 음식을 만들어보고 좋아하는 음식은 먹고 나머지는 남긴다.

바버라의 사례를 들어보자. 연회에서 샐러드와 닭고기, 채소, 파스타로 이루어진 식사가 나왔다. 바버라는 샐러드를 한 입만 먹고 멈추었는데, 드레싱이 좋아하지 않는 종류였던 데다가 많이 뿌려져서 양상추가 풀이 죽어 있었기 때문이다. 하지만 닭요리와 파스타는 맛있어서 거의 다 먹었다. 채소는 버터가 너무 많이 들어가 손도 대지 않았다. 다이어트를 하던 예전이라면 '다이어터' 방식이라는 생각에 샐러드와 채소만 먹었을 터였다. 결국 불만족스러운 식사로 끝나 집에 가서 다른 음식을 먹었을 것이다.

멜로디도 만족스럽지 않은 음식은 먹지 말아야 한다는 사실을 깨달았다. 자주 가는 단골 레스토랑에서 나오는 머핀을 무척 좋아해 갈 때마다 머핀을 음미하며 먹었고 만족감을 느꼈다. 어느 날 멜로디는 그 레스토랑에서 판매하는 머핀 가루를 구입해 직접 만들어 보자는 생각을 했다. 하지만 자신이 만든 갓 구운 머핀을 한 입 베어 무는 순간 실망감이 밀려왔다. 레스토랑에서 먹은 것과 전혀 다른 맛이었다. 예전 같으면 맛이 없어도 의무감에서 먹었을 텐데 멜로디는 직관적 식사법을 배운 덕분에 '진짜'만 먹겠다는 생각으로 그 머핀을 먹지 않았다.

5단계 : 중간에 확인한다. 여전히 맛이 좋은가?

과자 한 봉지나 하겐다즈 아이스크림 한 통을 다 먹어치운 적이 있는가? 그렇다면 몇 입이 가장 맛있다는 사실을 알 것이다. 사과를 먹을 때의 만족감도 뒤로 갈수록 줄어든다. 쾌락주의는 심리학의 한 분야로, 기분 좋은 느낌과 불쾌한 느낌을 다루는 음식 쾌락주의에 대한 연구에서도 똑같은 음식에 계속 노출되면 그 음식에 대한 욕구가 줄어든다는 결과가 나왔다. 연구자들은 이것을 감각-특정적 포만감 sensory-specific satiety 이라고 부른다 Epstein 2009 . '맛에 대한 만족감'에 이르기까지 음식을 많이 먹을 필요도 없다. 이 포만감은 어떤 음식을 먹기 시작한지 몇 분 만에 나타나는데 맛과 질감, 향 같은 음식의 감각적인 측면에 크게 영향을 받는다. 우리도 고객들에게서 이런 현상을 항상 목격한다.

쾌락주의 실험을 직접 한 번 해보자. 처음 몇 입이 주는 맛의 쾌락을 1~10으로 평가한다. 1에서 10으로 갈수록 쾌락이 높은 것이다. 그리고 중간에 멈추어 맛을 확인한다. 끝으로 마지막 한 입의 맛을 평가한다. 음식이 줄어들수록 숫자도 낮아질 것이다.

먹는 도중에 종종 처음 먹을 때만큼 맛이 좋은지 확인한다. 뒤로 갈수록 점점 만족도가 떨어진다면 멈추고, 다시 배가 고파질 때까지 기다렸다가 먹는다. 맛도 만족감도 더욱 올라갈 것이다. 그 누구도 당신이 앞으로 그 음식을 먹지 못하게 만들 수 없다는 사실을 기억한다. 언제든 먹을 수 있는데다 만족도도 떨어진다면 굳이 시간과 음식을 낭비할 필요가 있을까?

상담이 끝날 무렵 일주일 동안 정말로 어떤 맛에 즐거움을 느끼는지 알아보는 실험을 해보라고 제안했다. 제니퍼는 그 일주일 동안 자신이 실제로 좋아하는 음식은 10가지뿐이고 나머지는 먹지 않아도 그만이라는 사실을 깨달았다. 다음 주 과제는 그 10가지 음식을 먹으면서 실제 섭취량을 알아보는 것이었다. 그녀는 결과에 또 놀랐다. 좋아하는 음식을 먹으니 훨씬 적은 양으로 만족감이 느껴져서 한 주의 총 섭취량이 수년 만에 가장 적었다. 저녁으로 아이스크림 한 숟갈만 먹은 날도 있었다. 예전에는 배가 별로 고프지 않은데도 그래야만 한다는 생각으로 저녁에 엄청난 양의 음식을 먹었고 그에 대한 죄책감으로 아이스크림을 반통이나 먹어치웠다.

제니퍼는 직관적 식사 과정을 시작한 후 언제든 자신이 원하는 음식을 먹을 수 있고 배가 고플 때 먹으면 만족감도 커진다는 사실을 깨달았다. 그러한 깨달음의 결과로 배가 고플 때 먹었고, 편안한 포만감을 지나 칠 때까지 먹지도 않았다. 포만감이 지나도록 먹으면 음식이 그렇게 맛 있지도 않은 데다 많이 먹으면 속만 불편하고 원하면 언제든 또 먹을 수 있었기 때문이다. 얼마 후, 지금껏 이런 적이 없었지만 적은 양을 먹는 것이 저절로 되었다. 난생 처음으로 긍정적 기분을 느끼고 의욕도 생긴 제니퍼는 수영 강습도 등록했다. 의무감이 들어서가 아니라 컨디션이 더 좋아지기를 바라서였다. 체중이 정상으로 돌아가기 시작했고 식사에 대한 만족감도 계속 되었다.

· · · · · · · · ·

따로 시간을 내어 정말로 먹고 싶은 음식이 무엇인지 생각해보고 기분 좋은 환경에서 먹을수록 만족도가 올라간다는 이야기를 앞에서 했다. 하지만 그것이 불가능할 때는 어떻게 해야 할까? 먹고 싶은 음식을 먹을 수 없을 때도 있는 법이다. 예를 들어 친구나 친척 집에서 식사를 대접받을 때는 별다른 선택권이 없다. 많은 고객이 시어머니나 오랜 친구의 요리에 탄식을 내뱉는다. 으깨질 정도로 채소를 익히거나 닭고기를 고무 씹는 것처럼 질기게 만든다고 말이다. 그런 상황에서는 흑백이 아닌 회색 사고를 해야 한다는 사실을 떠올려라(8장 참고). 직관적 식사는 완벽을 추구하는 과정이 아니라 음식과 편안한 관계를 맺을 수 있도록 하는 과정이다. 다이어트 시절보다 훨씬 즐겁고 만족스러운 식사를 할 수 있을 것이다. 한 끼 정도 만족스럽지 못하다고 죽지 않는다! 그 식사 이후에 자신을 보살피는 일이 진정으로 중요하다.

오랫동안 다이어트가 인생에서 커다란 부분을 차지했다면 음식을 즐길 권리를 되찾는 일에 진지한 노력이 필요할 것이다. 즐거움을 주지도 않는 정해진 음식을 먹는 것에 너무 익숙해진 나머지 어디서부터 어떻게 만족감을 찾아야 하는지 모를 수도 있다. 먹고 싶은 음식이 무엇인지 알고 음식을 즐길 권리가 있다고 믿는 것은 다이어트 없이 평생 정상 체중을 유지하는 중요한 열쇠다. 그렇게 되기까지 시간이 걸리더라도 인내심을 가져라. 먹는 즐거움을 완전히 잊어버리는 데도 몇 년이나 걸렸으니까.

산만한 식사 vs. 마음 없는 식사

방금 음식을 먹었다는 사실조차 모르는 마음 없는 식사 mindless eating 는 '섭식 기억상실증'과 비슷하다. 우리 고객들의 다수도 정신이 흐트러진 상태로 음식을 먹지만, 스스로는 마음 없는 식사라고 생각하지 않는다. TV 시청처럼 다른 일을 하면서 음식을 먹는다는 사실은 자각하기 때문이라는 생각에서다.

마찬가지로 대부분의 운전자들은 운전을 하고 있다는 사실을 자각하기 때문에 마음 없는 운전을 한다고 생각하지 않을 것이다. 하지만 휴대폰을 보거나 화장 등을 하면서 운전하는 산만한 운전자의 모습을 떠올려보면 좀 더 분명한 이미지가 떠오른다.

우리는 용어의 문제라고 생각한다. 마음챙김 mindfulness 을 수련하지 않은 사람이라면 '마음 없는 mindless'보다는 '산만한'이라는 표현이 더 쉽게 이해될 테니까 말이다. 최근 연구 결과는 산만함이 식사에 어떤 영향을 끼치는지 잘 보여준다. Oldham-Cooper 외, 2011

산만한 식사에 대한 연구

과학자들은 피실험자들을 두 집단으로 나누었다. 한 집단은 컴퓨터로 카드 게임을 하면서 점심을 먹었다. 나머지 집단도 똑같은 메뉴로 점심 식사를 했지만 아무런 방해도 받지 않았다. 산만함이 질적으로나 양적으로 식사에 큰 영향을 끼친다는 결과가 나왔는데 다음과 같은 특징을 보였다.

- 먹는 속도가 더 빨랐다
- 무엇을 먹었는지 기억하지 못했다
- 간식을 더 많이 먹었다
- 포만감을 훨씬 덜 느꼈다

점심을 산만하게 먹으면 저녁 식사량에도 영향을 끼친다는 결과가 나왔다.

산만함이 만족과 포만감에 끼치는 영향

요즘은 멀티태스킹의 시대다. 워낙 하루가 다급하게 돌아가다 보니 시간에 쫓기지 않을 때도 습관처럼 산만하게 식사를 한다. 앞에서 말한 실험의 조건은 우리 고객의 식사 모습과 비슷하다. 이메일을 체크하고 문자를 보내고 인터넷을 검색하거나 SNS를 하면서 식사를 한다.

산만한 식사의 모순은 결국 섭식 경험 자체를 놓치게 하므로 또 먹어야 할 필요가 생긴다는 것이다. 이메일을 확인하면서 친구와 통화하는 것과 비슷하다. 대화가 이루어지고는 있지만 단절감이 들기 마련이다. 친구는 당신이 백 퍼센트 집중하지 않고 있다는 사실을 알아차릴 수 있다. 식사의 경우에는 당신이 집중하지 않는다는 사실을 몸이 알아차린다.

인공 감미료

인공 감미료 소비는 1980년 이후로 꾸준히 증가했다. 현재 한 가지 이상의 인공 감미료가 포함된 식품은 이유식에서 냉동식품, 음료수까지 400가지가 넘는다.

인공 감미료가 든 식품과 음료수가 체중 감량을 도와준다고 생각하는 사람들도 있다. 하지만 연구 결과에 따르면 오히려 그 반대다.Yang 2010

- 인공 감미료는 식사에 대한 만족감을 떨어뜨리므로 식욕을 증가시킨다.
- 칼로리 제로의 감미료는 뇌의 음식 보상 회로를 부분적으로만 활성화시킨다. 보상 회로가 완전하게 활성화되지 않으면 식욕이 더 늘어날 수 있다.
- 인공 감미료가 든 식품은 설탕 갈망을 자극한다. 어떤 맛을 자주 접할수록 그 맛을 좋아하게 된다. 예를 들어 짠 음식에 익숙한 사람은 싱거운 음식은 아무런 맛이 나지 않고, 맛도 없다고 생각한다. 마찬가지로 인공 감미료를 자주 접한 사람은 인공 감미료의 강렬한 맛에 익숙해지며, 노출이 반복될수록 더욱 선호도가 높아진다.
- 인공 감미료가 든 식품이 자연적인 맛이 나는 식품보다 칼로리가 낫다는 생각은 과식을 일으킨다.

CHAPTER 11

원칙 7 음식을 이용하지 않고 감정에 대처하라

❶ ❷ ❸ ❹ ❺ ❻ ❼ ❽ ❾ ❿

음식을 이용하지 않고 감정에 대처하라

정서적인 문제가 있을 때 음식을 이용하지 않고 대처할 수 있는 방법을 찾아야 한다. 불안과 외로움, 지루함, 분노는 누구나 살면서 경험하는 감정이다. 모든 감정마다 심리적 방아쇠가 있고 또 저마다 진정제가 있다. 음식은 그 어떤 감정도 고쳐주지 못한다. 단기적인 위안을 주거나 잠시 딴 데로 정신이 쏠리게 해주고 감정을 무디게 만들어줄 수는 있을 것이다. 하지만 근본적인 문제를 해결해주지는 못한다. 정서적인 갈망 때문에 먹으면 장기적으로는 감정이 악화될 뿐이다. 결국은 감정의 근원과 폭식의 거북함을 마주해야 한다.

음식은 감정과 연관이 있다. 의구심이 든다면 식품 광고를 한 번 보라. 소비자의 배고픔이 아니라 감정적인 연결고리를 통해 식욕을 자극한다. 60초도 안 되는 시간 안에 다음이 가능하다고 암시한다.

- 커피 한 잔으로 로맨스가 가능해진다.

- 제빵제과 제품으로 누군가를 행복하게 해줄 수 있다.
- 영양가 높은 디저트로 자신에게 보상을 해줄 수 있다.

음식을 먹는 행동은 우리가 살면서 겪는 가장 감정이 충만한 경험 중 하나다. 갓난아이가 배고파 울면 모유나 분유를 주는데 이때부터 섭식에 대한 감정 리듬이 생기기 시작한다. 이후 아이가 커가면서 무릎이 까지면 쿠키로 달래고 야구 시합에서 승리하면 아이스크림으로 축하하면서 음식과 감정의 관계가 점점 공고해진다. 미국의 추수감사절과 유대교의 유월절 등 문화와 종교에서 음식은 중요한 상징이다. 또한 승진이나 생일 같은 삶에서 중요한 일도 음식으로 축하하면서 음식과 감정 간의 연결고리가 강해진다. 마찬가지로 음식은 상처를 보듬거나 위안을 주는 데도 활용되므로 음식과 정서의 연결성은 더욱 커진다.

음식은 사랑이고 위안이고 보상이고 믿음직한 친구다. 때로 음식은 고통과 괴로움의 순간을 함께 하는 유일한 친구가 되어주기도 한다.

우리 고객들은 음식이 가장 친한 친구일 정도로 중요성이 크다는 사실에 부끄러움을 느낀다. 하지만 감정과의 긴밀한 연결성을 고려하면 음식이 상처에 바르는 특별한 연고가 되어줄 수 있다는 사실이 전혀 놀랍지 않다.

우리 고객들은 또한 감정을 헤아리는 방법을 배우지 못했다는 사실을 자각하지 못하기도 한다. 즉, 음식을 대처 수단으로 활용하고 있다는 점을 명백하게 알지 못하며 음식을 먹는 이유조차 알지 못할 때도 있다. 그 '이유'라는 것이 아직 파악하지 못한 불편한 감정일 때가 많다. 심심해서 먹거나 누군가를 기다리면서 먹는 경우도 미묘한 형태의 감정적인 섭식이다.

정반대로 먹는 행동 자체가, 특히 과식은 감정을 불러일으킨다. 그 감정은 정상적인 식사 능력에 영향을 끼칠 수 있다. 과식이 일으키는 가장 해로운 감정은 바로 죄책감과 수치심이다. 우리는 고객이 "~을 먹어서 죄책감이 들어요"라고 말할 때 이렇게 묻는다. "그 음식을 훔쳐서 먹었나요? 아니면 훔친 돈으로 사먹었나요?" 그러면 기겁한 얼굴로 "당연히 아니죠"라고 한다. 죄책감은 범죄를 저지르거나 다른 사람을 해치는 행동을 했을 때 느끼는 감정이지 음식과는 전혀 관련이 없다.

이상하게 들릴지도 모르지만 음식은 당신이 지금까지 살아오면서 힘든 시간을 견디기 위해 사용한 유일한 대처기제였을지도 모른다. 오랜 다이어트로 박탈감과 절망감을 느낀 결과일 수도 있다. 이러한 박탈감과 절망이라는 감정에 대처하는 수단으로 음식을 이용하게 만드는 다이어트 탓에 또 다른 악순환이 보태지는 것이다.

감정적 섭식의 범위

음식은 감정에 대처하는 수단으로 셀 수 없이 다양하게 이용된다. 감정적인 섭식은 생물학적 배고픔이 아니라 지루함이나 분노 같은 감정에 의해 일어난다. 감정은 조금씩 야금야금 먹게 만들기도 하고 엄청난 양을 폭식하게 만들기도 한다.

이런 대처기제의 강도는 감각적 섭식에서부터 무감각한 섭식까지 연속선에 놓여 있다. 다음의 표가 그 범위를 보여준다.

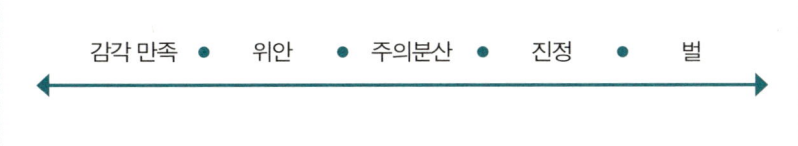

감각 만족

음식이 일으키는 가장 가볍고 보편적인 감정은 즐거움이다. '원칙 6 만족 요인을 찾아라'에서도 밝혔듯이 음식에서 즐거움을 느끼는 것은 중요하다. 이는 직관적 식사법에서만 중요한 개념이 아니라 삶의 자연스러운 부분이고 정상적인 일이다. 미각이 즐거워야 한다는 사실을 절대로 과소평가하지 마라. 10장에서 설명한 것처럼 먹는 즐거움을 허락하면 오히려 적은 양으로 만족감을 느낄 수 있다.

위안

어떤 음식에 대해 생각하는 것만으로 편안한 시간이나 장소에 대한 감정이 일어난다. 아플 때나 힘들 때 엄마가 해주시던 음식이 먹고 싶어진 적이 있는가? 누구에게나 위안을 주는 음식이 있다. 지극히 정상적인 일이다. 따뜻한 난로 앞에서 담요를 두르고 뜨거운 코코아를 마시고 싶을 수도 있다. 위안을 주는 음식을 먹는 것은 음식과 바람직한 관계를 맺는 데도 도움이 된다. 적당히 포만감을 느끼는 수준으로 죄책감 없이 먹는다면 말이다. 하지만 슬픔이나 외로움 같은 불편한 감정을 느낄 때 자신을 보살피는 방법으로 무언가를 먹는 것밖에 생각나지 않는다면 파괴적인 대처기제가 될 수 있다.

주의분산

감정적인 섭식에서 좀 더 악화되면, 느끼고 싶지 않은 감정에서 주의를 분산시키기 위해 먹는다. 음식을 이런 대처기제로 이용하면 문제가 된다. 직관적 신호를 감지하는 능력을 차단하는 행동이기 때문이다. 또한 감정의 근원을 찾아 진정한 욕구를 충족하지 못하게 만든다. 숙제의 지루함에서 벗어나려고 감자칩을 먹으며 TV를 보는 10대나 회의가 주는 불안감을 잠시 잊으려고 책상에 놓인 땅콩 접시를 비우는 기업 임원이나 반드시 해결해야 할 습관이다. 물론 이따금씩 감정에서 주의를 딴 데로 돌리려고 하는 것은 괜찮다. 24시간 내내 감정을 느끼는 것은 지루하고 괴로운 일이니까. 어쨌든 음식은 일시적인 안도감을 줄뿐이기 때문에 올바른 방법이 아니다.

진정

음식을 대처기제로 활용하는 더 심각한 형태는 바로 무감각 또는 마취의 목적으로 먹는 것이다. 한 고객은 이것을 '음식 코마'라고 부른다. 또 다른 고객은 이러한 형태의 섭식이 '음식 숙취'를 일으킨다고 말한다. 어떤 경우든 음식을 진정제로 삼는 것은 마약이나 알코올을 사용하는 것만큼이나 정서적으로 위험한 일이다. 허기와 포만감이라는 직관적 신호를 감지할 수 없게 되고 음식이 주는 만족감도 느낄 수 없는 것은 물론 그 어떤 감정도 길게 느끼지 못하게 만들기 때문이다. 이렇게 음식을 진정제로 활용하는 사람들은 대개 통제 불능 상태 혹은 삶이 어떻게 되어가고 있는지 자각하지 못하는 상태며 전체적으로 멍한 느낌을 호소한다.

코니는 어린 시절에 학대당한 경험이 있는 젊은 여성이다. 어린 시절부터 무감각해지기 위해 음식을 이용했다. 지금까지도 계속 그 방법으로 불안과 공포, 슬픔 같은 감정을 진정시킨다. 그녀는 주기적으로 '음식 코마' 상태에 빠지고 그럴 때마다 체중이 급격히 증가한다. 하지만 체중 증가보다 무서운 것은 삶에 대한 분리감이다. 친구들과 자신을 고립시키고 아프다는 핑계로 결근을 하며 삶 자체에서 완전한 절망감을 느낀다. 현재 그녀는 다른 대처 수단을 활용해 삶의 질을 개선하는 방법을 배우고 있다.

감정을 진정시키거나 무감각해지려고 가끔씩 음식을 이용하면 해로운 효과가 덜하긴 하지만 자신도 모르게 습관이 되어버릴 수 있다.

벌

진정을 목적으로 먹는 행동이 너무 잦고 심해지면 자신을 탓하게 되어 결국 자신을 벌하려는 행동이 일어난다. 스스로를 힘들게 만들려고 분노 상태에서 강압적으로 많은 양의 음식을 먹는 것이다. 이것은 가장 심각한 형태의 감정적 섭식으로 자존감을 떨어뜨리고 자기혐오로 이어질 수 있다. 자신을 벌하기 위해 먹는 사람들은 먹는 것에 전혀 즐거움을 느끼지 못하고 결국은 음식이 싫어지기 시작한다.

감정적 섭식의 방아쇠

지금까지 감정적인 섭식의 범위에 대해 살펴보았다. 이제는 그와 관련된 구체적인 감정에 대해 알아보자. 특정한 음식에 대한 갈망이나 식욕은 여러 가지 감정과 상황에 의해 촉발될 수 있다.

자각하지도 못하는 상태로 음식을 대처 수단으로 이용하는 사람들이 있다. 그저 '맛있어서' 과식한다고 생각할 뿐 감정적인 이유가 개입되어 있다는 것을 부정하거나 축소한다. 배고프지 않은데 뭔가를 잔뜩 먹고 있다면 음식을 대처 수단으로 이용하는 것이다. 뿌리 깊은 감정적인 원인은 없을지 몰라도 짜증나는 일이나 지루함을 헤쳐 나가기 위해 먹는다는 말이다. 그런 경우인지 알아보려면 다음의 질문을 해보자. "배부른 상태가 지나서까지 계속 먹고 있다면 내가 어떤 욕구를 음식으로 채우려 하는 것일까?" 다음의 감정을 다루기 위해 먹는 것인지도 모른다.

지루함

배가 고프지도 않은데 먹는 가장 보편적인 이유는 바로 지루함 때문이다. 체중과 상관없이 지루함은 감정적인 섭식을 유발하는 가장 흔한 촉발제라는 연구 결과도 있다. 한 연구에서는 대학생 피실험자들을 두 집단으로 나누었다. 한 집단은 약 30분 동안 똑같은 글자를 계속 써야 하는 단조로운 과제를 수행했다. 나머지 집단은 흥미로운 글쓰기 프로젝트를 맡았다. 모든 집단의 학생들에게 크래커를 주었다. 어느 집단이 크래커를 더 많이 먹었을까?

지루할 때 먹는 이유는 음식에 대한 생각과 실제로 먹는 행위가 지루함을 해소해주기 때문이다. 다음은 지루함 때문에 먹는 상황이다.

- 일요일 오후에 아무런 계획 없이 집에 누워있을 때
- 오후 내내 공부나 서류 업무, 글쓰기를 해야 할 때
- 지루한 야간 TV 프로를 보다가 달리 할 일이 없을 때
- 회의나 전화 등을 기다리는 동안 시간을 때우려고 할 때

지루할 때 먹는 것은 바쁘게 일하는 사람들에게서 흔히 나타나는 행동이기도 하다. 항상 생산적인 무언가를 해야 한다는 생각 때문이다. 그들은 아주 잠깐의 비는 시간이라도 생길라치면 뭔가로 채워야만 한다고 느낀다. 그래서 먹는다.

보상

숙제나 서류 업무를 다 처리하거나 집안 청소를 끝내면 뭔가를 먹어도 된다고 자신에게 약속한 경험이 있는가? 그것이 바로 보상 섭식이다. 하기 싫은 일을 끝내는 동기부여의 수단으로 음식을 이용하는 것은 드문 일이 아니다. 예를 들어보자.

- 보호자들은 아이들이 쇼핑몰에서 얌전하게 굴면 사탕이나 아이스크림으로 보상한다.
- 직장이나 집, 학교에서 열심히 노력한 자신에게 베이글이나 머핀

등의 음식을 보상으로 준다.

이렇게 음식을 보상으로 이용하는 행동은 끊임없이 반복될 수밖에 없다. 살다 보면 먹을 것을 선물로 주면 완화될 수 있는 일이 계속 생기기 때문이다.

흥분감

삶이 따분할 때 흥분감을 더하려고 음식을 이용하는 경우도 있다. 좋아하는 레스토랑을 예약하거나 사람들과 음식을 먹는 자리를 마련하는 것이 미묘하지만 흥분감을 일으킨다.

다이어트를 한다는 생각도 희망에 들뜨게 만든다. 다이어트에 끌리는 이유이기도 하다. 우리 고객들은 새로운 다이어트에 대해 생각하는 것만으로, 즉 새로운 몸과 인생을 상상하는 것만으로 아드레날린이 솟구친다고 말한다. 하지만 다이어트가 실패하면 흥분감이 절망감으로 바뀐다. 그럴 때 그동안 금지되었던 음식을 잔뜩 사오는 행동이 흥분감을 다시 일으킨다. 그렇게 다이어트와 폭식, 또다시 다이어트와 폭식이라는 주기가 반복된다. 흥분되는 일이지만 치러야 하는 커다란 대가는 어쩔까?

위안

음식에 위안의 힘이 있다는 것은 누구나 안다. 불편한 감정을 느낄 때 소파에 앉기보다 주방으로 가서 쿠키와 우유를 먹는 것이 훨씬 구미가 당긴다. 특히 쿠키와 우유가 삶이 복잡하지 않았던 기분 좋은 시절을 떠올리게 해준다면 더더욱 그럴 것이다.

음식은 또 다른 상징적인 의미의 위로가 될 수 있다. 16세 소녀 엘렌은 어릴 때부터 아버지와 전쟁을 치러왔다. 그녀는 아버지의 성격을 못되고 비열하고 다혈질이라고 표현한다. 엘렌이 '달콤함'이 그리워서 매일 엄청난 양의 사탕을 먹는다는 사실은 놀랍지 않다. 매일 부딪히는 아버지와의 쓰디쓴 관계 속에서 달콤한 사탕이 위안을 주었던 것이다.

사랑

음식은 사랑받는 기분과도 연결될 수 있다. 음식에는 확실히 낭만적인 연결고리가 있다. 밸런타인데이의 초콜릿이 대표적이다.

부모가 음식으로만 애정을 표현했다고 말하는 고객들이 많다. 신체 접촉이나 애정 어린 말로는 사랑을 표현하지 않았지만 음식만은 항상 푸짐했다는 것이다.

좌절, 화, 분노

배가 고프지도 않은데도 딱딱한 프레첼 과자 한 봉지를 해치운다면 좌절감이나 분노 때문일 가능성이 높다. 씹는 행동으로 그런 감정을 표출하는 사람들이 있다. 한 예로 변호사인 낸시는 의뢰인에 대한 분노를 당근이나 크래커 같은 딱딱한 음식을 먹으며 해소하는 습관이 있었다.

스트레스

스트레스가 심할 때 단 것을 찾는 사람들이 많다. 하지만 일반적으로 스트레스에 대한 생리적인 방어기제는 식욕 저하다.

스트레스가 심할 때 아드레날린 수치가 급증해 에너지를 공급하려는 여러 가지 작용이 즉각 일어난다. 결과적으로 혈당 수치가 올라가고 소화가 느려진다. 이 두 가지만으로 배고픔이 억제되고 음식을 먹으면 쉽게 포만감이 생긴다. 몸이 '투쟁 또는 도피'를 준비하는 일종의 자기보호를 위한 생리적 반응이다.

맹수와 싸우거나 즉각적인 에너지를 필요로 하는 위험에서 도망칠 때와 같은 급박한 상황에서는 생존에 유리한 방어기제였지만 현 시대에는 계속 반복될 경우 비만으로 이어질 수 있다.

출근 시간에 길이 막히거나 마감기한을 맞춰야 할 때 스트레스를 받기는 하지만 스트레스 반응이 일으키는 높은 혈당은 필요하지 않다. 만성 스트레스는 부신에서 생성되어 혈류로 분비되는 스테로이드 호르몬인 코르티솔의 수치를 높인다. 높은 코르티솔 수치가 오랫동안 이어지면 복부 지방이 늘어날 수 있다. 복부 지방은 여러 가지 건강 이상을 일으키는 원인이 된다. 또 스트레스 때문에 폭식을 한다면 이러한 생리적인 문제들이 더욱 복잡해질 뿐이다.

연구에 따르면 다이어트를 하는 사람일수록 스트레스성 폭식에 취약하다. 스트레스는 다이어트를 '망치는' 또 다른 원인이고 다이어트는 그 자체로 스트레스의 원인이다.

불안

기말고사를 앞두고 있거나 혹은 면접 결과를 기다릴 때와 같이 크건 작건 걱정거리가 있으면 불안감을 바로 해소하려고 먹을거리를 찾는다. 일반적인 불안감은 딱히 꼬집어 말할 수 없는 불편한 감정으로 표현되는 경우가 많다. 우리 고객들은 나비가 배 속을 휘젓는 느낌이라고 표현한다. 배 속으로 관심이 집중되니 음식이 생각날 수밖에 없다.

가벼운 우울증

가벼운 우울증이 있을 때 음식에 기대는 것은 드문 일이 아니다. 특히 다이어터의 경우 가벼운 우울증은 체중 증가로 이어진다. 한 연구에서는 다이어터의 62%, 비다이어터의 52%가 우울할 때 더 많이 먹는다는 결과가 나왔다.

유대감

소속감 또는 유대감에 대한 강한 욕구가 무엇을 어떻게 먹는지에 영향을 끼칠 수도 있다. 매튜는 친구들과 저녁 식사를 함께 한 경험을 털어놓았다. 그가 별로 좋아하지 않는 음식이었지만 그래도 먹었다. 친구들과 유대감을 느끼고 싶어서였지만 음식이 불만족스러웠다. 무리의 일부가 되고 싶어서 피자와 아이스크림 등 원치 않는 음식을 먹은 경험이 얼마나 많은가?

통제력을 느슨하게 하는 수단

여러 측면에서 크게 성공했지만 음식과의 관계는 그렇지 못할 경우 자신의 성취를 깎아내리곤 한다. 또 자신의 인생이 실패했다고 생각한다. 그런 사람들은 삶에 대한 엄격한 통제권을 조금 내려놓고 느슨해져야 할 필요가 있을 때 대처 수단으로 폭식을 하는 경우가 많다. 부유한 기업가인 래리가 그런 경우다. 그는 흠잡을 데 없는 옷차림에 깨끗하게 세차된 자동차를 끌고 다니고 부유한 동네에서 아름답게 꾸며진 집에서 산다. 아이들을 엄격하게 교육하고 아내에 대한 기대치도 매우 높다. 술을 전혀 마시지 않고 마약도 하지 않으며 집안의 재정 상태도 빠짐없이 기록하고 일정표를 따로 관리해 모든 약속을 철저하게 지킨다. 그렇게 철저한 통제 속에서 살아가는 래리의 유일한 스트레스 배출구는 폭식이다.

감정적 섭식에 대처하기

• • •

감정적인 배고픔에 대한 반응이 가볍게 먹는 정도이건 통제력을 잃고 폭식을 하는 수준이건 상관없이 다음 4가지 질문을 통해 음식에 대한 집착을 줄일 수 있다.

1. 생리적인 배고픔을 느끼는가?   답이 예라면 배고픔을 존중해 먹으면 된다. 배고프지 않다면 다음 질문으로 넘어간다.

2. 어떤 감정을 느끼는가?   배고프지 않은데 음식에 손이 간다면 잠

시 시간을 가지고 감정을 살펴본다.

3. 나에게 무엇이 필요한가?   충족되지 않은 욕구를 채우려고 먹는 경우가 많은데 그 욕구는 대부분 감정과 관련 있다. 만성 다이어터라면 특히 취약하다.

자유기고가인 몰리는 마감기한을 맞추기 위해 새벽까지 일할 때가 많았다. 새벽 3시쯤 되면 항상 아래층의 주방으로 내려갔다. 배가 고프지 않은데도 아이스크림을 잔뜩 먹어치웠다. 자신의 감정에 대해 생각해본 몰리는 좌절감과 피로감, 머리가 멍한 느낌이라는 것을 깨달았다. 정말로 필요한 것은 휴식이었다. 그래서 몰리는 일을 그만하고 잠자리에 들기로 했다. 하지만 그렇게 결정하기 전에 그녀는 만약 내일도 아이스크림을 먹고 싶으면 먹어도 된다는 생각을 했다. 졸려서 비몽사몽 할 때보다 완전히 깨어있을 때 먹는 아이스크림이 더 맛있다는 사실도 깨달았다. 다음 날 기사를 다 쓰고 나니 아이스크림을 먹고 싶은 마음이 들지 않았다. 그녀가 그 욕구를 없앤 것이다.

4. 도움을 요청할 수 있는가?   가족을 위한 효과적인 체중 관리 프로그램 셰이프다운Shapedown 을 고안한 로렐 멜린Laurel Mellin 은 과체중 아동이 자신의 욕구를 제대로 드러내지 못한다는 사실을 발견했다. 우리도 우리 고객들에게서 똑같은 현상을 발견했다. 로렐 멜린의 연구에서 나온 "~해줄래?" 방법은 대단히 효과적이었다.

전업주부 다니엘은 자신이 일을 잠시 멈추는 수단으로 음식을 이용한다는 사실을 깨달았다. 그녀의 유일한 도피 수단이었는데, 정말로 필요한 것은 음식이 아니라 자신만의 시간이었다. 그래서 "~해줄래?" 질문을 활용했다. 퇴근하고 돌아온 남편에게 30분 동안 아무런 방해도 받지 않고 혼자 있을 수 있게 해달라고 한 것이다. 그러자 음식은 더 이상 중요치 않았다.

기본적인 욕구는 무시하지 않는다

살면서 느끼는 수많은 감정에 대처하는 법을 배우는 길은 다양하다. 어려서부터 감정을 표현하는 법이나 타인에게 위로를 해달라고 부탁하는 법을 배우는 사람도 있다. 그런가 하면 생산적이고 긍정적인 방법으로 감정을 다루는 법을 배우지 못하는 사람도 있다. 음식을 이용하지 않고 감정에 대처하는 법을 배우는 첫 단계는 욕구가 충족될 자격이 자신에게 있음을 아는 것이다.

다음과 같은 기본적인 욕구를 무시하지 않아야 한다.

- 휴식
- 감각적인 즐거움
- 감정 표현
- 경청과 이해, 수용
- 지적이고 창의적인 자극
- 위안과 따뜻함

음식 없이 감정에서 휴식을 취한다

많은 10대가 학교에서 돌아오자마자 소파에 앉아 과자와 탄산음료를 먹으며 TV를 본다. 그 이유를 물어보면 숙제를 해야 한다는 지루함에서 벗어나고 싶어서라고 말한다. 먼저 간식거리로 생리적인 배고픔을 해결한 후에 보고 싶은 TV를 보고 그 다음에 숙제를 하라고 제안하면 부모가 절대로 허락하지 않을 것이라고 말한다. 뭔가를 먹는 동안에는 정당하게 숙제를 미룰 수 있지만 다른 방법은 허용되지 않는 것이다. 워크홀릭 성향의 성인에게서도 나타나는 현상이다. 커피 등 뭔가를 마시기 위해 휴식을 취하는 것은 괜찮지만 정당한 휴식인데도 그냥 책상에 앉아 쉬려고 하지는 않는다. 아무 것도 하지 않는 것처럼 보일까 봐 두렵기 때문이다.

가끔씩 정서적으로 건강한 방법이면서 적극적으로 주의를 분산시켜 감정에서 휴식을 취하는 것이 좋다. 다음의 방법을 시도해보자.

- 몰입도 강한 책 읽기
- 수다 떨기
- 영화 감상하기
- 드라이브 하기
- 옷장 정리하기
- 음악에 맞춰 춤 추기
- 잡지 읽기
- 동네 산책하기
- 정원 가꾸기
- 오디오 소설 듣기

- 숫자 또는 낱말 맞추기
- 퍼즐 맞추기
- 컴퓨터 게임 하기
- 낮잠 자기

자신을 돌본다

보살핌을 받고 있다는 느낌은 따뜻한 위안을 주어 음식을 잊게 한다. 스스로를 돌보는 방법은 다양하다.

- 휴식 취하기
- 사우나 즐기기
- 마음을 진정시키는 음악 듣기
- 명상하기
- 거품 목욕 즐기기
- 요가 수업 듣기
- 마사지 받기
- 반려동물과 놀기
- 인맥 쌓기
- 친구에게 포옹해달라고 하기
- 자신에게 꽃 같은 선물주기
- 네일아트나 페디큐어 받기

감정에 대처한다

보살핌을 받는 느낌이 생기면 그동안 두렵게만 느껴졌던 감정을 마주할 준비가 될 것이다. 자신을 괴롭히는 감정을 인정하고 그 감정이 수면으로 떠오르게 한다. 그러면 음식으로 감정을 억눌러야 할 필요가 없어진다. 다음의 방법으로 감정에 대처할 수 있다.

- 감정에 대해 글로 적기
- 감정에 대해 이야기하는 것을 녹음하기
- 문제의 감정을 느끼게 만드는 사람과 대면하기
- 어떤 감정인지 헤아리거나 대처하기가 어렵고 지속된다면 상담을 받아보기

음식을 이롭게 활용하기

감정적 폭식의 해로움과 이로움

음식을 대처기제로 이용하고 있지 않은지 살펴볼 때 음식이 실제로 어떤 도움을 주었는지 생각해보면 좋다. 폭식이 이로울 수 있다는 사실 자체가 말도 안 된다고 생각될 것이다. 특히 폭식과 몸무게 때문에 괴로움을 겪는 사람이라면 더더욱 그렇다. 하지만 좋은 점이 없었다면 폭식을 계속 했을 리 없다. 종이를 반으로 나누어 한쪽에는 '도움 되는 점'을 적고, 다른 쪽에는 '해로운 점'을 적는다. 다음과 같은 목록이 나올 것이다.

폭식/음식이 해로운 점	폭식/음식이 도움 되는 점
• 콜레스테롤 수치가 올라감	• 맛의 즐거움을 느낌
• 옷이 맞지 않음	• 믿을 수 있음. 항상 그 자리에 있으니까
• 걷는 것도 운동하는 것도 힘들어짐	• 지루함을 잊게 해줌
• 배가 부르고 속이 거북함	• 위안을 줌
• 삶의 즐거움에 무감각해짐	• 나쁜 감정을 무감각하게 만들어줌

목록을 훑어보면 음식을 대처 수단으로 이용하는 것이 부정적인 경험만은 아니라는 것을 알 수 있다. 오히려 중요한 혜택을 줄 수도 있다. 하지만 이런 사실을 알아차리기가 어려울 수도 있다. 음식을 이용하는 것에 장점도 있다는 사실을 알면 통제력을 잃은 기분을 느끼지 않고 음식 경험에 대해 좀 더 자각이 커질 수 있다.

더 이상 음식이 중요하지 않게 될 때

더 이상 음식으로 감정에 대처하지 않게 될 때 이상하고 불편한 감정을 느낀다. 그와 동시에 새로 익힌 직관적 식사법에서 행복과 안정감을 느끼고 음식과 몸과의 투쟁도 멈춘다. 이렇게 상반되는 감정이 나타나는 이유가 있다.

- 음식이 주던 '장점'을 잃었기 때문이다. 한 고객은 힘든 날에도 집에 가면 초콜릿이 있으니 안도감을 느꼈다. 그런데 이제는 감정에 '갇혀버린' 상태가 되었다.
- 감정이 더욱 깊고 강하게 느껴지기 때문이다. 더 이상 음식으로 감

정을 가리지 않기에 감정이 더욱 강렬하게 느껴질 수 있다. 이때 오랫동안 파묻힌 감정을 해결하는 방법으로 상담을 받기로 결심하는 사람도 많다.

샌디도 음식을 이용해 감정에 대처하던 행동을 그만둔 후 불편한 감정을 느꼈다. 음식을 이용할 때의 장점과 단점을 모두 생각해본 그녀는 그 불편함이 정상이라는 사실을 깨달았다. 그녀는 평생 다이어트를 하거나 음식을 대처기제로 이용하며 살아왔기에 마지막 한 입의 문턱에 이르러 더 이상 배고프지 않으면 그만 먹어야 한다는 사실이 실망스러웠다. 충분히 먹었고 과식의 불편함을 느끼고 싶지 않았는데도 음식이 주는 미각을 느끼지 못한다는 점이 아쉬웠다. 또한 그녀는 기분이 나쁠 때 더 이상 음식에서 위안을 얻을 수 없다는 사실에도 화가 났다. 음식을 제한하다가 폭식을 할 때면 예전처럼 흥분되지도 않았다. 위로가 되어주던 음식을 잃은 것에 대한 애도 기간이 필요했다. 그녀는 애도 기간을 가진 후 불편한 감정을 뒤로 할 수 있었다. 음식을 대처 수단으로 이용하지 않는 직관적 식사를 하게 된 사실이 그녀를 들뜨게 했다.

이상한 선물

오랫동안 음식을 대처 수단으로 사용하지 않고 잘 버티다가도 갑자기 감정적으로 먹는 경우가 있다. 하지만 실패의 신호도 아니고 토대가 무너졌다는 뜻도 아니다. 이상한 선물이다. 폭식은 그 순간의 스트레스가 그동안 익혀온 직관적 식사법을 뛰어넘는다는 뜻일 뿐이다. 그런 스트레스 요인으로는 이직, 이사, 결혼, 출산, 이혼, 가까운 사람의 죽음 등이 있을 수 있다. 처음이거나 예상하지 못한 경험이라서 그동안 대처 방법을 갈고 닦지 못한 것일 수 있다. 그래서 익숙한 방법으로 음식에 의지하는 것이다.

책임과 의무는 많고 휴식과 즐거움은 너무 적어 삶의 균형이 깨질 때도 폭식이 일어날 수 있다. 비록 일시적이지만 음식을 휴식과 도피 수단으로 이용하는 것이다. 그런 일이 생긴다면 삶을 다시 돌아보고 균형을 되찾아야 한다는 뜻이다. 필요한 변화가 일어나지 않으면 충족되지 않은 욕구를 계속 음식으로 채우려 할 것이다.

두 가지 상황 모두에서 폭식은 삶의 무언가가 잘못되었음을 알려주는 적신호가 된다. 그 사실을 알면 통제력을 잃은 폭식이라기보다는 초기의 경고처럼 느껴질 것이다. 무언가 잘못되었다는 경고를 알아차릴 수 있으니 얼마나 운이 좋은가! (처음에 우리 고객들은 말도 안 되는 개념이라고 생각하지만 직접 경험한 후에는 생각이 바뀐다.) 먹는 것에 대한 문제가 부정적인 영향뿐 아니라 장점도 있다는 것을 알면 되돌리기 어려운 파괴적인 행동 패턴에 빠지지 않을 것이다.

. . . .

감정에 대처하는 법을 배운 후에는 음식을 긍정적으로 활용하는 방법에 대해 생각해 보길 바란다. 당신은 좋은 기분을 느낄 자격이 있다. 속이 든든해진 기분뿐만 아니라 선택한 음식에 만족감을 느끼고 지금 이 순간 건강하다고 느낄 자격이 있다. 음식을 대처기제로 이용하지 않고 위협이 아닌 즐거운 경험으로 인식하게 될수록 자신과의 관계도 더욱 긍정적으로 변할 것이다. 14장에서는 다이어트 사고방식으로 돌아가지 않고 건강한 식단을 추구하는 방법에 대해 알아볼 것이다. 하지만 그 전에 몸을 존중하고 움직임이 주는 느낌에 주의를 기울이는 방법을 배워야 한다.

CHAPTER 12

원칙 8 몸을 존중하라

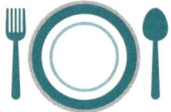

① ② ③ ④ ⑤ ⑥ ⑦ ❽ ⑨ ⑩

몸을 존중하라

유전자를 인정하라. 발 크기가 245인 사람이 230 사이즈 신발에 발을 구겨 넣을 수 없 듯이 신체 사이즈에 비슷한 기대를 하는 것도 헛된 (그리고 불편한) 일이다. 자신의 몸 을 존중해야 자신감이 올라간다. 자신의 몸에 대해 비현실적인 기대를 품거나 지나치게 부정적이면 다이어트 사고방식에서 헤어나기 어렵다.

몸매에 신경쓰다보면 몸에 대한 걱정을 낳고 음식에 대한 걱정으로 이어져 다이어트 주기를 가속시킨다. 그렇다면 어떻게 해야 할까? 그냥 포기하고 어두운 동굴로 들어가 세상으로부터 숨어 음식을 닥치는 대로 먹어치우기라도 해야 할까?

몸과 전쟁을 치르는 한 음식과 화해를 하기 어려울 것이다. 거울을 힐 끗 볼 때마다 음식 경찰의 목소리가 판을 치고 또다시 다이어트를 결심한다.

몸에 대한 자기혐오가 도움이 되었는가? 완벽하지 않은 신체부위에 대한 집착이 날씬한 몸매를 가지게 해주는가? 체중계에 올라갈 때마다 자신을 비판한다고 살이 더 빠지는가? 지금까지 이렇게 부정적 면에서 몸에 집중하는 것이 도움이 되었다는 고객은 한 명도 없었다. 연구 결과에서도 몸에 초점을 맞출수록 자존감이 떨어진다는 사실을 알수 있다. 그런데도 사람들은 계속 몸을 고문한다. 거울아, 거울아, 세상에서 누가 제일 날씬하니?

온 세상이 몸을 고문하고 있으니 혼자만 벗어나기도 힘들 것이다. 날씬하고 탄력 있는 몸매는 피트니스라는 이름으로 현대인의 이상향으로 자리 잡았다. 소위 피트니스 달인이라고 하는 이들도 운동으로 찰흙 덩어리라도 빚듯이 몸을 조각할 수 있고 유전적인 체형까지도 바꿀 수 있다고 주장한다. 우리도 건강하고 탄력 있는 몸매와 건강에 좋은 운동을 지지하지만 비현실적인 기대가 형성되고 있다는 사실은 짚고 넘어가야만 하겠다. 연구자들 사이에서는 특정한 부위의 지방만 제거하는 국부 감량이 불가능하다는 것이 정설이다. 그렇다면 특정한 부위의 운동으로 몸을 조각하는 것이 과연 가능할까? 물론 근력 운동과 저항 운동을 통해 특정 부위의 근육을 키울 수는 있다. 유산소 운동으로 전체적인 체지방도 줄일 수 있다. 하지만 어느 부위의 지방을 없앨지 개인이 선택할 수는 없다. 즉 지방층 아래에 근육을 키울 수는 있지만 대부분의 사람들이 생각하는 체형 조각의 개념과 다르다. 우리가 만나는 고객의 대부분이 지방을 깎아낼 수 있다는 희망으로 몸을 조각해준다는 수업을 듣는다.

60년대를 풍미한 패션모델 트위기Twiggy 에서부터 비쩍 마른 몸매의 선두주자인 슈퍼모델 케이트 모스Kate Moss 에 이르기 까지 패션계 또한 날씬한 몸을 여성의 이상적인 외모로 그려왔다. 패션계에서는 풍만한 몸매라고 생각하지만 의학적인 기준에서는 마른 수준이다. 의류업체 게스 Guess 가 안나 니콜 스미스Anna Nicole Smith 를 모델로 발탁했을 때 미디어에서는 그녀가 '거대하다'는 기사를 내지 않았던가. 사실 그녀의 체중은 1990년 미국인의 표준 체중에도 미치지 못했지만!

여성의 이상적인 몸매가 조각처럼 탄력 있는 몸과 비쩍 마른 패션모델 사이에 위치한다면 대부분의 여성들은 기준 미달일 것이다. 몸에 대한 불만족이 사회적인 표준으로 자리 잡은 것도 놀라운 일이 아니다. '그들이 할 수 있다면 당신도 할 수 있다. 더 열심히 해라'라는 메시지로 사람들을 끊임없이 유혹한다. 미디어와 광고, 패션과 미용 산업 등의 영향으로 날씬한 몸매에 대한 비현실적인 압박감이 존재하는 것은 부인할 수 없다. 비현실적인 기준 속에서 여성은 물론 남성들도 몸과 전쟁을 치르고 지방을 적으로 여기는 것이 어찌 보면 당연하다.

하지만 우리는 원인과 결과 분석에서 나아가 몸에 대한 지나친 관심에서 벗어나는 방법에 집중하고자 한다. 참고 문헌에 이 주제를 다루는 좋은 책들도 많이 나와 있으니 살펴보기 바란다.

허리 사이즈는 기억하지 않아도 된다

우리 고객 대부분은 자신의 몸을 그대로 받아들이기는커녕 칭찬마저도 쉽게 받아들이지 못하고 비판하는 데만 아주 능숙하다. 물론 몸에 대한 걱정과 자기혐오를 없애는 것은 쉬운 일이 아니다. 현재 사이즈를 받아들이면 포기로 이어져 사이즈가 더 늘어날까 봐 두려워한다. 체중과의 싸움에서 지는 것은 넘어갈 수 있지만, 포기한다는 것은 완전한 실패로 여긴다. 또한 적어도 싸움을 계속 하는 것이 명예롭고 위엄 있는 일이라고 생각한다.

우리 고객들은 신체 이미지를 수용한다는 개념이 위선처럼 느껴진다고도 했다. 현재의 몸을 받아들이지 못해서, 변화를 원해서 우리에게 도움을 요청한 것이기 때문이다.

모순적인 사실이 있다. 우리가 경험으로 확인한 바에 의하면 몸에 대해 경직된 생각을 버리고 체중 감량 목표도 제쳐두고 몸을 존중해야 자연스럽고 이상적인 몸무게에 도달할 수 있다는 점이다.

다이어트 반복과 몸을 비난하는 태도는 전혀 도움이 되지 않는다는 사실을 잊지 마라. 바로 다이어트 반복과 몸을 비난하는 태도가 지금의 상태에 이르게 된 원인이니까. '자신의 몸을 싫어하는' 마음자세에 사로잡히면 자신에게 이로운 일들을 전부 뒤로 미룬다. 이로운 혜택을 받을 자격이 있는 몸이 될 때까지 기다리면서 말이다. 하지만 그런 날은 절대 오지 않는다(도달할 수 없는 기준을 세워놓았기 때문에 더더욱 그렇다). 그렇게 스스로를 존중하는 일을 미루기에 삶은 더욱 짓눌린다. "5킬로그램을 빼고 난 후 헬스장에 다닐 거야", "목표 체중에 도달하면 특별한 여행을 떠나야지", "살이 조금만 빠지면 친구들을 만나야지"처럼 공허한 다짐만 한다. 그 사이 삶은 더더욱 공허해진다.

신체 이미지 전문가이자 심리학자인 주디스 로딘Judith Rodin 은 저서 《보디 트랩Body Traps》에서 "자신을 돌보기 전에 체중부터 줄일 필요는 없다. 그 반대가 되어야 한다"라고 했다. 체중 감량이 부차적인 목표가 되고 몸을 존중하는 것이 첫째 목표가 되면 앞으로 나아가는 데도 도움이 된다.

몸을 무시하라는 것이 아니라 존중하고 제대로 인식하라는 뜻이다. 패배를 인정하라는 말이 아니다. 건강을 제쳐놓으라는 것도 아니다. 몸을 존중한다는 것은 건강을 돌본다는 뜻이다. '사이즈가 아니라 건강이 중요하다 Health at Every Size, HAES'라는 슬로건으로 몸무게가 아니라 건강으로 초점을 옮기는 운동이 확산되고 있다. 숫자(체중)가 아니라 건강한 생활과 행동에 초점을 맞추는 것이다.

몸을 존중하고 제대로 인식하는 일은 내 몸을 있는 그대로 받아들이는 출발점이다. 너무도 힘든 일일 것이다. 그럼 우선순위를 몸과 음식과의 화해에 두자. 압박감이 한층 약해질 것이다. 그렇지 않으면 줄다리기 같은 싸움이 계속된다.

몸을 존중하는 법

우리는 신체 이미지 문제를 해결하는 출발점으로 존중이라는 단어를 선택했다. 많은 사람들이 그 시작을 힘들어 하지만 존중을 해야 한다고 해서 몸의 전부를 꼭 좋아할 필요는 없다는 사실을 기억하면 존중이라는 단어가 좀 더 쉽게 다가올 것이다. 몸의 현재 상태를 곧바로 받아들일 필요도 없다.

많은 고객이 자신의 몸보다 반려동물을 더 존중하는 듯하다. 먹이고 산책 시키고 친절하게 대해준다. 반려동물을 대하 듯, 몸을 존중하라는 것은 존엄을 가지고 대하고 기본적인 욕구를 충족해주라는 뜻이다.

당신이 평생 음식을 감정의 대처 수단으로 사용해왔다면 현재의 몸은 당신 자신이 몸을 대해온 결과물일 것이다. 몸에 나타난 결과를 비난하지 말고 잘 견딘 몸을 존중해주어야 한다.

몸을 존중하는 것은 직관적 식사법으로 가는 중요한 전환점이다. 물론 쉽지 않다. 외모를 중시하고 큰 사이즈에 선입견이 존재하는 사회니까. 스스로가 문화적 표준을 거슬러 헤엄치려는 연어처럼 느껴질 수도 있으니, 이런 선입견이 사방에 퍼져 있다는 점도 인식할 필요가 있다. 날씬한 여배우가 나오는 다이어트 음료 광고부터 '올해 다이어트 승자와 패자: 누가 뚱뚱해졌고 누가 날씬해졌고 그 비결은 무엇인가' 같은 표지 기사가 실리는 〈피플〉지까지 미묘하거나 노골적인 형태로 사방에 존재한다. 이러한 사회적 표준에서 멀어지려면 의식적인 노력이 필요하다. 날씬한 몸매가 사회의 표준이라고 해서 그것이 꼭 옳다는 뜻은 아니다.

몸을 존중하는 것은 두 가지로 이루어진다고 생각하자. 첫째는 몸을 편안하게 만들어주는 것이고 둘째는 기본적인 욕구를 충족해주는 것이다. 당신은 편안해질 자격이 있다. 기본적인 욕구가 충족될 자격이 있다. 몸 상태가 비참하면 기분도 비참해진다.

내 몸을 존중한다는 일의 기본적인 전제는 다음과 같다.

- 내 몸은 음식을 제공받을 자격이 있다.
- 내 몸은 존엄한 대우를 받을 자격이 있다.
- 내 몸은 애정과 존중이 담긴 손길을 받을 자격이 있다.

- 내 몸은 편안하게 움직일 자격이 있다.

어떻게 하면 몸을(그리고 자신을) 더욱 존중할 수 있을까. 이해하기는 쉽지만 실행하기는 훨씬 어려운 개념이다. 우리 고객들이 효과적으로 활용한 생각과 도구들을 소개하고자 한다.

편하게 입어라

사적인 이야기를 좀 하자. 마지막으로 속옷을 구입한 것이 언제인가? 웃지 마라. 특정한 몸무게나 사이즈가 될 때까지 새 속옷을(새 옷도) 살 자격이 없다고 생각하는 사람들이 의외로 많다. 그것이 무엇을 의미하는지 생각해보자. 꽉 끼는 속옷은 매우 불편하다. 잘 맞지도 않는 속옷이 계속 끼이는데 어떻게 편해질 수 있겠는가?

속옷을 바꾸라는 너무도 간단한 방법을 비웃을 수도 있지만 우리 고객들에게서 보듯 그 영향은 엄청나다. "몇 달 전에 아기를 낳았어요. 임신부용 속옷은 너무 크고 평상시 속옷은 너무 꽉 끼어요. 내 몸이 너무 거대하다는 사실을 끊임없이 상기해주었죠. 새 속옷에 투자하기 전까지는 정말 불행했어요. 효과도 없는 다이어트 프로그램에는 그렇게 돈을 썼는데 새 속옷을 사는 돈은 아까운 거예요. 하지만 그렇게 작은 일이 자신감에 큰 변화를 줄 수 있다는 사실이 놀라웠어요."

50대의 카산드라는 수년 동안 새 브래지어를 구입하지 않았다. (마지막으로 구입한 것이 비싸고 품질 좋은 제품이라 오래 가기는 했다.) 브래지어의 와이어가 계속 살을 찌르는데도 살을 빼지 않으면 새 브래지어를 구입할 자격이 없다고 생각했다. 매일이 불행했다. 고문에 가까울 정도로 꽉 끼는 속옷이 체중 감량을 도와주지 않는다는 사실을 깨닫고 자신의 몸을 존중하는 첫 걸음으로 새 브래지어와 레깅스를 구입했다. 속옷이 편해지자 음식에 대해서도 좀 더 느긋해졌다.

속옷뿐 아니라 옷차림 또한 몸을 존중하는 방법이다. 패션 산업의 노예가 되라는 말이 아니라 내 몸을 편안하게 해주는 옷을 입으라는 뜻이다. 정장 바지와 캐주얼 재킷을 좋아하는데 꽉 끼는 청바지를 입는다면 자기 자신이나 몸에 대한 기분에 영향을 끼칠 수 있다. 다이어트 프로그램에서는 '살찌는 옷을 다 버려'라고 한다. 그렇지 않으면 실패로 가는 지름길이라고 말이다. 그렇지만 오히려 불편함이 심해지고 몸에 대한 혐오감만 커진다. 지금의 몸을 기준으로 편안하게 입어야 한다.

몸을 평가하는 도구를 바꿔라

체중을 자주 재는 사람일수록 현재의 몸을 받아들이기 어려워한다. 숫자에 대한 고민이 너무 심하기 때문이다. 우리는 체중을 그만 재라고 조언한다. 체중계는 만성 다이어터의 도구임을 기억하자.

꽉 끼는 청바지를 체중계로 대신하는 것도 잘못된 평가 도구임을 알아야 한다. 너무 작은 옷을 매일 또는 매주 입어보면서 몸매를 평가하면 자존감과 몸에 대한 존중심이 떨어진다.

마케팅 회사에 다니는 젊은 회계사 제이미는 직관적 식사법을 차근차근 잘 실천하고 있었다. 다이어트를 그만두고 허기와 포만감을 존중했다. 체중계도 치워버렸다. 하지만 꽉 끼는 미니스커트로 진행 과정을 평가하기 시작했다. 미니스커트를 입어볼 때마다 기분이 나빠졌다. "전혀 발전이 없잖아. 살을 빼"라는 메시지가 전달되었기 때문이다. 결국 미니스커트마저 없애버리자 몸에 대한 나쁜 생각도 사라졌다. 아무리 날씬한 사람이라도 꽉 끼는 옷은 불편할 수밖에 없다.

몸매 확인은 이제 그만

우리 고객들은 대부분 인정하기 부끄러워하지만 다른 사람들과 한 공간에 있으면 속으로 몸매를 확인한다. 내 몸매가 남들에 비해 어떠한가? 라는 것이 기준이다. 아마 당신도 해보았을 것이다. 어쩌면 의식하지 못하고 있을 수도 있다. 이중에서 내가 제일 뚱뚱한가? 누구 몸매가 가장 좋지? 내 몸매는 남들과 비교할 때 몇 등급이지? 이것은 매우 위험한 행동이다. 특히 알지도 못하는 사람을 비교 대상으로 삼기 때문에 더더욱 그렇다.

우리 고객들도 타인의 몸매를 부러워하고 동경했다. '아, 내가 저런 몸매라면 얼마나 좋을까. 분명 저 여자는 매일 운동을 할 거야. 먹는 것도 저지방만 먹고. 나도 저래야 하는데 난 뭔가 잘못 됐어. 더 열심히 해야 해'라고 생각하는 것이다. 이것은 추측일 뿐이다. 그 사람이 지금의 몸매를 어떻게 얻었는지 당신은 알 수 없다.

애초에 공평하지 않은 경쟁일 수도 있다. 그 사람이 정말로 어떤 식단을 추구하는지도 알 수 없고! 지방흡입술 같은 수술을 받았을 수도 있고 섭식장애가 있을지도 모르며 다이어트를 막 끝낸 참일 수도 있고 선천적으로 마른 사람일 수도 있다. 이처럼 타인의 몸매를 평가하고 정당한 노력으로 '얻은' 몸매라고 가정하면 안 된다는 말이다.

케이트는 파티에서 만난 유난히 몸매가 좋은 여성 이야기를 했다. 그녀는 자신도 더 열심히 노력해서 똑같은 결과를 얻어야 한다고 생각했다. 하지만 케이트는 파티에서 본 그녀가 나(에블린)의 고객이며 먹고 토하는 폭식증 환자라는 사실을 알지 못했다. (물론 환자의 비밀을 보장해 주어야 하므로 내가 알려준 것은 아니다.) 케이트는 섭식장애에서 회복하려고 애쓰는 여성을 동경한 것이었다. 어쨌든 핵심은 겉만 보고는 알 수 없다는 것이다. 친구나 친척이라도 말이다. 우리는 배우자나 룸메이트의 섭식장애를 몰랐던 고객들도 만난 적이 있다.

다음의 사례에서 보듯 남과의 비교는 다이어트와 불만족을 부추길 뿐이다.

셰일라와 캐시는 둘 다 다이어트를 오래 해왔고 속으로 남과 끊임없이 비교했다. 하지만 셰일라가 직관적 식사법을 배우면서 6개월 동안 느리지만 큰 변화를 이루었다. 다행히 그 과정을 잘 받아들였고 자존감도 올라갔다. 한편 캐시는 또 다른 속성 다이어트를 막 끝낸 참이었다. 그녀는 체중 감량 사실을 자랑스러워하며 몸매를 자랑하고 다녔다.

어느 날 두 가족이 저녁식사를 하러 나갔다. 셰일라는 원하는 메뉴를 선택했다. 음식을 약간 남겼고 전체적으로 만족스러웠다. 그런가 하면 캐시는 자랑스럽게 새 모이 먹듯 깨작거리며, 지금 하는 다이어트 식단은 따라 하기 쉽다면서 자신의 몸매에 대해서도 자랑질을 했다. 그런 캐시 옆에 있으니 셰일라는 자신이 너무 많이 먹는 것처럼 느껴졌다. 속으로 몰래 캐시와 비교했고 자신의 몸과 지금까지 이루어온 발전에 회의도 들었다. 하지만 마음을 차분히 가라앉히고, 내 몸은 존중 받아야 하고 먹을 권리가 있으며 인내심을 가지라는 직관적 식사자의 목소리에 계속 귀 기울였다. 그 목소리는 캐시가 파괴적인 다이어트의 길을 걷고 있음을 일깨워주었다. 체중 감량에 성공했다는 행복감은 오래 가지 않을 것이라 고. 셰일라 또한 과거의 다이어트 경험으로 잘 알고 있었다.

얼마 후 캐시는 요요 현상이 나타났고 폭식에 시달렸다. 일 년 후 셰일라는 자연 체중에 도달해 있었고 캐시는 또 다이어트 중이었다. 남과의 비교 때문에 그녀는 또다시 다이어트를 할 뻔했다.

'큰 행사'를 위해 타협하지 마라

동창회나 결혼식 같은 중요한 자리가 있으면 최대한 멋지게 보이고 싶은 것이 당연하다. 그것도 미묘한 형태의 비교다. 어느 고객은 남편이 그래미상 후보에 올라서 시상식에 참석하게 되었다. 물론 최고로 멋지게 보이고 싶은 마음도 당연했다. 하지만 시상식까지 이상적인 몸무게에 도달할 수 없다는 사실이 분명했다.

살다 보면 언제나 중요한 시상식이나 행사가 있기 마련이다. 모두가 다이어트를 해야 할 '적법한' 이유일 터이다. 절망감에 빠진 그녀는 단식으로 몸무게를 줄일까도 생각했다. 그러다 '다이어트를 언제 그만둘까?' 라는 생각이 났다. 바로 그 순간 그녀는 경쟁적인 몸매 비교로 인한 속성 다이어트의 헛됨을 깨달았다. 현재의 몸을 존중하기로 하고 내 몸에 맞는 사이즈로 제작한 맞춤 드레스를 입었다. 꽉 끼는 옷에 힘들게 몸을 집어넣을 필요도, 움직일 때마다 조심할 필요도 없었다. 멋진 헤어스타일과 반짝이는 액세서리 등 다른 기준은 그대로 지켰다. 자꾸만 의식하지 않아도 되는 편안한 옷을 입었다는 것만 달랐다.

특별한 자리를 핑계 삼아 특정한 사이즈가 되어야만 한다고 스스로를 압박하면 다이어트 사고방식으로 돌아가기 쉽다. 제시는 결혼식이나 기조연설을 해야 하는 회사 연회 같은 특별한 행사가 있을 때마다 공황 상태에 빠졌다. 우선 뭘 입어야 할지 고민하며 미친 듯이 쇼핑을 했다. 결국 너무 작은 옷을 샀다. 그녀는 항상 현재가 아니라 '미래의' 몸을 위해 쇼핑을 했다. 권투선수가 중요한 대결을 앞두고 계체량을 통과하기 위해 체중 조절을 하는 것처럼 중요한 날을 위한 몸무게를 '만들' 수 있다고 생각했다. 그 날이 다가올수록 압박감은 커졌다. 매일 옷을 입어보면서 자신을 꾸짖었다. 그러다 굶기 시작했다. 행사 당일 물론 옷은 맞았다. 하지만 특별한 행사 자리에서 은밀한 폭식이 시작되었다. 너무 배가 고픈 데다 스스로도 먹을 자격이 있다고 합리화했다. 결국 빵빵하게 부른 배로 행사 내내 즐기지도 못하고 몸매가 어떻게 보일까 걱정만 했다.

중요한 행사를 위한 몸매를 준비하느라 얼마나 많은 시간과 에너지를 쏟았는가? 그 에너지를 재치나 지성, 경청 능력 같은 내적 자질을 키우는 데 쓴다면 어떨까? 의미 있는 대화를 주도하고 새로운 사람을 사귀는 방법을 고민하는 것으로 그 준비를 대신할 수 있지 않을까? 아마 훨씬 즐거운 시간을 보낼 수 있을 것이다.

글래디스는 살이 찐 몸매에 입을 옷도 없다는 이유로 20주년 동창회에 참석하지 못할 뻔했다. 더 큰 사이즈의 옷을 산다는 것은 생각만으로도 싫었지만 걱정은 제쳐두고 동창회에 참석하기로 결심했다. 몸에 대해 걱정하는 대신 동창들이 그동안 어떻게 지냈는지 이야기를 나누는 데 집중하기로 했다. 그렇게 참석한 동창회에서 옛 친구들과 춤을 추기까지

했다. 춤을 추는 것도 정말 오랜만이었다. 생각보다 훨씬 즐거운 시간을 보냈다.

글래디스는 그동안 몸과 전쟁을 벌이느라 스스로를 고립시켰고 예전에 좋아하던 일도 즐기지 못했다. 몸이 준비되지 않은 상태라는 이유로 동창회에 나가지 않았다면 유쾌하고 재치 있고 매력적인 '과거의 자신'을 되찾는 데 좀 더 시간이 걸렸을 것이다.

맹공격을 멈춰라

완벽하지 않은 신체부위에 집중할 때마다 지나친 자기의식과 걱정이 생긴다. 잘못된 관점으로 바라보면서 계속 비난하면 몸을 존중하기 힘들어진다.

- 내 허벅지가 싫어.
- 팔뚝 살이 너무 많아.
- 내 엉덩이는 너무 못생겼어.
- 내 이중턱이 싫어.
- 뱃살이 끔찍해.

이런 생각을 얼마나 자주 하는가? 당신은 하루에 몇 번이나 몸을 꾸짖는가? 한 번 세어보자. 거리를 지나다가 혹은 거울에 비친 모습을 볼 때마다 몸에 대한 걱정이 샘솟고 불만만 커진다. 이렇게 몸에 대해 비하하면 불행과 좌절만 커질 뿐이다. 또한 자존감에도 영향을 미친다.

마음에 들지 않는 신체 부위에 집중하지 말고 마음에 드는 부분, 적어도 그냥 넘어갈 수 있는 부분에 집중하라. 간단하게 시작하면 된다. 자신의 눈이나 미소가 마음에 들 수도 있다. 우리 고객들 중에는 마음에 드는 부분이 손목이나 발목처럼 딱 하나밖에 없는 경우도 있었다. 그래도 괜찮다. 시작이니까. 몸에 대한 나쁜 생각이 들 때마다 무력화시켜라. "나는 내 미소가 좋아" 같은 친절한 말로 바꾼다.

이런 말을	긍정적인 표현으로 바꾼다
늘어진 턱살이 정말 보기 싫어	내 머리카락이 마음에 들어
허벅지가 너무 두꺼워	내 종아리가 나쁘진 않아

'마음에 든다'는 말을 하기가 어렵다면 존중이 담긴 표현을 사용한다.

이런 말을	존중이 담긴 표현으로 바꾼다
허벅지 셀룰라이트가 정말 보기 싫어	튼튼한 다리가 있어서 학교에도 다녔어
몸매가 완전히 망가져서 끔찍해	공부를 하면서 가족들의 생계도 책임져야 했으니 운동을 제대로 하기가 힘들었지

'팻토크'를 피하라

팻토크fat talk는 공개적으로 몸을 맹공격하는 것이다. 자신이나 타인의 몸을 비하하는 대화인 것이다. 연구에 따르면 이런 대화를 피하면 몸에 대한 불만과 다이어트, 섭식장애 증상을 줄이는 데 도움이 된다. 268쪽의 〈진정한 친구는 팻토크를 하게 두지 않는다〉를 참고해라.

몸의 다양성을 존중하라

문화적인 다양성은 인정하면서 몸의 다양성이라는 개념은 잘 받아들이지 못한다니 모순이 아닐 수 없다. 사람은 체형도 사이즈도 제각각이므로 무조건 말라야 한다는 천편일률적인 원칙을 적용하려고 하면 안 된다. 그런 문화적 오점이 사라지지 않는 한 몸의 다양성을 인정하는 것이 사회적인 표준으로 자리 잡으려면 오랜 시간이 걸릴 수밖에 없다.

유전자, 활동량, 영양 등 다양한 요인이 비만에 영향을 끼친다. 과체중이라는 이유만으로 엄청나게 많이 먹을 것이라고 생각하면 안 된다. 몇몇 연구 결과에 따르면 비만인 사람들이 날씬한 사람들보다 꼭 많이 먹지도 않는다. 물론 강박적인 섭식 습관을 가진 사람들도 있고 활동량이 적은 사람들도 있다. 하지만 비만이라도 무조건 많이 먹고 움직이지 않는다고 가정하면 안 된다. 쌍둥이를 대상으로 실시한 유명한 연구에서 유전이 체형을 결정하는 중요한 역할을 한다는 사실을 보여준다.

인종차별 발언은 비난을 받지만 몸에 대한 차별 발언은 비난 받기는커녕 난무한다. 이처럼 비만에 대한 편견이 분명히 존재한다.

예일 대학교 산하 러드 음식 정책 및 비만 센터Rudd Center for Food Policy and Obesity에서 실시한 연구에 따르면 체중에 대한 오명은 건강과 심리에 심각한 영향을 끼친다.Puhl 2009, Rudd Report 2009 체중에 대한 선입견은 수치심을 느끼게 하며 병원 치료나 예방 관리를 미루게 하는 경우가 많다.

당신은 뚱뚱한 사람을 볼 때마다 평가하거나 업신여기는가? 타인에게도 그렇게 가혹한데 어떻게 자신에게 친절할 수 있을까? 자신의 몸에 친절하고 존중하는 태도를 보이기 어렵다면 타인부터 시작해보자. 중립과

연민으로 대하고 몸에 대한 선입견을 멀리 하자.

현실적이 되어라

체중을 유지하려고 쌀과자나 물만 먹고 몇 시간 동안 운동만 한다면 당신의 목표가 현실적이지 못하거나 섭식장애가 있다는 확실한 신호다. 유전자가 체형에 큰 영향을 끼친다는 사실도 기억하자.

자연 체중

우리가 고객에게서 제일 먼저 받는 질문은 '살을 뺄 수 있게 도와주실 수 있나요?'라거나 '제 몸무게가 얼마나 나가야 하죠?'이다. 그런데 어느 정도가 이상적인 체중인지는 누구도 정확하게 말해줄 수 없으며 개인에 따라서도 다르다. 실제로 1990년 미국 식사 목표 U.S. Dietary Goals 라는 보고서에서 이상적인 체중에 도달하거나 유지해야 한다는 사실을 부정했다. 정확한 숫자를 아무도 모르기 때문이다.

2010년 미국인을 위한 식사 지침 Dietary Guidelines for Americans 에서는 체중과 신장의 비율인 체질량지수 BMI 를 이용해 과체중 범주를 구분했다. BMI는 처음에 인구를 선별하는 도구로 개발되었으며 근육량도 고려하지 않아 비판을 받아왔다. 알다시피 근육은 지방보다 무게가 많이 나가는 탓에 전문 운동선수들은 과체중으로 분류될 정도로 BMI가 높지만 사실은 날씬하다. 예일대학교의 과학자이자 비만 전문가인 켈리 브라우넬Kelly Brownell 은 기준점이 무엇이든 BMI는 중요하지 않다고 말한다.Brownell 2006 수치보다는 건강을 개선하는 방법이 훨씬 더 중요하다고 말이다.

우리의 생각도 같다. 우리가 자연 체중이라는 개념을 활용하는 것도 그 이유에서다. 자연 체중은 직관적 식사와 일상적인 활동량으로 몸이 유지하는 체중이다.

문제는 우리가 만나는 고객들 대다수가 오랜 다이어트로 음식과의 관계가 정상이 아니라는 점이다. 다이어트와 폭식을 계속 왔다 갔다 하면 건강한 자연 체중을 유지할 수 없다. 힘든 일이 생길 때마다 음식으로 대처해온 사람도 현재 건강한 자연 체중이 아닐 가능성이 높다.

하지만 건강보다는 미학에 초점을 맞추는 탓에 자연 체중은 당신이 생각하는 것과 다를 지도 모른다. 국가건강연구소National Institutes of Health 에 따르면 그럴 필요가 없는데도 비현실적인 사이즈를 추구하느라 많은 사람들이 살을 빼려고 애쓴다.

최근 연구에 의하면 여성의 이상적인 몸매는 기대 체중보다 13~19%나 낮게 나왔다. 미스아메리카 대회 참가자와 〈플레이보이〉 잡지 모델들의 체중을 조사해 나온 결론이다. 1959~1988년까지 모델들의 체중과 신체 사이즈는 점점 내려갔다. 그 수준은 거식증을 판단하는 기준인 기대 체중 대비 15% 낮은 몸무게와 맞아 떨어진다. 여성에 대한 사회의 이상이 섭식장애의 수준과 겹친다면 여성들은 비현실적인 신체 목표를 좇는 것만이 아니라 잠재적인 위험이 따르는 목표를 추구하고 있는 것이다.

환상에 작별을 고하라

우리 고객들이 마주하는 가장 힘겨운 사실은 자신이 기대하는 체중이 현실적이지 못하다는 점이다. 또 현실적이지 않다는 말을 듣기 싫어한다. 어떤 이들은 평생의 꿈이 산산조각 나는 것과 같다고 말한다. 하지만 우리는 달성할 수 없는 목표를 계속 이어가는 것을 거부한다. 또한 흡연자에게 성냥을 주는 것과 같이 고객들의 신진대사나 건강을 망치는 짓을 도와주지 않을 것이다.

30세의 여배우 캐시는 감정적으로 먹는 일 없이 건강한 식습관을 추구했고 매일 한 시간씩 운동도 했는데도 기획사로부터 살을 빼라는 말을 계속 들었다. 상담 결과 캐시는 살을 뺄 필요도 없고 키에 비해 적당했기에 살을 뺐다가는 오히려 신진대사와 심리에 나쁜 결과가 나타날 것으로 보였다. 그녀는 우리의 말을 듣고 안도했다. 이후 기획사를 바꾸고 있는 그대로의 자신을 캐스팅해줄 작품을 계속 찾기로 했다.

우리 고객들은 다이어트를 해서 오히려 체중이 늘어나기만 했기에 예전이라면 다이어트를 했을 체중을 이제는 기쁘게 받아들일 수 있다. 그들은 이렇게 말한다. "지금 알고 있는 것을 그때도 알았다면 얼마나 좋았을까요. 고등학교 때는 제가 뚱뚱하다고 생각했는데 지금은 그 몸무게라면 당연히 좋죠!"

꿈꾸었던 몸무게가 비현실적이라는 사실을 깨닫고 나면 그 의미를 돌아볼 필요가 있다. 환상에 불과한 사이즈를 위해 다이어트를 반복하며 얼마나 많은 대가(에너지, 시간, 감정 소모 등)를 치렀는가? 그 환상에 작별을 고하면 자신의 몸뿐만 아니라 삶의 다른 부분과도 화해할 수 있는 새로운 문이 열린다.

진정한 친구는 팻토크를 하게 놔두지 않는다

'진정한 친구는 팻토크를 하게 놔두지 않는다'는 글귀는 부정적 신체 대화를 없애 섭식장애를 예방하고자 하는 팻토크 프리 위크Fat Talk Free Week 캠페인에서 내세우는 표어다. "난 너무 뚱뚱해서 밖에 나가면 안 돼", "난 과자를 먹으면 안 돼. 뚱뚱해질 거야", "너 정말 예쁘다. 살 빠졌어?" 같은 것이 바로 팻토크에 속한다. 팻토크는 일상적인 대화에 은밀하게 스며들어 몸에 대한 불만족을 끊임없이 일으킨다.

여성들에게 기대하는 비현실적으로 마른 몸매에 반대하는 팻토크 프리 위크는 오리건연구소Oregon Research Institute 에릭 스타이스Eric Stice가 이끄는 연구를 2009 토대로 한 것으로 10대 청소년부터 대학생에 이르기까지 다음과 같은 효과를 보였다.

- 신체 불만족 감소
- 다이어트 시도 횟수 감소
- 섭식장애 증상 감소

놀랍게도 섭식장애로 발전할 위험이 60%나 감소하는 효과가 나타났다. 또한 3년 간 추적 조사한 바에 따르면 그 효과가 오랫동안 지속된다는 것도 고무적인 사실이다.

왜 이 방법이 그렇게 효과적일까? 인지 부조화를 다루기 때문이다. 인지 부조화는 두 가지 모순되는 생각이 있을 때 혹은 생각과 행동이 일치하지 않을 때 생기는 불편한 감정이다. 생각과 행동의 차이가 존재할 때는 그 부조화를 제거하거나 줄여줄 다른 변화가 일어나야만 한다. 스타이스의 연구진은 신체 불만족과 신체 이미지 수용 관련 인지 부조화를 해소하는 방안을 고안했다. 이는 '바디 프로젝트Body Project'라는 쓰기와 말하기, 행동 연습법으로 이루어진 4주간의 그룹 활동이다.

사이즈가 아니라 건강이 중요하다

사이즈가 아니라 건강이 중요하다Health at Every Size, HAES 는 여러 분야에서 수용하는 개념이다. 이 개념은 체중보다 건강에 초점을 맞춘다. 사이즈를 벗어나 건강에 좋은 행동을 강조한다.Bacon, Aphramor 2011

안타깝게도 체중에 초점을 맞추는 비만과의 전쟁은 음식과 신체에 더 집착하게 만들고 요요를 일으키며 건강에서 멀어지게 하고 자존감을 떨어뜨리고 섭식장애를 일으키며, 체중과 관련된 비난과 차별을 초래한다. 2011년에 성공재단Succeed Foundation 이 실시한 신체 이미지 설문조사에서는 다음과 같은 결과가 나왔다. 이 결과는 영국에서 신체 이미지를 개선하고 섭식장애를 예방하는 캠페인을 촉발시키기도 했다.

- 여성의 30%가 이상적인 체중과 체형을 가지기 위해 1년이라는 시간과 바꿀 의향이 있다.
- 여성의 46%가 외모 때문에 놀림이나 괴롭힘을 당한 적이 있다.

HAES는 다음과 같은 점을 장려한다. (직관적 식사법과도 일맥상통한다.)

- 체형과 사이즈의 다양성을 받아들이고 인정한다.
- 먹는 즐거움을 소중하게 여기고 배고픔과 배부름 신호를 존중하는 유연한 식사법을 추구한다.
- 몸을 움직이는 즐거움을 찾고 더욱 활동적으로 생활한다.

지금까지의 연구는 HAES 방식이 고혈압, 혈중지질농도, 신체 활동량, 신체 이미지를 포함해 임상적으로나 통계적으로나 건강 개선에 효과적이라는 사실을 보여준다. 또한 신진대사 위험 요인과 섭식장애 행동도 줄어든다. 놀랍게도 부정적인 변화가 발견된 연구는 단 하나도 없다. 체중에 초점을 맞추지 않으면 건강에 더 해롭다고 우려하는 사람들이 있기에 이 결과는 더더욱 중요하다.

CHAPTER 13

원칙 9 운동으로 기분의 차이를 느껴라

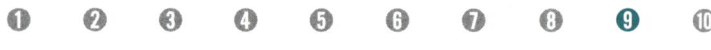

운동으로 기분의 차이를 느껴라

전투적인 운동은 잊어버리고 그저 활기차게 생활하면서 그 차이를 느낀다. 칼로리 소모 효과가 아니라 몸을 움직일 때의 느낌에 집중한다. 기운을 돋우는 활동이 주는 느낌에 집중하면 아침에 알람 소리 없이도 곧장 일어나 산책을 나가는 변화가 일어난다. 아침에 일어나야 하는 이유가 체중 감량뿐이라면 동기부여에 별로 도움이 되지 않는다.

운동에 대한 당신의 태도는 '그냥 해라Just do it'인가, '그냥 잊어라Just forget it'인가? 우리 고객의 대다수가 후자에 속한다. 지쳐버린 탓이다. 운동이 비효과적인 다이어트라는 부정적인 경험이 떠올라 운동을 즐기지 않는 편인데 가장 큰 이유는 두 가지다. 다이어트를 시작할 때 운동도 같이 시작했거나 비현실적인 운동량으로 몸을 혹사시켰기 때문이다. 하지만 어느 쪽이든 운동을 하지 않는다는 사실에 죄책감을 느끼기는 마찬가지다.

다이어트와 동시에 운동을 시작하면 에너지(칼로리) 섭취량이 부족할 수 있다. 에너지가 부족하면 운동을 해도 재미있기는커녕 활력이 떨어진다. 그저 고역스러운 일이 될 뿐이다. 특히 탄수화물 섭취량이 부족하면 더욱 그렇다(만성 다이어터가 대부분 여기에 해당한다).

당신이라고 다를까?

탄수화물은 운동에 꼭 필요한 연료 역할을 한다. 다음의 '탄수화물 파워 차트'에서 보여주듯이 3킬로미터를 달릴 때 빵 세 조각에 들어 있는 만큼의 탄수화물을 사용한다. 감자, 빵, 파스타 같은 탄수화물 음식을 계속 제한한 상태로 운동을 하면 몸에 탄수화물 결핍이라는 짐이 씌워진다.

탄수화물을 충분히 섭취하지 않으면 근육의 단백질이 에너지 생산에 사용된다. 지구력을 필요로 하는 스포츠 종목의 선수들을 대상으로 한 연구에서도 밝혀진 사실이다. 선수들이 탄수화물을 제대로 섭취하지 않는 경우 분기쇄아미노산(단백질의 구성 요소)을 연소시켜 에너지를 생산했다.

아무리 강인한 몸과 동기부여로 무장한 운동선수라도 탄수화물이 부족하면 운동이 힘들어진다. 인디애나 소재 볼주립대학교의 운동 생리학자 데이비드 코스틸David Costill 이 대학 수영선수들을 대상으로 실시한 연구에서도 같은 결과가 나왔다. 코스틸은 탄수화물을 제대로 섭취하지 않은 선수들은 경기를 완수하지 못한다는 사실을 발견했다. 엘리트 운동선수들도 충분히 먹지 않으면 운동하기가 힘든데 왜 당신은 다를 것이라고 생각하는가?

운동을 하면서 쾌감을 느껴보기는커녕 운동을 좋아했던 적이 한 번도 없는 사람이라면 다이어트 때문일 가능성이 높다. 오로지 다이어트를 할 목적으로만 했기 때문에 다이어트를 실패하면 운동도 멈추기 마련이다. 실패의 끔찍한 기억만 남았기에 운동을 하기가 싫어질 수밖에 없다.

탄수화물 파워 차트	
활동	해당량의 식빵 조각
달리기	
3킬로미터	3조각
10킬로미터	10-11조각
40킬로미터	33-37조각
수영	
200미터	1조각
1500미터	6조각
자전거타기	
1시간	15-17조각
참고: 코스틸, D. L. 〈운동에 필요한 탄수화물: 최적의 기량을 위한 필요 식사량〉, 국제스포츠의학저널 International Journal of Sports Medicine 9:5 (1988).	

만성 다이어터들이 꾸준히 운동을 하기 어려운 것도 놀라운 일은 아니다. 힘든 일을 계속 하고 싶은 사람이 어디 있을까? 하지만 많은 사람이 의지력이 부족하거나 '그냥 해라'는 대단한 운동 신조를 가지지 못한 자신을 탓하며 죄책감을 느낀다. 연료가 바닥났는데 '의지'가 없어서 차를 움직이지 못한다고 자신을 탓하는 것과 똑같다.

또한 대부분 '단기 집중운동'에 정신적으로나 신체적으로 지친다. 단기 집중운동은 단기 다이어트와 마찬가지로 오래 가지 못한다. 빠른 시일 내에 체중을 감량하려고 할 때 흔히 나타나는 일이다. 처음부터 단기간에 너무 많이 움직이려고 하다 보니 몸이 아프거나 운동을 즐길 수 없다.

그런가 하면 날씬하지 못한 몸매로 헬스장에 가거나 운동을 하러 나가는 것을 두려워하는 사람들도 있다. 펀치를 두 번 연속 맞는 것처럼 두려움을 느낀다. 첫 번째 펀치, 본인이 날씬하지 않아서 몸매가 좋은 사람들 속에서 운동을 할 수 없다고 느낀다. 두 번째 펀치, 헬스장에 벽마다 붙어있는 전신거울을 볼 때마다 자신의 몸매를 의식하게 된다.

만성 다이어터들이 운동을 시작하거나 계속하고 싶어 하지 않는 다른 이유도 있다.

- 어린 시절의 좋지 못한 경험: 벌로 달리기나 맨몸 운동을 해야 했거나 운동 신경이 떨어진다고 놀림을 받은 기억, 선수 선발 테스트에서 떨어졌던 기억 등
- 부모와 배우자 등의 강요: '건강에 좋은' 식단과 마찬가지로 "달리기 좀 해"나 "헬스장에 다녀" 같은 말로 운동을 강요

운동의 장벽을 무너뜨리자

우리는 고객들에게 즉각적으로 운동을 시작하라고 하지 않고 준비가 될 때까지 기다리라고 한다. 몇 주 혹은 몇 달 동안 운동을 미룬다고 큰

일이 생기는 것은 아니다. 지금 당장 운동화 끈을 묶고 달리기를 하고 싶은 생각이 들지 않아도 걱정하지 마라. 특히 운동으로 몸을 혹사시킨 사람이라면 더더욱. 먼저 운동을 하지 못하게 만드는 장벽을 무너뜨리자.

칼로리 연소는 잊어라

꾸준한 운동의 열쇠는 칼로리가 얼마나 연소되는지에 신경 쓰지 않고 느낌에 집중하는 것이다. 그저 이를 악물고 견디면서 운동을 하지 말고 운동을 할 때와 하고 나서의 기분도 포함하여 다음과 같은 측면에서 자신의 기분을 살펴보자.

- 스트레스 – 스트레스에 더 잘 대처할 수 있는가? 초조함이 줄어들었는가? 눈앞에 닥친 상황을 헤쳐 나가기가 수월해졌는가?
- 에너지 – 정신이 맑은가? 좀 더 활기찬 태도를 취하는가? 아침에 운동을 하는 사람이라면 아침에 더욱 상쾌하게 일어나는가?
- 전반적인 웰빙 – 좀 더 긍정적인 관점으로 변하는가?
- 의지력 – 의지가 샘솟는가? '할 수 있어'라는 생각으로 하루를 즐기는가?
- 수면 – 숙면을 취하고 아침에 상쾌하게 일어나는가?

운동을 하지 않는 기간에도 이렇게 기분을 살펴보는 것이 중요하다. 운동을 하지 않을 때의 기분이 기준점 역할을 해주기 때문이다. 운동을 할 때와 하지 않을 때의 차이를 비교해본다. 꾸준히 운동을 할 때와 하지 않을 때의 차이를 느끼면 긍정적인 기분이 동기를 부여해 앞으로도 운동을 계속 할 수 있다. 좋은 기분을 느끼게 해주는 일을 왜 그만 두겠는가? 다이어트의 마음자세로 운동을 하면 포기에 익숙해져서 안 된다. 연구에 따르면 운동 프로그램을 시작하는 사람의 70%가 첫 1년 안에 그만둔다.Miller 1994 운동에는 칼로리 연소 이상의 의미가 있다는 사실을 잊지 말자.

운동과 체중 감량의 연결고리를 끊어라

신체 활동은 장기적으로 건강에 도움을 주는 확실한 요소다. 실제로 운동은 신진대사와 근육량 유지에 중요한 역할을 한다. 하지만 체중 감량에 초점을 맞추면 결과가 빨리 나타나지 않기 때문에 의욕이 상실된다. 연구자들은 운동이 건강에 주는 무수히 많은 혜택이 최소화되기 때문에 운동과 체중 감량의 연결고리를 끊어야 할 때라고 말한다.Chaput 외, 2011 움직임은 그 자체만으로 중요하기 때문에 건강과 삶의 질을 증진시키고 질병을 물리치는 방법으로 받아들여야 한다.

마음의 덫에 빠지지 마라

오랫동안 다이어트 사고방식에 빠져 있었던 사람이라면 그 사고가 운동을 하지 말라는 덫으로까지 이어졌을 가능성이 높다. 그 덫이 무엇인지 알아보고 피하자.

'가치가 없어' 덫　　한 시간도 안 되는 시간이라면 걷기를 해봤자 '소용이 없다'고 생각해서 하지 않는 사람이 많다. 점심시간 15분 산책도 소용없는 것이다. 그래서 아무 것도 하지 않는다. 우리는 이처럼 정해진 기준에 못 미치는 운동이라면 아예 무시하는 고객을 자주 본다. 일주일에 다섯 번이 아닌 세 번밖에 못했으니 '소용이 없다'고 생각한다. 아무리 적은 운동이라도 장기적으로는 소용이 있다. 우리는 몸무게, 칼로리, 운동 시간 등 숫자와 관련된 것들은 강조하지 않으려고 하지만 여기에서는 숫자를 이용해 아무리 적은 운동이라도 중요하다는 사실을 알려주겠다.

활동	1년이면
하루에 두 번씩 5분 간 계단 오르기 / 일주일에 5일	43시간
일주일에 세 번 걸어서 아이 학교에 데려다주기	26시간
일주일에 한 번 15분 동안 잔디 깎기	13시간

'카우치 포테이토 부정'의 덫　　일반적으로 카우치 포테이토couch potato 는 소파에 편하게 앉아 한 손에는 TV 리모컨을 또 한 손에는 과자 봉지를 들고 있다. 하지만 소파에 앉지 않고도 '정신없이 바쁜 카우치 포테이토 라이프스타일'에 빠지기 쉽다. 정신없이 바쁘다는 것이 꼭 신체 활동을 많이 한다는 뜻은 아니다. 현대인은 차안에서도 '바쁘게 뛰어다닐' 수 있으니까! 다음과 같은 것들이 전부 카우치 포테이토 라이프스타일에 포함된다.

- 직장으로 이동하는 것(자가용, 지하철, 버스, 택시 등)
- 하루 종일 책상 앞에 앉아 있는 일(서류 업무를 처리하고 팩스와 전화기 버튼을 누르는 것은 TV 리모컨을 만지작거리는 것과 다를 바 없다)
- 하루 종일 컴퓨터를 붙잡고 일하는 것

바쁜 일정 속에서 머리는 바쁘게 돌아가지만 몸은 움직이지 않는다. 신체 활동과 일상생활을 합치는 방법을 찾는 것이 중요하다.

'시간이 없어' 덫 운동이 중요하다고 생각하는지 물으면 누구나 그렇다고 답할 것이다. 하지만 다른 일에 시간과 관심을 빼앗긴 나머지 정작 운동은 뒷전으로 밀려난다. 성인 가운데 꾸준히 운동을 하는 사람이 10%도 안 된다는 사실만 봐도 알 수 있다.Miller 1994
우리는 시간 부족 딜레마에 시달리는 고객에게 묻는다. "어떻게 하면 운동을 타협 불가능한 우선순위에 놓을 수 있을까요?" 엄격한 지침을 세우라는 것이 아니라 운동에 대한 생각을 바꿔서 하게 만들기 위함이다. 또 우리는 '운동'보다는 '움직임'이라는 단어를 사용할 때가 많다. 건강을 지키기 위해 몸을 움직이는 것이 무엇보다 중요하다는 사실을 알려주고 싶어서다. 꼭 헬스장에 가서 운동을 하지 않아도 된다. 즐겁게 꾸준히 몸을 움직이는 현실적 방법을 찾는 것이 중요하다.
만약 불가능한 일처럼 느껴진다면 자신의 기준과 우선순위를 평가해보자. 늘 과도한 일정 속에서 살아가고 있을 수도 있다. 계속 그런 식으로 살 수 있는가? 무슨 대가를 치르고 있는가? 자신을 보살피고 있는가? 행복한가? 기분이 좋은가? 아이러니하게도 과도한 일정 속에서 살아가는 사람들은 운동을 하지 않는 이유를 자신의 게으름 탓으로 돌린다. 사실은 정말로 바빠서 인데도. 시간이 부족한 사람은 아프면 안 된다. 더더욱 시간을 내어 자신을 돌봐야만 하는 이유다.

상황이 된다면 개인 트레이너를 알아볼 수 있다. 한 고객은 "트레이너를 비롯해 누군가와의 약속은 자동으로 내 일정표에서 자연스럽게 우선순위를 차지해요"라고 말한다. 개인 트레이너가 최소한 미국스포츠의학대학American College of Sports Medicine, ACSM 이나 미국운동위원회American Council on Exercise, ACE 를 통해 받은 자격증을 갖추었는지 확인해야 한다.

'땀이 나지 않으면 소용없어' 덫   건강한 몸매를 가지려면 땀을 많이 흘리는 운동을 해야만 한다고 생각하기가 쉽다. 하지만 꼭 땀을 흘리지 않아도 운동의 효과를 거둘 수 있다. 정원 가꾸기나 나뭇잎 치우기, 걷기 같은 간단한 활동도 건강에 좋다는 사실은 잘 알려져 있다. 이렇게 땀을 뻘뻘 흘리지 않는 활동도 몸에 변화를 가져다준다. 질병통제예방센터CDC 와 미국스포츠의학대학ACSM 이 1990년에 43개 연구를 검토한 결과에 따르면 하루에 30분 동안만 몸을 움직여도 심장 질환 위험이 절반으로 줄어든다.

주중에 하루 평균 총 30분 동안만 움직여주면 된다. 한꺼번에 30분 동안 움직일 필요도 없다. (특히 많은 사람이 놀라는 부분이다.) 예를 들어 10분씩 세 번 혹은 15분씩 두 번 움직일 수 있다. 최근의 연구에 따르면 매일 고작 2분씩만 운동을 해도 어깨와 목의 통증이 크게 완화된다.ACSM 2011 또한 하루의 일상적인 활동을 통해 쌓이는 부수적이고 목적 없는 신체 활동이라고 정의하는 짧은 산발적 활동도 큰 효과가 있는 것으로 밝혀졌다.McGuire 외 2011 아무리 사소한 움직임이라도 전부 다 중요하다.

신체 활동은 스트레스 완충 장치

운동은 만성 스트레스가 건강에 끼치는 해로운 영향으로부터 몸을 보호해준다. 만성 스트레스는 호르몬 불균형을 일으켜 지방을 축적시키고 식욕을 높인다. 호르몬 불균형은 체내 코르티솔 분비도 증가시키고 인슐린의 효율성을 떨어뜨린다(인슐린 저항이 생긴다). 코르티솔 분비가 증가하면 신경펩티드 Y의 수치도 높아진다(기억하겠지만 그러면 식욕이 강해진다).

하지만 운동을 꾸준히 하면 인슐린의 효율성과 기분이 개선되어 이러한 것들을 전부 막아줄 수 있다. 또한 스트레스로 엉망이 된 수면 패턴도 개선된다. 놀랍게도 수면 부족은 체중 증가, 인슐린 저항, 식욕 조절 방해 같은 것과 연관이 있다.

운동은 자신을 보살피는 일이다

나이와 체중에 상관없이 누구나 운동으로 효과를 볼 수 있다. 기분이 좋아지고 장기적으로 건강을 개선해준다. 그 효과는 다음과 같다.

- 골밀도 개선
- 스트레스 내성 증가
- 혈압 감소
- 심장 질환, 당뇨, 골다공증, 고혈압, 일부 암 등 만성 질환 위험 감소
- 좋은 콜레스테롤HDL 수치 증가, 총콜레스테롤 감소
- 심장과 폐 강화
- 신진대사 개선 – 지방제외체중 유지, 세포의 에너지 생산 증가
- '침묵의' 뇌졸중 위험 감소 Gandey 2011
- 포만감 신호와 식욕 조절 개선 Chaput 외 2011
- 기분 개선 Chaput 외 2011
- 학습 및 기억 개선 Chaput 외 2011
- 노화에 따른 인지 저하 예방 또는 지연 Chaput 외 2011

평생 과제 시작하기

아이들은 매우 활동적이다. 꼼지락대고 뛰어다니고 점프를 한다. 나이가 들면서 삶의 속도는 점점 빨라지는데 반해 신체 활동량은 줄어든다.

어른은 아이와 달리 일상적인 활동량을 늘리는 방법을 의식적으로 찾아야 한다. 예를 들어 출근할 때 버스에서 한 블록 먼저 내려 10분 동안 걸어간다. 퇴근할 때도 그렇게 하면 하루에 20분을 걸을 수 있다. 그리고 점심시간에 10분 동안 걸으면 건강에 효과적인 최소한의 활동량을 맞출 수 있다. 이렇게 일주일에 5일 동안 하면 일 년 간 총 130시간, 약

600~800킬로미터를 걷는 것이다. 일상적인 활동이 큰 차이를 만들 수 있다.

움직임을 덜어주는 기구를 사용하지 않고 직접 몸을 움직이면 일상적인 활동량이 늘어난다.

- 엘리베이터나 에스컬레이터 대신 계단을 이용한다.
- 개를 산책시킨다. (이참에 개를 키워보는 것은 어떨지.)
- 직장이 그리 멀지 않다면 자전거로 출퇴근한다.
- 전기식이 아닌 수동식 잔디 깎기를 사용한다.

재미있게 시작한다

친구나 가족 혹은 트레이너와 함께 운동해서 즐거운 사람이 있고, 운동을 하면서 혼자만의 시간을 가질 수 있기 때문에 즐거운 이도 있다.

운동에서 재미를 빼앗아가는 가장 대표적인 요인은 바로 부상이다. 어떤 활동을 하기로 선택하건 처음에는 천천히 시작해야 한다. 다음 내용도 참고하라.

- 좋아하는 활동으로 선택한다. 배구, 농구, 테니스 같은 단체 스포츠도 좋다.
- 여러 가지 다양한 활동을 한다. 꼭 한 가지만 할 필요는 없다. 다양성을 통해 부상 위험은 줄고 즐거움은 커질 수 있다.
- 집에서 기구로 운동을 할 경우 좋아하는 TV 프로나 영화를 보거나

(업무 서류가 아닌) 책이나 잡지를 읽으면서 하면 더욱 즐거울 수 있다.
- 오디오북이나 좋아하는 음악을 들으며 걸으면 더욱 즐겁다.

우선순위로 만든다

'언제 꾸준히 운동할 시간을 낼 수 있는가?'를 생각해본다. 운동을 자신과의 약속으로 만들어 타인과의 약속처럼 중요하게 생각한다.

여행을 자주 하는 사람이라면

- 운동화를 챙겨간다. 그 도시를 탐구해볼 수 있는 좋은 기회다.
- 줄넘기를 챙겨간다. 휴대하기 편해서 잠깐잠깐 가볍게 할 수 있다.
- 운동 시설이 있는 호텔에 묵는다. 운동 시설이 있는 호텔의 숫자가 점점 늘어나고 있다.
- 비행기 대기 시간에 공항 주변을 걸어 다닌다. 오랫동안 앉아있던 후라 기분이 좋을 것이다.

편안하게 입는다

운동복은 패션에 신경 쓰기보다는 호흡과 움직임을 편안하게 해주는 데 중점을 두어야 한다. 날씨에 맞춰서 입는 것도 중요하다. 몸매를 가린다고 너무 두꺼운 운동복을 입으면 더워서 불편하다. 여성의 경우 가볍고 넉넉한 티셔츠와 레깅스면 적당하다. 넉넉한 티셔츠와 자전거용 반바지도 남녀에게 모두 좋다.

편안한 신발도 잊으면 안 된다. 착화감이 좋아야 할 뿐만 아니라 부상을 막아줄 수 있어야 한다.

근력 운동과 스트레칭을 추가한다

근력 운동을 하면 다이어트로 사라진 근육을 다시 키울 수 있다. 나이가 들면서 근육량이 줄어들기 때문에 근력 운동이 더욱 중요하다. 사람들은 평균적으로 10년마다 약 3킬로그램의 근육을 잃는다. 따라서 오랫동안 다이어트를 해온 사람이라면 노화로 근육을 잃고 다이어트로도 근육을 잃는 것이다. 알다시피 근육은 신진대사가 활발하게 일어나는 조직이기 때문에 근육량을 늘리면 신진대사가 촉진된다. 《바이오마커Biomarkers》를 저술한 터프츠 대학교의 빌 에반스Bill Evans 와 어윈 로젠버그Irwin Rosenberg 는 20세 이후 근육량 감소로 해마다 신진대사율이 약 2%씩 줄어든다고 밝혔다.

일상적인 활동은 물론이고 달리기 같은 고강도 운동이 노화로 인한 근육량 감소를 아예 막아주지는 못한다. 40세 이상의 달리기 선수를 대상으로 10년 동안 실시한 연구에서 달리기를 통해 체력을 유지한 반면 운동이 되지 않는 부위에서 평균 약 2.2킬로그램의 근육이 감소했다는 사실이 밝혀졌다. 즉 다리의 근육량은 똑같았으나 팔의 근육은 줄어들었다. 반면 상체 근력 운동을 해온 세 명은 예외였다. 결론적으로 근력 운동을 하면 근육을 잃지 않을 수 있다.

스트레칭은 부상을 예방하고 근육 수행력을 개선해주고 나이가 들수록 중요해지는 힘줄의 유연성을 지켜준다. 참고로, 나이가 들수록 힘줄 유연성이 줄어들어 부상 위험이 높아진다.

미국스포츠의학대학ACSM 은 건강한 성인의 운동 프로그램에서 근력과 유연성 운동을 필수 운동으로 권장한다. Pollock 외 1998 ACSM의 구체적인 권장 사항은 다음과 같다.

- 일주일에 최소 2회 근력 운동
- 주요 근육군에 8~10가지 운동, 각각 8~10회 반복
- 일주일에 최소 2~3회 스트레칭

적당히 한다

좋은 기분을 위해 운동을 더 많이 하고 싶다면 잘못일까? 그렇지 않다. 다만 칼로리 계산의 노예로 만드는 다이어트와 체중 감량의 덫에 빠지지 않게 조심해야 한다.

마라톤을 준비하거나 전문 운동선수라면 몇 시간씩 운동에 투자해도 괜찮을 것이다. 하지만 운동이 일상생활에 방해가 될 정도라면 문제가 있다. 운동을 무조건 많이 한다고 좋은 것은 아니다. 그렇다면 어느 수준이 한계인지 어떻게 알 수 있을까? 운동으로 몸을 혹사시키고 있다는 신호는 다음과 같다.

- 아프거나 다쳤는데도 멈추지 않고 한다.
- 하루라도 빼먹으면 죄책감이 느껴진다.

- 숙면을 취하기가 어렵다.

쉬는 것도 허락한다

　내(에블린)가 마라톤 대회에 출전하면서 가장 어렵게 배운 교훈은 휴식이 운동만큼이나 중요하다는 사실이다.

　어떤 사람은 한 번 운동을 멈추면 아예 그만두게 될까 봐 두려워한다. 다이어터들에게서 흔히 나타나는 극단적인 사고방식이다. 오늘 하루 운동을 빼먹는다고 영원히 운동을 그만두는 것이 아니라는 사실을 깨닫는 간단한 방법이 있다. 가능할 때 다시 하면 된다. 며칠 동안 운동을 빼먹었다가 다시 시작하는 경험을 통해 계속 할 수 있다는 자신감이 붙을 것이다. 또 과거와 달리 다이어트를 하는 것이 아니므로 운동을 다시 시작하기도 훨씬 쉬울 것이다.

　다이앤이라는 고객은 갑자기 운동을 하지 못할 상황이 생겼다. 3주 동안이나 운동을 하지 못했지만 그녀는 난생 처음으로 별 일 아니라고 생각할 수 있었다. 조만간 다시 운동화 끈을 조이고 다시 운동을 하게 되리라는 사실을 알았기 때문이다. 스트레스 해소 수단이자 아이들과 떨어져 즐기는 혼자만의 시간이었던 운동을 잠시 하지 못했지만 위기가 찾아오지도 않았고 건강을 잃지도 않았다.

　자신을 보살피기 위해서 운동을 하지 않는 쪽을 선택해야 할 때도 있다. 예를 들어 새벽 5시에 일어나 운동을 해야 하는데 잠 잘 시간이 4시간밖에 없다면 그 날은 쉬는 편이 낫다. 휴식도 중요하다는 사실을 기억하자. 마찬가지로 감기에 걸릴 것 같거나 피로가 심하다면 그 날은 쉬는 것이 좋다. 몸 상태에 주의를 기울여라. 휴식은 운동에서 더 큰 재미와 새로움을 느끼게 해주기도 한다.

마음챙김 운동

건강을 위한 운동을 하면서 몸의 경험에 주의를 기울일 수도 있다. 이러한 신체 활동을 '마음챙김 운동 mindful exercise'이라고 하는데 심리학자 레이철 칼로게로 Rachel Calogero 와 켈리 페드로티 Kelly Pedrotty, 2007가 지지한 개념이다. 마음챙김 운동은 과정을 중요시 하며 4가지 요소로 이루어진다.

- 몸과 마음의 연결과 조화를 강화한다. 혼란을 주거나 연결을 해제하지 않는다.
- 몸과 마음의 스트레스를 완화한다. 스트레스를 더하거나 증폭하지 않는다.
- 순수한 기쁨과 즐거움을 제공한다. 처벌의 이유로 이용하지 않는다.
- 몸이 활력을 되찾도록 하기 위해 이용한다. 몸을 지치게 하거나 에너지를 고갈시키지 않는다.

마음챙김으로 신체 활동에 접근하여 운동 전과 도중, 후에 몸의 느낌이 어떤지 주의를 기울이면 몸과 마음의 조율에 도움이 된다. 운동을 하는 도중에 몸이 느끼는 감각과 이어짐으로써 피로와 통증 같은 신호에 귀 기울이고 멈추어야 할 때를 아는 것이 중요하다.
칼로리 연소를 위해서 혹은 음식을 먹은 것에 대한 속죄의 뜻으로 하는 것이 아니라 좋은 기분이 운동의 목표가 되면 즐거움을 느끼고 꾸준히 할 수 있다.

CHAPTER 14

원칙 10 적당한 영양으로 건강을 존중하라

적당한 영양으로 건강을 존중하라

건강과 미각을 존중하면서도 기분을 좋게 해주는 음식을 선택한다. 꼭 완벽해야만 건강한 식단이 아니라는 사실을 기억하자. 어떤 음식을 한 입, 한 끼, 하루 먹었다고 갑자기 영양 부족 상태가 되거나 살이 찌지는 않는다. 오랫동안 꾸준히 무엇을 먹는지가 중요하다. 완벽이 아니라 진전을 목표로 삼자.

여유롭고 너그럽고 수치심 없는 감정으로 음식을 사랑하는 법을 배우지 않으면 몸도 마음도 건강해질 수 없다. 그 과정에서 '잘 먹는다'는 기본적인 개념도 새롭게 정의해야 한다.

— 미셸 스테이시 Michelle Stacey, 《음식에 지치다: 미국인들은 왜 음식을 사랑하고 증오하고 두려워하는가 Consumed: Why Americans Love, Hate, and Fear Food》의 저자

"언젠가는 마음대로 먹어도 되는 기간이 끝났다고 말씀하실 것 같은 생각이 자꾸 들어요." 우리가 고객들에게 자주 듣는 걱정스런 말이다. 직관적 식사법을 배우는 과정에서 영양에 관한 부분이 나중에 다뤄지는 이유가 바로 이 때문이다. 건강을 생각하라는 것이 직관적 식사의 마지막 원칙인 이유도 마찬가지다. 영양을 빼놓고 건강에 관해 이야기할 수는 없다. 하지만 우리의 경험상 음식과 건강한 관계가 자리 잡혀 있지 않으면 진정으로 건강한 식단을 추구하기가 힘들다. 특히 계속 다이어트를 해온 사람이라면 영양에 대한 조언이 아무리 훌륭해도 다이어트로 받아들이기가 쉽다.

우선 영양을 마지막 원칙에 놓았다고 해서 중요하지 않다고 오해하지 않기 바란다. 우리도 건강을 매우 중요하게 생각한다. 지금처럼 계속 먹고 싶은 대로 먹어도 되니 걱정은 붙들어 매도 좋다.

다음으로 영양이 만성 질환 예방에 중요한 역할을 한다는 점은 과학적으로 잘 알려진 사실이지만 영양을 지나치게 강조하면 음식에 대한 '죄책감'이 생긴다는 점도 잊지 말자.

음식을 대하는 태도

새로 발명된 훌륭한 생명공학 식품, 마가린이 버터가 아니라는(더 나쁠 수 있다는) 연구 결과 등 영양에 관한 기사는 하루가 멀다고 제1면을 장식한다. 그런 기사들은 사람들을 혼란에 빠뜨리고 심지어 음식 혐오가 심해지게 만든다. 미디어를 주무르는 이익 집단의 영향력이 공포를 더욱 부추긴다. (일반적으로 질병을 일으키지 않는 시금치, 양상추, 오이 같은 식품들의 식중독 위험이 최근에 보도된 일이 가장 대표적인 사례라고 할 수 있다.) 게다가 상업적인 이윤을 추구하는 식품 기업들까지 편승해 소비자들의 혼란과 걱정은 더욱 커질 수밖에 없다.

의학 분야의 영양 연구는 미디어 보도 내용처럼 음식이 사람을 죽이거나 살리거나 뚱뚱하게 만들 것이라는 이미지를 심어준다. 결과적으로 음식에 마법 같은 힘이 들어 있다는 사고방식이 생긴다. 그렇다 보니 사과 식초와 꿀, 카옌페퍼를 섞어 마시면 지방이 연소된다거나 어떤 음식들을 섞어 먹으면 신진대사가 좋아진다거나 하는 전혀 사실과 다른 믿음이 퍼져나가는 것도 무리는 아니다.

얄궂게도 잘못된 식품 광고를 고발하는 데 이용되는 영양 정보가 의도치 않게 음식에 대한 두려움을 더 악화시킨다. 식품 기업들이나 식품 라벨을 믿으면 안 된다고, 그동안 속은 것이라고 소비자들에게 전하기 때문이다. 생각해 보자. 무엇이 들었는지 모르는 음식을 과연 즐길 수 있을까? 체중 문제를 해결해줄 마법 같은 식품이나 약이 곧 나올 것이라고 생각하는데 과연 몸에 관심을 기울이고 해결책을 찾으려 하겠는가? 다시 말해, 먹는 음식에 뭐가 들어 있는지 믿지 못하고 몸의 신호도 믿지 못하는데 어떻게 죄책감이나 두려움 없이 건강한 식단을 추구할 수 있겠는가?

음식 선택에 대한 불안감이 점점 커지면서 건강 음식 집착증orthorexia이라는 새로운 섭식장애가 등장했다. 건강한 음식을 먹어야 한다는 집착이 너무 심해서 오히려 건강에 해로울 정도가 되는 것이다. 아직 정식 병명으로 인정되지는 않지만, 의사인 스티븐 브랫먼Steven Bratman이 저서 《건강 음식 중독자들Health Food Junkies-Orthorexia Nervosa: Overcoming the Obsession with Healthful Eating》에서 이 문제를 다루면서 관심을 모으기도 했다.

몇 년 전 트랜스지방 섭취를 두려워하는 10세 아이가 영양 상담을 받으러 왔다. 그 아이의 상담 시간에 덩동이라는 초코파이를 같이 먹었다. 영양전문가가 고객과 함께 초코파이를 먹는 모습이 상상이 되는가? 아이에게 존경스런 전문가가 초코파이 먹는 모습을 보여줌으로써 음식과 좋은 관계를 맺을 기회를 줘야했던 것이다. 이후 아이는 그런 과자 하나 먹는다고 동맥이 막히지 않는다는 사실을 깨닫기 시작했다.

일반적인 생각과 달리 영양학 정보는 확정적이지 않다. 자료를 수집하여 입증하는 연구 과정은 느리고 점진적으로 이루어진다. 그 과정에서 기존의 이론들이 뒤집히기도 한다. 몇 가지 대표적인 사례를 살펴보자.

- 궤양의 80~90%는 헬리코박터 파일로리H. pylori 라는 세균 때문이다. 하지만 1982년에 그 사실이 밝혀지기 전까지는 음식을 원인으로 여겨 담백한 음식을 먹으라는 처방을 내렸다.
- 수십 년 동안 다불포화지방산PUFA 은 '심장 건강에 좋다'고 알려졌다. 하지만 분석 결과에 따르면 특정 유형의 PUFA는 오히려 심장 질환 위험을 증가시킨다.Ramsden 외 2010

마찬가지로 당신은 지방이 많이 든 음식을 먹으면 무조건 심장 질환이나 비만 위험이 생긴다고 생각할지도 모른다. 건강하고 탄력 있는 몸매를 위해서는 '완벽한' 스파르타식 식단을 추구해야 한다고 생각할 수도 있다. 하지만 모두 사실이 아니다. 영양학이 계속 진화하고 있다는 사실을 안다면 완벽한 음식을 선택해야 한다는 믿음에 빠지지 않을 수 있다. 정보가 계속 변화한다면 '완벽한 식사법' 또한 있을 수 없기 때문이다.

영양 정보에 흥미를 느끼는 사람도 있고 그렇지 않은 사람도 있겠지만 먼저 다른 문화권에서 배울 만한 것을 한 번 둘러보고 영양에 대해 살펴보자.

걱정이 많은 미국인

'음식에 대한 걱정'은 미국인들의 건강에 좋은 영향을 끼치지 못했다. 오히려 반대 결과를 낳았다. 음식 심리학자 폴 로진Paul Rozin 이 이끄는 펜실베이니아 대학교 연구진은 4개국을 연구한 결과 프랑스가 음식의 즐거움을 가장 중요시하고 건강은 가장 등한시한다는 사실을 발견했다.1999 반면 미국은 두 가지 부분에서 모두 최악이다. 건강과 음식에 대한 걱정이 가장 심하고 음식에 대한 불만족도 가장 컸다. 또 미국인들은 지방에 대한 걱정도 가장 큰 것으로 나타났다.

로진은 음식에 대한 걱정과 스트레스가 실제로 섭취한 음식보다 더 부정적인 영향을 끼친다는 결론도 내렸다. 실제로 스트레스가 일으키는 화학적 공격은 우리 몸에 매우 해롭다.McEwen 2008

즐겁게 먹고 건강한 프랑스인

현재 프랑스의 성인과 아동 과체중 인구는 미국의 절반 밖에 되지 않는다. 프랑스인은 미국인보다 기대 수명이 더 길고 의약품을 덜 사용하며 심장 질환율도 매우 낮다(프랑스와 미국의 건강 지표 참조). 그런데 프랑스인들의 식단은 별로 건강해 보이지 않는다. 이것이 유명한 프랑스의 역설이다. 프랑스는 산업 국가들 가운데 크림, 버터, 치즈 같은 유지방 소비가 가장 많다.Guyenet 2008 잘 알려지지 않았지만 역시나 중요한 사실은 프랑스가 미국보다 섭식장애가 적고 다이어트도 적게 한다는 점이다. 2010년에 〈뉴욕 타임즈〉는 미국의 다이어트 서비스 업체 제니 크레이그Jenny Craig 가 프랑스에 지사를 열 것이라고 보도했다. 놀랍게도 제니 크레이그 프랑스 지사의 CEO는 미국인들이 다이어트에 일가견이 있다고 생각한다. 우리는 미국식 식품에 대한 강한 혐오가 프랑스 사람들이 다이어트를 하지 않아도 되도록 만들어주기를 바랄 뿐이다.

와인 소비와 적은 음식 섭취량이 프랑스의 역설에 대한 원인일 것이라고 추측하지만 우리는 프랑스인들의 음식과의 관계 때문이라고 생각한다. 프랑스인은 먹는 것에 대해 매우 긍정적이다. 음식이 독이 아니라 삶의 즐거움이라고 생각한다. 저항해야 할 것이 아니라 숭배해야 할 대상으로 보는 것이다. 프랑스를 여행한 적 있는 우리 고객들은 직관적 식사법을 시작하기 전이었지만 그곳에서는 아무런 걱정 없이 음식을 즐기고 찬양할 수 있었다고 말한다.

프랑스인들은 음식의 감각적인 측면에 주의를 기울이며 적게 먹으면서도 오래 식사를 한다. 따라서 훨씬 만족스러운 경험을 할 수 있다. 패스트푸드도 미국인들보다 훨씬 느린 속도로 먹는다.Rozin 외 2003 그리고 어릴 때부터 미각의 즐거움을 배운다. 예를 들어 파리의 공립 보육 시설에서는 아이들에게 세 가지 코스 요리로 이루어진 식사를 제공한다. 미국의 유아들이 콜리플라워 그라탱과 함께 나온 양고기 요리를 맛있게 먹는 모습을 상상할 수 있는가? 프랑스 아이들에게는 흔한 메뉴다. 미국 공영 라디오 방송이 파리의 270개 공립 보육 시설을 담당하는 영양사를 인터뷰한 날에도 아이들은 그런 음식을 맛있게 먹었다. Beardsley 2009

흥미롭게도 미국과 프랑스의 의료 관행에도 각각의 문화가 반영된다. 연구에 따르면 미국의 의사들은 주로 약을 처방해주는 반면 프랑스에서는 휴식과 스파 등을 권하는 경우가 많다. Rozin 1999

프랑스와 미국의 건강 지표 (통계 수치는 반올림한 것임)		
	미국	프랑스
[a]15세 이상 비만과 과체중 비율	62%	32%
[a]기대 수명(반올림)	78년	81년
[a]1인당 의약품 비용	897$	607$
[b]심장 질환으로 인한 여성 사망률(10만 명 당)	79명	21명
[b]심장 질환으로 인한 남성 사망률	145명	54명
[c]다이어트 시도(총인구 대비 백분율)	26%	16%
[d]담백한 음식 섭취(총인구 대비 백분율)	76%	48%
[d]저지방 식품 소비(총인구 대비 백분율)	68%	39%
[e]맥도날드에서 먹는 시간	14분	22분

[a]OECD 팩트북 2010. [b]OECD 건강 데이터 2009. [c]칼로리 통제 해설, 14(1):1-2, 1992. [d]칼로리통제위원회 전국 설문 조사. [e]로진 2003.

로제토 효과

의사 스튜어트 울프Stewart Wolf는 펜실베이니아주에 있는 이탈리아 이민자들의 작은 마을 로제토 주민들은 심장 질환 사망률이 몇 대에 걸처 매우 낮다는 사실을 발견했다. Stout 외 1964, Wolf 외 1994, Egolf 외 1992 더욱 놀라운 사실은 주민들의 심장 건강을 지켜준 것은 식단이 아니었다. 오히려 로제토 마을 사람들은 지중해 식단이 아니라 서구화된 식품과 요리법을 따랐다.

- 요리할 때 올리브 오일이 아니라 라드(돼지기름)를 주요 지방으로 사용했다.
- 올리브 오일이 아닌 라드로 만든 그레이비소스에 빵을 찍어 먹었다.
- 가장자리 지방의 두께가 2.5센티미터나 되는 햄을 먹었다.
- 마을 주민들의 평균적인 식단은 칼로리의 41%가 지방일 정도로 고지방이었다.

그들의 건강과 장수의 비결은 사회적인 화합과 지지인 것으로 밝혀졌다. 모순적으로 보이는 이 현상은 로제토 효과라고 불리게 되었다. 말콤 글래드웰 Malcolm Gladwell 은 로제토 효과에서 영감을 얻어 베스트셀러 《아웃라이어》를 쓰기도 했다. 프랑스의 경우와 마찬가지로 음식보다 정서적 긍정 경험이 건강에 더 큰 영향을 끼칠 수 있음을 알 수 있다.

정크 푸드만 먹는 금메달리스트

수영 선수 마이클 펠프스 Michael Phelps 는 2008년 올림픽에서 8개 종목에 출전하여 모두 금메달을 따는 신기록으로 전 세계 신문을 장식했다. 펠프스가 선택한 음식 또한 미디어의 관심을 끌었다. 평소 즐기는 식사는 다음과 같다.

- 아침: 치즈와 양파 튀김, 계란, 마요네즈가 들어간 샌드위치
- 점심: 파스타 450그램, 햄 & 치즈 샌드위치
- 저녁: 피자 한 판, 파스타 450그램

칼로리가 높은 것은(약 12,000 칼로리) 스포츠 영양학자들에게 놀라운 일이 아니었지만, 식단의 구성이 문제였다.

〈피플〉지에는 수영복 차림의 펠프스가 평소 즐겨 먹는 음식들로 둘러싸인 모습이 두 페이지에 걸쳐 실렸다. 마치 영양학적으로 부족한 식단을 대표하는 모델 같다. 이 사진은 우리 고객들에게 매우 유용한 시각 자료다. 우리는 그 사진을 보여주면서 묻는다. "정크 푸드가 무조건 건강을 해친다면 펠프스 선수는 어떻게 이런 음식을 먹고도 그렇게 실력이 뛰어나고 건강해 보일 수 있을까요?"

특정한 음식이 무조건 건강에 나쁘다는 고정관념에서 벗어나라는 것이 핵심이다. 어떤 음식이 좋거나 나쁘거나 둘 중 하나라는 생각 말이다. '이 음식을 한 입만 먹으면 _____에 걸릴 거야'라는 두려움이 널리 퍼져 있다(밑줄 친 부분에는 심장마비, 암, 비만 등이 들어간다). 치명적인 알레르기나 셀리악병 같은 질환이 없는 한 어떤 음식을 한 입, 한 끼, 하루 먹었다고 건강이나 허리선이 무너지지 않는다.

음식 심리학자 폴 로진은 미디어에서 점점 많은 연구 결과가 보도되면서 좋은 음식/나쁜 음식으로 나누는 사고방식이 생겨났다고 말한다. 가능성, 위험, 장점 그리고 원인과 연관성의 차이 같은 기본적인 개념을

함께 교육하지 않은 탓이다. 일반 소비자들은 연구 결과를 있는 그대로 받아들인다. 특히 어떤 음식의 해로움이 미디어에서 보도되면 더욱 그렇다. 불확실함을 없애고자 음식이 나쁘거나 좋거나 둘 중 하나라며 너무 단순하게 믿으려 한다. 로진은 그러한 믿음이 극단적이고 건강에 해롭고 지속 불가능한 목표를 세우게 한다고 지적한다.

영양과 숫자

〈뉴욕 타임스〉 칼럼니스트 마이클 폴란 Michael Pollan 은 2008년에 출간한 베스트셀러 《마이클 폴란의 행복한 밥상》에서 감동적일 정도로 단순한 조언을 한다. 그는 영양학, 정치, 음식의 산업화 같은 매우 복잡한 주제를 파고들지만 건강한 식단에 대해서는 아주 짧게 설명했다. "음식을 먹어라. 과식하지 마라. 주로 채식을 하라." 그램 수나 칼로리, 영양 할당량 등 맞춰야 하는 숫자가 전혀 없다.

미국에서는 영양표시 및 교육에 관한 법 Nutrition Labeling and Education Act 이 제정된 1990년 이후로 20년 동안 거의 모든 식품 라벨에 영양 정보가 기재되었다. 하지만 비만과 섭식장애는 꾸준히 증가하기만 했다. 게다가 요즘은 인터넷 때문에 영양 정보가 더욱 넘치지 않는가.

폴란은 '영양주의 nutritionism'라는 말을 유행시켰다. 이것은 제르지 스크리니스 Gyorgy Scrinis 박사가 고안한 패러다임인데, 영양에 쏠린 지나치게 단순화된 초점이 음식에 관한 생각과 신체 이미지, 음식과 몸의 관계에 대한 이해에 해로운 영향을 끼친다는 사실을 알리기 위해 사용한 용어다. 2008 결국 영양주의 사상은 식품의 구매와 선택에 커다란 불안을 더하기만 했다.

우리도 같은 생각이다. 우리의 경험상 숫자에 집중할수록 몸에 귀 기울이는 과정에 방해가 된다.

건강한 식단은 신체적으로나 심리적으로 기분을 좋게 만들고 만족스러운 경험을 주어야 한다. 하지만 사회 전체를 휩쓰는 음식과 지방에 대한 공포가 그런 기분을 놓치게 했다. 《음식에 지치다》의 저자 미셸 스테이시 Michelle Stacey 는 미국인들의 음식에 대한 태도를 계몽된 쾌락주의로 바꿀 필요가 있다고 말한다. 정보, 쾌락, 교육을 통한 잘못된 선택 예방이 균형을 이루어야 한다는 뜻이다. 이것이 영양과 음식에 대한 우리의 접근 방식이다.

우리는 폴란의 조언을 약간 바꾸었다. "즐기면서 음식을 먹어라. 너무 많이도 너무 적게도 먹지 마라. 주로 만족감을 주는 것을 먹어라."

영양과 화해하기 : 진정한 건강을 위해

건강에 좋은 식단은 기분을 좋게 해준다

대부분 음식을 먹을 때 자신도 모르게 죄책감을 신체적 징후나 증상으로 바꾼다. 먹는다는 사실에 죄책감을 느끼므로 자신도 모르게 마구 먹어 몸을 불편하고 거북한 상태로 만드는 것이다. 죄책감에서 오는 불편함과 먹는 것에서 오는 불편함이 하나의 신체적 경험으로 합쳐진다. 그런데 죄책감 없이 언제든 무엇이든 먹을 수 있다는 사실을 알면 과연 몸이 불편해지는 선택을 하겠는가?

내(에블린)가 무척 좋아하는 이야기 중에 건강한 식사는 기분 좋은 식사라는 사실을 알려주는 사례가 있다. 내 아들이 사춘기였을 때 온종일 놀이 공원에서 놀고 온 적이 있다. 집으로 돌아와서는 곧바로 주방으로 달려오더니 "엄마, 오늘 건강에 안 좋은 음식만 먹었는데 저녁으로 건강에 좋은 걸 만들어주시면 안 돼요?"라고 묻는 것이었다. 엄마를 기분 좋게 해주려고 혹은 점수를 따려고 한 말이 아니었다. 아이가 건강에 특별히 신경을 쓰기 때문도 아니었다. 건강에 좋은 음식을 먹으면 어떤 느낌이 드는지 잘 알기에 다음 끼니로 그 경험을 원했던 것이다. 죄책감과 도덕성을 덜어내면 몸이 느끼는 바에 집중하면서 먹을 수 있다.

건강한 식사란 무엇인가?

몸과 마음으로 이루어진 내부 세계에는 생각과 감정, 믿음, (허기와 포만감 신호 같은) 몸 안에서 일어나는 신체적 감각이 포함된다. 외부 세계란 운동과 영양을 포함한 건강 지침을 말한다. 외부 세계를 통합할지 혹은 어떤 부분을 통합할지는 개인의 선택에 달려있다. 연구 결과에 따른 전문가들의 건강 방침도 외부 세계에 속한다. 환경오염에 덜 해롭고 지역에서 재배한 식품을 먹어야 한다는 생각을 비롯한 철학 또한 외부 세계에 해당한다. '진정한 건강'은 내부 세계와 외부 세계가 통합되는 과정에서 달성된다. 내부 조율이 제대로 이루어지면 허기와 포만감, 만족감 같은 것에 주의를 기울이는 동시에 외적인 가치를 통합할 수 있다. 건강한 식사란 균형 잡힌 음식을 먹고 음식과 건강한 관계까지 맺는 것이라고 정의할 수 있다.

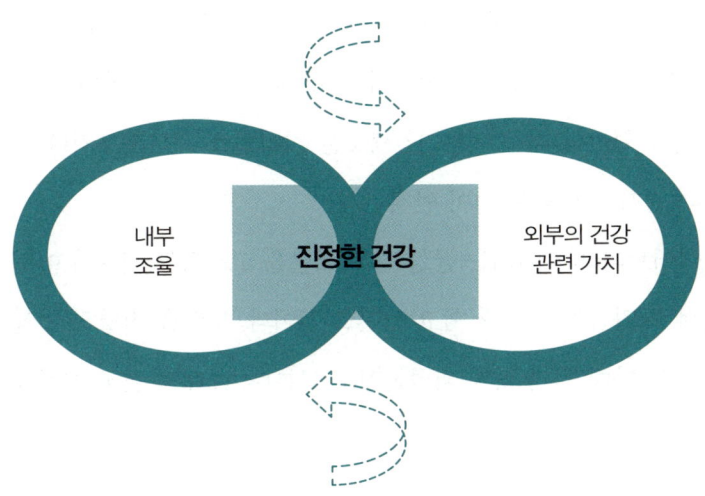

적당한 영양으로 건강을 존중하라

내부 조율 — 진정한 건강 — 외부의 건강 관련 가치

직관적 식사: 내부 조율과 외부의 건강 관련 가치의 역동적인 통합으로 진정한 건강에 도달한다.

뉴욕주립대학교 버팔로 캠퍼스 캐서린 쿡-코튼 Catherine Cooke-Cottone 의 허락을 받아 응용

균형과 맛, 양, 질

균형

다양성과 중용, 균형을 추구하면 영양 측면에서 좋다는 사실은 오래전부터 강조되었다. 수십 년 동안 계속 강조되고 있는 이유가 있다. 정말로 효과적이기 때문이다. 건강한 식단에 활용할 수 있는 가장 좋은 방법이다. 하지만 "다양한 음식을 먹어라"라는 말은 "실용적인 신발을 신어라"처럼 유용하지만 무시하기 쉬운 조언이다. 연구에서 식단의 다양성

이 건강에 대단히 중요하다는 사실이 드러났다. 〈미국 임상영양학 저널 American Journal of Clinical Nutrition〉에 실린 바에 따르면 식단에서 몇 가지 음식군이 없으면 사망률이 높아진다. 두 가지 이하의 음식군을 섭취한 성인의 사망률은 남성과 여성이 각각 50%와 40% 더 높았다. 매일 똑같은 음식을 얼마나 자주 먹는가? 새로운 시리얼을 시도해보거나 매일 먹는 빵의 종류를 바꿔본 적이 언제인가?

다이어트의 세계에서는 균형 잡힌 식단을 고집하는 것보다 어떤 음식을 아예 제거하기가 훨씬 쉽고 안전할 것이다. 무엇을 적당히 먹을 자신이 없어서 아예 먹지 않게 되었는지도 모른다. 그래서 결국 어떻게 되었는가?

영양의 중용과 균형에 관한 이로운 원칙을 알려주겠다. 첫째, 중용은 완전히 제거하지 않는다는 뜻이다. 어떤 음식군을 완전히 배제하면 몸이 필요로 하는 영양소를 얻기가 어려워진다. 다양한 음식을 먹되 너무 적게 먹거나 너무 많이 먹지 않는다는 뜻이기도 하다.

둘째, 시간을 두고 균형에 이르러야 한다. 끼니마다 균형을 찾으려고 할 필요는 없다. 우리 몸은 출퇴근 카드를 찍지 않는다. 영양 권장 사항은 한 끼나 하루가 아니라 어느 정도의 시간을 기준으로 하는 평균치를 말한다. 다시 말하지만, 하루 동안 제대로 먹지 않았다고 영양결핍이 되지 않는다. 마찬가지로 단 한 끼나 하루의 식사가 건강을 좌우하는 것도 아니다. 꾸준함이 중요하다. 우리 몸은 놀라울 정도로 적응력이 뛰어나다. 그 사실을 말해주는 몇 가지 보기를 살펴보자.

- 철분 섭취가 부족하면 철분 흡수율이 높아진다.

- 비타민 C를 너무 많이 섭취하면 비타민 C를 더 많이 배출한다.
- 칼로리 섭취량이 부족하면 칼로리 소모를 늦춘다.

건강해지려고 꼭 완벽한 식단을 추구할 필요는 없다. 완벽이 아니라 진전이 중요하다는 사실을 다시 한 번 강조하고 싶다. 음식을 먹는 가장 큰 이유는 영양 공급이고 그 다음이 즐거움이다.

맛

사람들은 식사에서 영양을 챙기면 박탈감을 느끼게 될까 봐 두려워하지만 걱정하지 않아도 된다. 문제는 유쾌하지 않은 경험이 건강한 식사의 본질을 흐려놓았다는 것이다. 예를 들어 "계속 먹으면 익숙해질 거야"라는 말을 얼마나 자주 들었던가? 맛없는 음식을 좋아하도록 훈련을 해야만 한다는 뜻이 아닌가! 어릴 때 자주 들었던 "채소를 먹지 않으면 디저트 안 줄 거야"라는 말은 또 어떤가. 보상을 받기 위해 채소를 억지로 먹어야 했다는 뜻이다.

- 무지방, 글루텐 프리 등 기업들이 영양 분야의 최신 동향을 이용하려고 내놓은 질 낮은 '건강식품', 고무 같은 무지방 모차렐라 치즈나 실리콘 같은 크림치즈는 건강한 식단에 대한 열정에 불을 지피지 못한다.
- 눈을 감고 맛을 보고는 그동안 먹었던 것의 완벽한 대체품인 척 연기하며 먹은 경험이 있을 것이다. 얼음과 다이어트용 초코 가루를 섞은 것은 밀크셰이크가 아니다. 그레이엄 크래커에 사과 소스

를 바른다고 사과 파이가 되지 않는다. 요리 연구가 제임스 비어드 James Beard 가 무덤에서 혀를 쯧쯧 찰 일이다!

건강이라는 이름으로 미각을 괴롭히는 행동에 음식 두려움까지 더해지자 1980년대 후반에 줄리아 차일드 Julia Child 가 나섰다. 줄리아는 미국 와인·음식연구소 American Institute of Wine & Food, AIWF 를 통해 '미국인의 테이블 리셋하기: 맛과 건강의 새로운 동맹 만들기'라는 프로젝트를 추진했다. 사람들이 즐거움을 포기하지 않고 건강한 식생활을 즐길 수 있도록 요리(맛) 분야와 건강 분야의 전문가들이 의기투합했다. (에블린: 운 좋게도 커리어 초기에 그 프로젝트에 참가한 경험이 지금의 내 일에 매우 큰 영향을 끼쳤다.)

줄리아의 프로젝트에서 도달한 결론은 두 가지였다.

- 음식을 제한하는 방법은 효과가 없다.
- '죄책감을 느끼지 않고' 건강한 식단을 추구해야 한다. (따옴표는 우리가 강조하는 부분이다.)

결국 "맛에는 영양을 고려하고 영양에는 맛을 고려하라"라는 메시지다. 줄리아 차일드 같은 음식 애호가가 맛을 타협하지 않고 영양을 고려했듯이 당신도 할 수 있다. 우리는 이러한 접근 방식을 적당한 영양 gentle nutrition 이라고 부른다. 건강을 존중하면서 죄책감 없이 맛도 즐긴다는 뜻이다.

양

직관적 식사에서는 양 조절이 문제 되지 않는다. 공중 보건 정책 입안자들은 지나치게 많은 양이 비만의 주요 원인이라고 말한다. 연구자 브라이언 완싱크Brian Wansink 는 음식을 먹는 동안 다른 것에 정신이 팔리면('마음 없는' 섭식을 하면) 섭취량이 늘어난다는 사실을 밝혔다. TV 시청이나 독서, 메시지 전송, 인터넷 서핑 같은 것을 하면서 먹으면 과식할 가능성이 커진다(225쪽의 〈산만한 식사 vs. 마음 없는 식사〉 참고). 하지만 배고픔과 포만감, 만족감을 존중한다면 스테이크와 아이스크림이 집채만 한 양으로 나와도 상관없을 것이다. 직관적 식사자는 음식이 아무리 많아도 편안한 정도의 포만감이 느껴지면 그만 먹을 것이기 때문이다.

너무 적게 먹지 마라   당연히 음식은 꼭 먹어야 한다. 신진대사를 가동하려면 연료를 공급해주어야 한다. 특히 탄수화물 섭취량을 늘려야 하는 경우가 많다. "먹는 양을 늘리지 않고 그냥 운동이나 할래"라고 할지도 모른다. 하지만 13장에서 설명했듯이 적은 음식 섭취량이 신진대사에 끼치는 피해를 운동으로는 막지 못한다. 운동선수라도 마찬가지다. 캐나다 브리티시컬럼비아 대학교 연구진은 여성 조정선수 14명을 대상으로 연구를 시행했다. 평소 체중 증가와 감소를 반복하는 사람이 피실험자의 절반을 차지했다. 그들은 전국 대회를 앞두고 4주 동안 5킬로그램 정도를 뺐다. 결과적으로 신진대사율이 약 7%나 줄어들었다. 지방제외체중(주로 근육)도 약 3킬로그램이나 빠졌다. 하지만 음식 섭취량을 늘리자 이전의 신진대사율로 돌아갈 수 있었다. 이렇게 운동선수들도 적게 먹으면 소중한 근육이 빠지는

데 당신이라고 다를까?

어떻게 하면 음식 섭취량을 늘려야 한다는 사실을 받아들일 수 있을까? 대부분이 두려움을 느끼는데, 이렇게 한 번 생각해보라. 신진대사에 필요한 연료를 제공하기 위해 먹는다고.

질

영양학 전문가들이 건강에 좋다고 추천하는 음식에 유달리 관심이 많은 사람도 있다. 다음의 정보 중에서 자신에게 맞는 부분은 참고하고, 불편함이 느껴지는 부분에서는 죄책감을 내려놓으려고 해보자. 먹고 싶은 음식을 먹어도 된다는 말을 취소하고 특정 식단을 추구하라는 뜻으로 소개하는 정보가 아님을 분명히 밝혀둔다. 영양에 대해 더 알고 싶은 사람들을 위해 정보를 제공하는 것뿐이다.

과일과 채소를 충분히 먹어라　마이클 폴란의 책이 나오고 3년 후 미국 농무부USDA는 그 유명한 권장식단인 푸드 피라미드를 〈내 접시My Plate〉라는 개념으로 새롭게 바꾸었다. 〈내 접시〉의 여섯 가지 메시지 가운데 하나는 폴란의 채식 조언을 반영한 듯 '접시의 절반을 과일과 채소로 채워라'다.

과일과 채소 섭취량이 많은 사람은 특히 암을 비롯한 여러 만성 질환의 위험이 낮다. 거의 모든(지금까지 200개 이상의) 채식 연구에서 채식이 암 발생률을 낮춰준다는 사실이 밝혀졌다. 과일과 채소에는 여러모로 건강에 좋은 항산화 물질과 섬유질이 풍부하다. 과일과 채소가 건강에 좋은 파이토케미컬phytochemical을 다량 함유하고 있다는 사실도 밝혀지고 있다. 다음 표를 참고하라.

파이토케미컬	채소류	효과
리모넨 Limonene	감귤류 과일	발암 물질을 제거해주는 효소를 증가시킴
설포라판 Sulforaphane	십자화과 Cruciferous 채소: 브로콜리, 콜리플라워, 방울다다기양배추, 양배추 등	발암 물질에 대한 몸의 방어력을 강화해줌
황화알릴 Allyl sulfide	리크 Leek, 마늘, 양파, 차이브 Chive	발암 물질의 배출을 도와주는 효소를 생산함
엘라직산 Ellagic acid	포도	발암 물질을 제거해주고 DNA 변형을 막음

파이토케미컬의 종류는 수백 가지, 어쩌면 수천 가지에 이른다. 현재까지의 연구로 밝혀진 그 유익함은 겉핥기 수준에 불과하다. 이것은 모든 영양소를 병 하나에 담을 수 없는 이유이기도 하다. 지금까지 완전히 파악되지도 않은 화합물을 영양제에 넣을 수는 없으니까.

만성 다이어터는 채소에 '질려버린' 경우가 많은데, 거의 모든 다이어트에서 셀러리나 당근 조각을 가장 안전한 간식거리로 허용한다. 따라서 다이어트를 떠올리지 않고 채소(과일)를 즐겁게 먹는 방법을 찾아야 한다. 좋아하는 파스타 소스에 당근을 갈아 넣는 것처럼 말이다. 다음과 같이 과일과 채소가 꼭 들어가는 메뉴를 떠올려보자.

- 채소 라자냐
- 라따뚜이
- 여러 채소를 잘게 다져 뿌린 감자 케이크

- 밥을 곁들인 채소볶음
- 속을 채워 구운 호박
- 속을 채워 구운 피망
- 속을 채워 구운 감자
- 파지타(비타민이 풍부한 파프리카가 많이 들어간다)
- 신선한 과일을 올린 팬케이크
- 과일 절임
- 과일 스무디

샐리라는 고객은 아무런 이유도 없이 과일을 싫어했다. 먹기가 힘들었다. 그런데 어느 날 갑자기 과일을 문제없이 먹을 수 있게 되었다. 도대체 무엇이 바뀐 것일까? 두 가지가 바뀌었다. 첫째, 다이어트 사고에서 벗어났다. 둘째, '다이어트가 아닌' 방법으로 과일을 즐기기 시작했다. 그녀가 과거에 시도해본 다이어트에서는 전부 간식으로 혹은 식사와 함께 자두나 사과 같은 한 가지 과일을 먹으라고 했지만, 여러 가지 다양한 과일을 샐러드로 즐기기 시작하자 과일에 관심이 생겼다.

지금까지 신선한 과일과 채소를 먹어서 문제가 생긴 사람들은 보지 못했다(오로지 과일과 채소만 먹는 경우가 아니라면). 연구 결과로도 증명된다. 미네소타대학교의 존 포터 John Potter 는 사람들에게 과일과 채소를 하루 최대 8회씩 섭취하도록 했다. 그의 예비 연구 자료에 따르면 과일과 채소를 많이 먹는 사람들은 실제로 그 음식을 좋아하고 기분 좋게 먹는다.

생선을 충분히 먹어라　생선이 기분을 개선해주고 만성 질환의 위험을 줄여주는 등 여러 가지로 건강에 좋다는 사실은 다수의 연구로 증명되었다. 2010년 미국인 식사 지침에도 생선이 권장 식품으로 포함되었다.

수분을 충분히 섭취하라　물은 음료수인 동시에 영양소이기도 하다. 물은 살아가는 데 꼭 필요하다. 물을 마시지 않고는 며칠밖에 버티지 못한다. 물의 소중함을 잊기 쉬워 여기에 포함했다. 수분을 충분히 섭취해야 한다는 사실을 잘 알면서도 실천하지 못하는 사람들이 많다. 하루에 물을 8컵 마시라는 말은 2리터를 마시라는 뜻이다. 우유와 차 등도 수분 섭취를 도와준다. 과일 같은 음식에도 수분이 들어 있다.

가공식품을 삼가라　일반적으로 가공 과정을 덜 거칠수록 영양소가 많고 설탕과 나트륨이 적게 들어 있다. 가능하다면 다음과 같은 식품을 자주 먹는다.

- 영양소 밀도가 높은 식품 - 영양소가 많이 들어 있는 식품을 말한다. 잡곡, 콩, 생선, 아보카도, 견과류, 그리고 우유와 치즈, 요구르트, 고칼슘 우유처럼 칼슘이 풍부한 식품이 포함된다.
- 단백질이 풍부한 식품 - 콩, 해산물, 닭고기, 칠면조, 견과류, 살코기, 달걀, 유제품 등이 있다. 단백질은 근육과 호르몬을 만들고 유지해줄 뿐만 아니라 포만감을 느끼게 해준다.

- 질 좋은 지방 – 지방은 몸에 꼭 필요한 영양소다. 그 사실이 처음 발견되었을 때 '비타민 F'라고 불리기도 했다.Evans 외 1928 하지만 오래 가지 못했다. 만약 지방이 비타민 F라는 별칭으로 계속 불렸다면 식단에 꼭 들어가야 한다는 사실을 일깨워주었을 것이다. 비타민 A와 비타민 E 같은 지용성 비타민을 흡수하기 위해서는 꼭 지방을 섭취해야 한다. 주로 지방으로 이루어진 뇌는 해산물과 생선 기름, 해조류에 풍부한 오메가-3 지방이 있어야만 최적의 기능을 할 수 있다. 올리브 오일, 아보카도, 견과류, 아마씨유, 카놀라유도 좋은 지방에 속한다. 지방 입자는 음식에 맛을 더해주고 포만감을 주는 역할도 한다.
- 자연식품 – 가공하지 않아 섬유소가 풍부한 식품을 말한다. 현미, 귀리, 조, 콩, 퀴노아, 과일, 채소가 포함된다.

무지방의 덫

만성 다이어터들은 저지방 식품을 먹어야 한다는 메시지를 극단적으로 받아들여 무지방의 덫에 빠진다. 공공의 적이 되어버린 지방은 무지방 치즈에서 무지방 감자칩과 아이스크림까지 수익성 좋은 무지방 식품 산업을 우후죽순처럼 등장시키는 결과를 낳았다. 그런 식품이 식단에 이로울 것 같지만 특히 만성 다이어터에게는 큰 문제가 된다.

가장 큰 문제는 '무지방이니까 얼마든지 먹어도 돼'라는 생각이다. 이러한 사고방식은 오히려 과식을 불러온다. 포만감의 신호에 반응하지 않고 '전부 다 먹을 거야'라는 생각으로 먹는다. 포만감 신호를 무시하면 몸과의 부조화가 굳어진다. 또한 무지방 식품은 칼로리가 제로라는 뜻도 아니다.

무지방 식품은 건강한 식단의 상징이 아니다. 설탕은 자연스런 무지방 식품이지만 설탕이 많이 들어간 식단이 건강하다고 생각하는 사람은 없을 것이다. 그런데 가공된 무지방 식품으로 이루어진 식단이 건강하다고 생각하는 사람들이 많다. 당분은 디저트류와 같은 무지방 식품에 많이 들어 있고 자연식품에는 적게 들어 있다. 예를 들어 시리얼 포장지에 무지방이라고 적혀 있지만 섬유질은 적다. 가공된 무지방 식품을 선택하면 결국 영양소가 부족한 식단이 되기 쉽다. 무지방 식품을 건강한 식단과 함께 먹는다면 문제가 되지 않는다. 하지만 백 퍼센트 무지방 식품으로 이루어졌다고 건강한 식단이라고 생각하면 안 된다.

당신의 접시에는 무엇이 있는가? 음식과의 화해가 중요하다는 사실은 이미 강조했다. 그 원칙을 영양가 있는 식단에까지 적용해주는 유용한 도구가 있다. 평화 기호(☮)가 한쪽으로 치우친 모양의 접시를 상상해보자(아래 그림). 그림에서 보다시피 접시 대부분은 탄수화물이 풍부한 식품이 차지한다(곡류, 과일, 채소). 이 도구는 두 가지 역할을 한다. 기억하기 쉬운 건강한 식단의 지침을 제공해주고 음식과 화해를 이어가야 한다는 사실을 일깨워준다. 엄격한 명령이 아니라 단순히 지침일 뿐이다. 몸이 보내는 직관적인 신호가 이 그림의 비율과 다를 수도 있다. 단 하루로 전체적인 영양을 판단하지 말고 좀 더 멀리 봐야 한다.

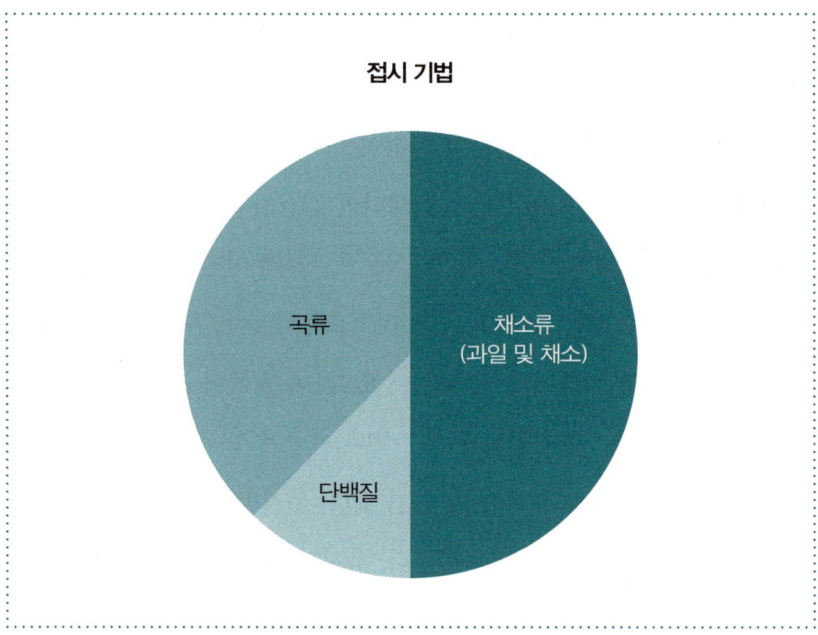

초콜릿은 어디에? 앞에서 말했듯이 속이려는 것이 아니다. 직관적 식사법에는 정말로 금지하는 음식이 없다. 박탈감은 도움이 되지 않기 때문이다. 위의 지침은 장기적인 균형을 목표로 하므로 초콜릿 바 하나를 먹어도 전체적인 식단이 균형을 이룰 것이다. 다이어트 사고를 버리고 음식과 화해한다면 영양 측면에서 별로 뛰어나지 않은 음식을 먹고 싶을 때도 생긴다. 우리는 그런 음식을 플레이 푸드play food 라고 부른다. 보통 건강하지 못한 음식을 부르는 '정크 푸드'보다 이 표현을 선호한다. 정크 푸드라는 말에는 음식에 아무런 가치가 없고 쓰레기통에 버려야 한다는 뜻이 내포되어 있는데, 이는 적절하지 못한 생각이다. 레드 벨벳 케이크 한 조각이나 감초 젤리가 미각을 만족시켜줄 때도 있다. 그런 음식을 먹는다고 식습관이 건강하지 못하다는 뜻은 아니다. 내(엘리스)가 그 사실을 설명할 때 자주 인용하는 일화가 있다. 아들이 10대 청소년이었을 때 이렇게 물은 적이 있다. "엄마, 엄마처럼 건강하게 먹지 않으면 어떻게 돼요?" 영양 전문가로서 아이에게 건강한 식단의 가치를 잘 가르친 것 같아 내심 자랑스러웠다. 영양에 신경을 쓰지 않는 사람은 심장 질환과 당뇨, 암 같은 병에 걸릴 확률이 높다는 사실을 장황하게 설명해주었다. 그런데 설명이 끝나기도 전에 아이는 "딱 걸렸어!"라고 말하는 표정으로 나를 가리키더니 "엄마도 가끔 감자튀김 같은 정크 푸드를 먹잖아요!"라고 하는 것이었다. 나는 잠시 웃음을 터뜨린 후에 말했다. "그래, 맞아. 음식을 먹을 때는 대부분 건강을 위해 먹지만 가끔은 즐거움을 위해 먹기도 한단다." 나는 진정한 만족을 위해서는 아이가 정크 푸드라고 부르는 음식도 균형 잡힌 식단에 포함할 수 있다고 설명했다. 그 후 만족감을 주는 역할을 고려해 정크 푸드 대신 플레이 푸드라는 이름으로 바꿔 불렀다.

하지만 플레이 푸드가 어떻게 건강에 좋을 수 있을까? 이 질문에 답하려면 직관적 식사의 기술을 사용해야 한다. 즉 몸에 귀를 기울이는 것이 열쇠다. 예를 들어 온종일 초콜릿을 먹으면 메스꺼움이나 더부룩함이 느껴질 것이다. 그런 느낌이 계속되기를 바라는가? 몸에 귀를 기울여보면 그런 식으로 먹는 방법이 기분을 좋게 해주지 않는다는 사실을 알 수 있다. 아이들도 핼러윈에 잔뜩 생긴 사탕과 초콜릿을 계속 먹으려고 하지 않는다. 초콜릿이든 뭐든 다음에 또 먹을 수 있다는 사실을 알면 적은 양으로도 만족할 수 있다.

조는 초콜릿을 무척이나 좋아했다. 그는 직관적 식사를 배우는 과정에서 음식과 화해하고 이제 건강을 고려하는 단계에 놓여 있다. 그런 참에 슈퍼마켓에서 신제품 트리플 초콜릿 아이스크림을 발견했다. 하지만 사지 않기로 했다. 지방 덩어리라서가 아니라 그가 '두통 유발 음식'이라고 부르는 것을 먹고 싶지 않아서였다. 그래도 박탈감은 느끼지 않았다. 원하면 언제든 초콜릿을 먹을 수 있다는 사실을 알기 때문이었다. 대신 그는 작은 봉지에 든 M&M초콜릿을 사는 것으로 만족감을 느꼈다.

정보를 바탕으로 한 음식 선택

우리 고객들은 식품의 영양 성분을 아는 것이 이로운지 묻는다. 답하기 쉽지 않은 질문이다. 아직 다이어트 사고에서 완전히 벗어나지 못한 사람이라면 식품 라벨을 보고 다이어트 사고가 촉발될 수도 있다. 하지만 배고픔이나 만족감을 기준으로 음식을 선택할 때는 섬유질, 지방, 나트륨 등의 성분을 알면 도움이 된다.

예를 들어 섬유질이 풍부한 식품이 위와 장에 좋다는 사실을 안다면 섬유질이 많이 든 잡곡 빵을 발견했을 때 바로 그 제품을 살 것이다. 이처럼 영양 정보는 미각과 건강을 모두 챙기도록 도와줄 수 있다.

어떤 수프 제품에 나트륨이 많이 들어 있는 사실을 알고 혈압에 나쁠까 봐 걱정된다고 해보자. 특별히 맛있지도 않으니 사지 않아도 그만이라는 생각이 들 것이다. 나트륨 함량이 낮은 다른 제품을 선택해도 박탈감이 느껴지지 않는다. 수프에 나트륨이 그렇게 많이 들었다면 차라리 대신 피자를 선택할 수도 있다. 어떤 음료수에 당분이 많이 들어 있다는 사실을 알면 평소 좋아하는 미네랄워터를 대신 선택할 수 있다.

직관적 식사법을 배우는 과정에는 영양이 뛰어난 식품을 선택하는 것이 우선순위가 되는 순간이 찾아온다. 다음을 참고한다면 과연 그 선택에 준비가 되었는지 알 수 있다.

- 음식을 선택할 때 감각적인 부분을 고려할 뿐만 아니라 먹었을 때 몸이 어떻게 느낄지도 존중하는가?
- 영양에 신경을 쓰면 도움이 되는 질환을 앓고 있는가?
- 영양에 신경 쓸 때 과거의 다이어트와 관련된 생각이 떠오르는가 아니면 아무렇지도 않은가?
- 영양 가치는 별로지만 먹는 즐거움을 주는 음식을 아무런 죄책감 없이 선택할 수 있는가?

이 질문에 "그렇다"라고 답한다면 건강과 영양을 바탕으로 음식을 선택해도 직관적 식사 능력에 해가 되지 않을 것이다.

건강한 식단과 즐거움이 함께 하는 방법

음식에 대한 태도를 계몽된 쾌락주의로 바꾸려면 정보와 즐거움의 균형이 필요하다. 정보는 두 가지에서 나온다. 몸에 귀를 기울이는 것과 이 장에서 소개한 영양 지침이다. 몸에 귀 기울인다는 것은 포만감의 정도를 아는 것뿐만 아니라 다음의 질문에 대해 생각해본다는 뜻이다.

- 이 음식이 정말로 맛있는가, 아니면 다이어트·건강에 휘둘려 그냥 계속 먹고 있는가?
- 이 음식을 먹으면 어떤 느낌인가? 그 느낌이 마음에 드는가?
- 계속 이런 식으로 먹을 때 어떤 느낌이 드는가? 그 느낌이 마음에 드는가? 앞으로도 계속 그 느낌을 선택할 것인가?
- 에너지 수준에 차이를 느끼는가?

건강한 식단이 기분은 물론 몸 상태도 더 좋게 해준다면 앞으로도 계속 건강을 고려해 음식을 선택하려고 할 것이다. 하지만 건강한 식단을 추구할 때는 이분법적인 생각으로 음식을 제한하지 않는 것이 중요하다. 제한에 따른 박탈감은 장기적으로 도움이 되지 않기 때문이다.

주변에서 다이어트 토크나 '팻토크'를 하거나 몸을 비판하면 즐기면서 먹기가 힘들다. 먹는 즐거움을 잃지 않으려면 직관적 식사를 위한 내 권리를 꼭 기억해야 한다.

- 나는 회유나 비판 없이, 섭취한 칼로리가 얼마이고 운동을 얼마나 해야 하는지 생각하지 않고 음식을 즐길 권리가 있다.
- 나는 죄책감을 느끼지 않고 한 그릇을 더 먹을 권리가 있다.
- 나는 포만감을 존중할 권리가 있다.
- 나는 다른 사람이 더 먹으라고 권해도 '사양'할 권리가 있다. 침착하고 예의 바르게 "아니오, 괜찮습니다"라고 말한다.
- 누군가가 오랜 시간을 들여 준비한 특별한 음식이라도 나는 과식으로 그 사람을 만족시켜주어야 할 책임이 없다.

- 다른 사람들이 뭐라고 해도 나는 아침으로 호박파이를 먹을 권리가 있다. (저녁으로 시리얼을 먹거나!)

몸과 마음이 무엇을 느끼는지는 자신만이 알 수 있다. 내 몸의 전문가는 세상에 나밖에 없다. 가족의 조언 같은 외적인 도움보다 내부 조율이 필요하다.

특별한 이름표를 거부하라

처음에 고객들은 우리가 영양 전문가라는 이유로 완벽한 식습관을 가지고 있을 것으로 생각한다. 하지만 우리는 음식과 영양 분야의 신도 아니고 맹목적으로 추종받기를 원하지도 않는다. 평소 얼마나 영양가 있는 식단을 추구하는지가 아니라 티라미수 한 조각을 즐겁게 먹었다거나 너무 배가 고파서 옆에 있는 초콜릿 바를 먹었다는 사실을 알려주는 것이야말로 우리가 환자들에게 해준 최고의 조언일 것이다. 물론 우리는 균형 잡힌 영양을 추구한다. 하지만 건강과 미각, 인간성을 존중한다.

대다수 고객은 건강한 식습관으로 친구와 동료, 가족 사이에서 특별한 인정을 받았다. '건강에 신경을 많이 쓰는' 사람으로 인식된 것이다. 그런 관심은 처음에 기분 좋은 일로 다가온다. 정체성에 새로운 가치가 더해지는 것이니까. 하지만 얼마가 지나면 압박감이 생겨서 그런 특별한 이름표를 더는 원하지 않는다. 식습관으로 생긴 특별한 이름표는 박탈감으로 이어질 수 있다. 사람들의 눈을 피해 몰래 먹는 일이 생기고 '들킬까 봐' 두려워진다. 건강한 식단을 두고 '한눈팔다' 걸리다니 얼마나 경악스러운 일인가!

내(에블린)겐 잊을 수 없는 저녁 식사가 있다. 근사한 레스토랑에서 이루어진 어느 전문가들의 모임이었다. 알지 못하는 스무 명의 사람과 한 테이블에 앉았다(모임 회원의 일행으로 따라갔다). 식사가 마무리되고 맛있는 디저트가 잔뜩 나왔다. 종업원이 마지막 디저트에 관해 설명해줄 때 누군가가 말했다. "영양 전문가의 의견을 들어봅시다. 여기에서 어떤 디저트가 가장 건강에 좋은가요?" 이것이 바로 특별한 이름표가 붙는 순간이다. 나는 일제히 나에게로 시선을 향한 사람들에게 말했다. "어떤 디저트가 가장 큰 만족감을 주는지가 더 중요하죠." 그러자 모두가 안도의 한숨을 내쉬었다.

음식 전문가라는 이름표를 스스로 내려놓았을 때 대부분이 안도감을 느낀다. 다시는 숨어서 몰래 먹을 일도, 사람들 앞에서 가면을 쓸 일도 없어진다. 디저트가 먹고 싶으면 당당히 주문한다. 남들 눈에 완벽한 식단을 추구하는 사람처럼 보이는 것이 곧 최고의 건강을 뜻하지는 않는다는 사실을 보여준다. 기억하자. 균형이 가장 중요하다!

Intuitive Eating

• • •

CHAPTER 15
우리 아이 직관적 식사자로 키우기

우리는 아이들에게도 직관적 식사법을 가르칠 수 있느냐는 질문을 자주 받는다. 가능하다. 아이들이 선천적으로 타고난 직관적 식사자를 깨우게 도와줄 수 있다. 게다가 아이는 어른보다 훨씬 쉽게 배운다. 어른보다 의심이 적고 더욱 개방적이고 열성적이기 때문이다.

예방부터 시작하자. 아이는 태어날 때부터 어떻게 먹어야 하는지 알고 있다.

운 좋게도 나(엘리스)는 얼마 전에 예쁜 딸을 낳은 친구를 찾아갈 기회가 있었다. 초보 엄마 알렉시스는 갓난아이를 돌보는 일에 어렵사리 겨우 적응해가는 참이었다. 졸리다는 소리인지 기저귀가 불편하다는 소리인지, 배고프다는 소리인지 아이의 울음소리를 구별하는 법 말이다. 갓난아이 우는 소리를 잘 들어보면 배고플 때 내는 울음소리는 좀 다르다. 또 배고파서 우는데도 반응을 보이지 않으면 엄마가 젖이나 우유병을 갖다 댈 때까지 울음을 멈추지 않는다. 모든 아기는 분명하게 배고프다는 신호를 내보낼 수 있다. 영양공급이 필요하다는 점을 알려야 한다는 본능이 작동하기 때문이다.

알렉시스와 이야기를 나누고 있을 때 아기가 배고프다는 사실을 알리기 위해 소리를 냈다. 양 쪽 젖을 다 빨고 난 후, 배가 부르자 앙증맞게 고개를 돌리더니 이내 잠이 들었다. 아기가 어떻게 그렇게 직관적으로 잘 먹을 수 있는지 감탄하지 않을 수 없었다. 엄마와 아이의 교감을 지켜볼 수 있다는 것만으로 소중한 선물이었다.

아이는 명백하고도 미묘하며 다양한 메시지를 내보낸다. 이 메시지가 받아들여지면 자신의 요구가 정당하며 변함없이 충족되리라는 자신감을 가지고 성장한다. 다시 말해 배고픔을 바로바로 충족해주면, 배고픔이라는 감각이 자연스럽고 정상적이고 '정확한' 것임을 알려주는 것이다. 따라서 음식이 없어 굶어야 한다는 음식 박탈의 두려움이 생기지 않으며 안정감을 느낀다. 하지만 기본 욕구가 적절한 때에 충족되지 않으면 먹을 음식이 부족하다는 두려움이 자리 잡아 앞으로 평생 배고픔 신호를 신뢰하지 않고 무음처럼 처리해버릴 것이다.

갓난아이에게 정해진 시간표에 맞춰 젖을 먹인다고 해보자. 얼마 전까지도 권장하던 방법으로 2~3시간이나 3~4시간에 한 번씩 먹였다. 많은 부모가 이러한 권장사항에 긍정적으로 반응했다. 아기에게 젖을 먹이는 시간이 정해져 있어 부모는 일과를 계획하기도 쉬웠다. 물론 대부분의 부모가 편하다는 이유로 그 방법을 선택한 것은 아니었다. 규칙적으로 먹이는 것이 아이에게 최선이라 생각했기 때문이다. 하지만 이 방법에는 문제가 있다. 아기가 정해진 시간보다 30분 일찍 배고픔을 느껴서울어도 부모는 기다렸다가 제시간에 먹였다. 정해진 시간에 별로 배고파 하지 않으면 달래서 먹였다.

허기와 포만감의 신호가 잘 받아들여지지 않으면 아기는 그 강력한 신호를 신뢰하지 않게 된다. 배고픈 아기에게는 앞으로 먹을 것이 주어지지 않을지도 모른다는 생각이 자리 잡힌다. 충분히 배고프지 않은 상태에서 먹이는 아기에게서는 혼란과 저항이 나타날 수 있고 유아기에 접어들면서 음식과의 잘못된 관계가 형성되기 시작한다. 신생아 때 박탈감을 경험한 유아는 주변에 음식이 풍부하면 과식을 하는 습관이 생긴다. 그리고 식사 시간이 되었을 때 다음의 둘 중 하나의 특징을 보인다. 이미 많이 먹은 상태여서 식사를 거부하거나 다음의 기아에 대비하기 위해 포만감 신호를 넘어설 때까지 먹는다. 신생아 때 배가 고프지 않은데도 먹어야 했던 유아 또한 둘 중 하나가 된다. 아직 배가 고프지 않은데 먹거나 먹는 것을 거부한다.

다행히 요즘은 정해진 시간표대로 먹이는 방법을 추천하지도 않고 양식 있는 보호자라면 아기가 배고프다는 신호를 보낼 때마다 반응한다. 그러나 배부르다는 신호에는 어떻게 반응하는가? 신생아가 얼굴을 돌리는데도 영양을 충분히 섭취하지 않을까 봐 혹은 성장이 더딜까 봐 더 먹이려고 한 적이 있는가?

우리는 유아들에게 필요 이상으로 먹으라고 강요하는 모습을 많이 보는데, 배가 부른 아기는 억지로 먹이려고 하면 울음을 터뜨리기도 한다. 이런 아이는 결국 과체중이 되거나 음식과 전쟁을 치르거나 음식을 거부한다. 한 아이의 엄마는 정신과 의사의 신고로 경찰(아동보호기관)에 넘겨졌다. 거식증으로 먼저 세상을 떠난 딸이 있었던 그 엄마는 저체중을 곧 죽음과 연결했고 아이가 저체중이 될까 봐 두려워했다. 결과적으로 어린 아들에게 엄청난 양의 음식을 먹인 것이 정서적인 아동학대로 비친 것이다.

아이에게 배고픔과 배부름을 아는 타고난 능력이 있다는 사실을 믿는 가장 기본적인 단계는 바로 이 능력을 신뢰하는 일이다. 엘린 새터는 혁신적인 저서 《나의 아이: 사랑과 상식으로 먹이기 Child of Mine: Feeding with Love and Common Sense 》2000 에서 먹을 것을 제공하는 것은 부모의 일이고 필요한 만큼 먹는 것은 아이의 일이라고 설명했다. 아이가 '젖먹이' 때는 부모가 그 역할을 잘 지키지만, 유아기로 접어들면 아이의 신호에 맞추는 데 어려움을 겪는다.

부모는 아이의 섭식을 통제해야 하는 '합당한' 이유가 너무도 많다고 생각한다. 소아 비만이 흔한 요즘, 소아과 의사들은 아이가 과체중이 될까 봐 두려워하는 부모에게 아이의 식습관을 감시하라고 선한 의도에서 조언한다. 반대의 상황도 있다. 적당한 체중에 이르지 못할까 봐 걱정하는 것이다. 아이가 최대한 건강하기를 바라는 마음에서 오로지 고영양식만 먹이고 플레이 푸드는 제한하는 부모도 많다. 먹는 음식의 종류와 양을 통제하는 것은 비록 의도는 좋더라도 아이가 내부 신호를 믿지 못하게 만든다. 즉, 아이는 배고픔과 배부름의 신호를 놓칠 뿐만 아니라 음식에 대한 선호도라든지 종류와 양에 따라 달라지는 몸의 느낌을 이해하지 못하게 된다. 대신에 부모가 보내는 외부 신호에 반응한다. 결과적으로 엄마의 말을 잘 듣는 '착한 아이'가 될 수도 있고 툭하면 음식을 거부하는 못된 아이가 될 수도 있다.

우리는 아이의 섭식에 관한 여러 문제를 겪는 부모와 자녀를 도와주기도 했다. 이 장에서는 자녀의 타고난 직관적 신호를 보호하고 이미 발생한 문제를 해결하는 비결과 조언을 소개할 것이다. 직관적 식사법을 통해 문제를 해결할 수 있는 가족도 있고 변화에 좀 더 어려움을 겪는 가족도 있다. 실제 고객들의 사례를 통해 개입과 치유의 과정을 설명하겠다.

지금까지 읽으면서 이런 생각이 들었을 수도 있다. '아이가 직관적 식사를 하리라는 것을 어떻게 믿을 수 있을까? 과자만 먹으려고 들 텐데 어떻게 아이 스스로 뭘 먹을지 결정하도록 내버려 둘 수 있겠는가?' 운 좋게도, 우리의 도움을 받아 직관적 식사법으로 돌아가는 법을 배운 고객은 자녀에 관한 이야기도 우리에게 전해준다. 그런 부모들은 직관적 식사법을 자녀에게도 똑같이 적용하려고 노력한다. 열매를 맺는 모습을 지켜보는 일은 정말로 멋지다! 기존의 문제를 치유하는 방법을 배우기 전에 먼저 아이가 직관적 식사 신호를 그대로 지닌 채 성장한 사례를 살펴보자.

아이의 직관적 신호 존중하기

지니 가족의 사례

지니는 여러 해 동안 우리의 고객이었다. 그녀는 아들의 직관적 식사법에 매번 놀란다. 아들 지미가 가장 좋아하는 플레이 푸드는 초콜릿을 입힌 블루베리다. 지니는 끼니마다 그 블루베리를 다른 음식들과 함께 식탁에 놓아둔다. 지니에 따르면 지미는 초콜릿 블루베리만 잔뜩 먹을 때도 있고 조금만 먹을 때도 있고 아예 손도 대지 않고 다른 음식만 먹을 때도 있다. 그릇에서 블루베리를 꺼냈다가 도로 놓아두는 것도 좋아한다. 지니는 지미의 식습관을 별로 걱정하지 않는다. 일주일을 기준으로 보면 균형 잡힌 음식을 골고루 먹는 데다 현재 예쁘고 건강하게 자라고 있기 때문이다.

지니의 언니는 딸아이에게 다른 방법을 쓴다. 그 아이는 M&M 초콜릿을 무척 좋아한다. 하지만 엄마, 즉 지니의 언니는 아이가 초콜릿을 너무 많이 먹을까 봐 걱정되어 정해진 양만 주면서 제한했다. 결과적으로 아이는 초콜릿에 대한 집착이 생겼고 먹어도 만족하지 못한다. 반면 지미는 가끔 막대사탕을 한두 개 달라고 할 뿐이다. 양손에 하나씩 들고 있거나 포장을 몇 개씩 뜯을 때도 있다. 한 번 빨아먹고는 사탕보다도 포장지에 더 관심을 보인다.

안드레아 가족의 사례

'애니'라는 7개월 된 딸을 키우는 안드레아는 소아과 의사의 권유로 나에게 상담을 받으러 왔다. 10대와 20대 내내 거식증과 폭식증, 강박적 과식으로 고생한 안드레아는 의사에게 아이를 어떤 식으로 먹여야 할지 모르겠다고 했다. 애니가 고형식을 시작해야 할 때가 지났는데도 어떤 식으로 진행해야 할지 모르기도 했고 자신처럼 섭식장애가 일어날까 봐 두렵기도 했다. 그녀는 첫 상담을 받으러 온 날 희망과 감사의 포옹을 건네며 "제발 딸을 어떤 식으로 먹여야 하는지 가르쳐주세요"라고 했다. 몇 달 동안 상담을 받은 안드레아는 애니에게 채소와 과일, 곡류, 고기를 어떤 식으로 접하게 해야 하는지 배웠고 자신의 잘못된 섭식을 치유해줄 직관적 식사법도 안내받았다.

애니는 유아기 내내 엄마가 준비한 영양가 많은 음식을 가족과 함께 먹었다. 집에서 플레이 푸드를 접하지는 않았지만 다른 집에 가면 모든 음식을 제한 없이 특히, 플레이 푸드를 탐구해 볼 기회를 가졌다. 애니가 어떤 음식을 선택하건 안드레아는 결코 잔소리 하거나 눈을 흘기지 않았다. 애니는 당근과 아이스크림, 시금치, 사탕 모두 똑같이 취급했다. 아침 식사로 두부와 대추야자를 달라고 하기도 하고 유치원에 청경채를 간식으로 가져가고 싶어 하기도 했다. 친구 집에 가서도 다들 아이스크림을 먹는데 애니는 당근을 달라고 했다.

이렇게 큰 자유가 주어진 덕분에 만 7세가 된 애니는 플레이 푸드에 대한 관심도 적당하고 여러 영양가가 풍부한 음식을 먹고 싶어 한다. 학교에서 가장 좋아하는 음식으로 방울다다기양배추를 그렸다. 하지만 오해는 하지 말기 바란다. 애니는 사탕과 쿠키도 좋아한다. 제한이나 비판이 없기에 그런 음식들로 배를 채울 이유가 없을 뿐이다.

애니는 무용 수업을 좋아하는 활동적인 아이이기도 하다. 애니와 부모 사이에는 음식으로 인한 싸움이 없다. 허기와 포만감의 신호, 미각 선호도와 정확하게 일치하는 음식과 건강한 관계만 있을 뿐이다. 애니는 얼마 전에 일곱 번째 생일을 맞이했다. 아이는 레스토랑에서 생일 기념 메뉴로 게다리 요리를 선택했다. 사이드 메뉴로는 생선과 감자를 골랐다. 식사가 끝나고 디저트를 먹을지 물어보는 종업원에게 애니는 배가 불러서 디저트를 먹고 싶지 않다고 답했다. 종업원은 놀라면서 생일이니까 케이크는 먹어야한다며 계속 권했다. 그러자 애니가 예의 바르게 설명했다. "전 무척 배가 불러서 더는 먹고 싶지 않아요. 대신 생일 축하 노래 불러주세요."

안드레아가 보기에 애니는 나무랄 데 없었지만, 그런 애니에게도 안타까운 경험이 있다. 무용 선생님이 두부를 먹고 있는 애니를 보고 "웩! 난 두부 싫어"라고 말한 것이었다. 선생님이 어린 애니의 식습관에 감탄해서 한 말이었지만 애니는 그 후로 두부를 싫어했다. 전혀 놀랍지 않은 일이다. 어른이 훌륭한 아이에게 얼마나 나쁜 영향을 끼칠 수 있는가.

롤모델이 된 질의 사례

방금 말한 두부 이야기는 주변의 어른이 아이의 섭식에 얼마나 큰 영향을 끼칠 수 있는지 보여준다. 섭식 영역에서 부모는 아이에게 가장 기본적인 역할 모델이다. 배고플 때 먹고 배부르면 그만 먹고 또 골고루 먹는 본보기를 보여주면 매우 강력한 효과가 있다. '말'이 아닌 '행동'으로 보여주는 것이기 때문이다. 어떤 음식을 먹어보라는 긍정적인 격려이건 먹는 양을 줄이려는 부정적인 시도이건, 부모가 말이 많을수록 아이는 '권위적인' 대상에 대해 더 저항하거나 반발할 뿐이다. 말은 적고 솔선수범이 많을수록 아이는 새로운 음식을 시도하고 채소에 흥미를 느끼고 대체로 긍정적인 경험을 한다.

질은 오랫동안 섭식장애 행동과 신체 이미지 문제로 고통을 겪은 후 영양에 관한 도움을 받으려고 찾아온 고객이다. 어릴 때부터 다이어트를 하는 엄마의 모습을 보고 자란 자신도 10대 후반에 다이어트와 섭식 제한으로 체중을 조절하기 시작했다. 결국 거식증 진단을 받았고 음식과 몸에 집착했다. 이후 결혼을 하고 2세 계획을 세우면서 상담을 받아야겠다고 결심했다. 완전히 해결되지 않은 자신의 섭식 문제가 아이에게까지 옮겨갈까 봐 두려웠기 때문이다. 그래서 마침내 변하기로 했다.

질은 다이어트 사고방식에서 벗어나 허기와 포만감 신호에 따르려고 정말 열심히 노력했다. 결국 임신도 했다. 지금까지도 그녀는 식습관을 개선한 것이 임신에 성공한 비결이라고 말한다. 직관적 식사법이 첫째 아들과 둘째 아들의 양육에도 큰 영향을 주고 있다고 한다. 얼마 전에 그녀가 들려준 일화가 있다.

온 가족이 식사하는데 만 4세인 첫째 아들 빌리가 "아빠, 채소 먹어. 건강에 좋아!"라고 말한 것이다. 질은 아이가 고형식을 먹기 시작하면서부터 영양소가 풍부한 음식을 다양하게 만들어주었다. 집안에 플레이 푸드도 놓아둔다. 물론 어느 정도 영양가 있는 음식을 두려고 하지만. 어쨌든 질의 아이들은 과자와 초콜릿, 아이스크림도 좋아하고 영양가 있는 음식도 가리지 않는다. 질은 아이들이 먹는 양에 대해 왈가왈부한 적이 없고 좋은 음식과 나쁜 음식을 구분하지도 않는다. 채소가 건강에 좋으니 많이 먹어야 한다고 말한 적도 없다. 그런데 아이가 어떻게 그런 생각을 하고 아빠에게까지 말했는지 신통할 뿐이다.

또 어느 날 저녁 빌리는 아이스크림을 절반만 먹더니 배가 부르다며 나머지는 냉장고에 넣어두겠다고 했다. 그리고 다음 날에는 전날 남긴 아이스크림과 포도를 아침으로 먹었다. 어떤 때는 아침으로 달걀을 먹겠다고 하고 오트밀이 먹고 싶다고 할 때도 있다.

질은 빌리에게 다른 음식을 다 먹어야만 아이스크림을 먹게 해주겠다고 하지 않는다. 무엇을 얼마나 먹을지 스스로 결정하도록 두면 아이가 알아서 영양가 풍부한 음식을 많이 먹게 된다는 믿음으로 키우고 있기 때문이다. 질의 두 아들은 모두 필요한 음식을 골고루 먹으며 건강하게 자라고 있다.

아이의 직관적 신호를 존중해주기 위한 조언

부모는 아이와 음식의 관계에 대한 기본적인 개념을 꼭 알아야 한다. 그 개념과 함께 아이의 타고난 직관적 식사 능력을 지켜주기 위해 필요한 합리적인 조언을 아래에 소개한다.

아이는 스스로 조절한다   대체로 아이들은 필요한 양을 스스로 조절한다. 아이마다 성장 속도는 다르다. 자신의 고유한 속도에 맞춰 필요한 양만큼 먹는다.

- 아이는 갑자기 확 성장한다. 어른만큼 많이 먹을 때도 있고 개미만큼 조금 먹을 때도 있다. 그냥 놓아두면 성장에 필요한 만큼 먹는다.
- 활동량이 많을수록 더욱 배고픔을 느낀다.
- 음식에 대한 선호도가 계속 바뀐다. 몇 주 동안 땅콩버터와 딸기잼을 바른 식빵만 먹다가도 몇 달 동안 쳐다보지도 않는다. ("원래 좋아했는데 왜 안 먹니?" 같은 말로) 문제 삼지 않으면 앞으로 다시 즐겨 먹게 될 가능성이 크다.
- 매일 똑같은 음식만 주면 흥미를 잃는다. 습관화의 개념과 마찬가지로 아무리 맛있는 음식이라도 지나치면 지루해져서 거부한다. 며칠마다 메뉴를 바꿔주면 다양한 음식에 관심을 두게 만들 수 있다.

- 평가는 한 끼가 아니라 일주일을 기준으로 한다. 아이가 필요한 만큼 먹었다는 사실을 알 수 있을 것이다.

아이는 자율성을 원한다 자율성은 아동기의 매우 중요한 발달 과제다. 자율성 추구는 만 2세경부터 시작되어 아동기 내내 이어지다가 청소년기에 절정에 이른다. 성인의 경우 자율성에 대한 의식은 심리적으로 건강한 사람이라는 표시이기도 하다. 안전하고 적절한 범위 안에서 자기 권한부여가 이루어지면 자율성이 자리 잡힐 수 있다.

- 적당한 나이부터 아이가 직접 그릇에 음식을 담게 한다. 부모가 음식을 덜어주면 아이의 배고픔이 채워지는 데 필요한 양을 대신 추측하는 것이다. 직접 음식을 담게 하면 아이는 '남기지 말아야' 한다는 압박감 없이 필요한 만큼 먹을 수 있다.
- 유아는 배고프지 않을 때 음식을 '거부'함으로써 독립성을 경험할 수 있다. 배고프면 먹으니 걱정하지 않아도 된다.
- 외식할 때 아이가 직접 메뉴를 선택하게 한다.
- 장보기와 식사 준비를 아이와 함께한다. 아이는 직접 고르고 직접 만든 음식에 더 큰 관심을 보인다.

새로운 음식을 접하게 할 때도 기술이 필요하다 부모는 새로운 음식이 있으면 자녀가 단 한입이라도 먹기를 바란다. 하지만 아이가 어떤 반응을 보일지 고려하지 않은 상태로 새 음식을 접하게 하면 갈등이 생길 수 있다.

- 새로운 음식을 접하거나 똑같은 음식이지만 다르게 조리할 때는 아이가 실험해볼 수 있도록 허용한다. 아이가 음식을 입에 넣었다가 뱉고 장난을 치다가 다시 시도해볼 수도 있다. 아직 그 음식을 받아들일 준비가 되지 않았을 수도 있다. 조금 지저분해져도 괜찮다. 감각 실험은 정상적인 발달 과정의 일부분이다.
- 아이가 새로운 음식을 받아들이기까지 15번 이상의 노출이 필요할 수도 있다. 한두 번 시도해보고 거부한다고 포기하지 마라. 압박하지 말고 가끔씩 접하게 해주면 언젠가는 먹을 것이다.
- 새로운 음식을 익숙한 음식과 함께 제공한다. 처음부터 새로운 음식만 주면 부담감 때문에 전부 다 거부할 수 있다.
- 아이들은 만 2세 정도 되면 새로운 것을 두려워하는 경향도 생긴다. 음식도 포함된다. 그렇다고 걱정할 필요는 없다. 부모가 강요하지 않으면 준비되었을 때 스스로 새로운 시도를 할 것이다.
- 어른도 선호하거나 싫어하는 음식이 있는 것처럼 아이도 싫어하는 음식이 있다는 점을 잊지 말자.

부모의 역할이 매우 중요하다 기본적 지침만 따른다면 아이의 식습관에서 바람직한 결과를 끌어낼 수 있다.

- 강요하지 말고 중립을 지켜라. 아이가 무엇을 얼마나 먹어야 하는지 통제하려 들면 아이는 내부 신호가 아닌 부모의 말에 반응한다.
- 부모로서 골고루 먹는 솔선수범을 보이고 온 가족이 함께 음식을 즐겨라. 아이는 부모를 흉내 내려고 한다. 식습관도 예외가 아니다.

- 음식을 뇌물이나 보상으로 이용하거나 위안을 제공하는 도구로 쓰지 마라. 음식은 배고픔과 만족, 영양을 위한 것이다. 아이가 감각을 제대로 느낄 수 있도록 도와주어야 한다. 실제로 느끼는 감각을 존중하게 만들어야 한다.

제한과 박탈의 위력

메리와 데니스, 몰리 사례

지금까지는 직관적 신호를 존중함으로써 자녀에게서 긍정적인 결과를 끌어낸 사례를 소개했다. 그런 아이들은 어릴 때부터 다양한 음식을 경험하고 결과적으로 온 가족에게 좋은 영향을 끼쳤다. 부모도 특정한 음식을 제한하거나 아이가 먹는 양을 가지고 뭐라고 하지 않았다. 하지만 부모에게 섭식장애 문제가 있으면 자녀에게 식습관을 가르칠 때도 어려움을 겪는다.

메리에게는 이란성 쌍둥이 딸이 있다. 쌍둥이 가운데 몰리는 말랐지만 튼튼하고 매우 활동적이다. 반면 데니스는 활동량이 적고 약간 통통하다. 메리는 데니스의 몸무게가 걱정이었다. 플레이 푸드를 처음 접한 후 놀랍게도 몰리는 그런 음식에 별 관심을 보이지 않았다.

하지만 데니스는 플레이 푸드를 좋아했고 메리가 양을 제한하면서 문제가 발생했다. 어느 날 데니스는 M&M 초콜릿 두 봉지를 찾아 몰리에게 한 봉지 주었다. 몰리가 별로 관심을 보이지 않자 데니스는 한 봉지만 가지고 자기 방으로 들어갔다. 처음에는 흐뭇한 이야기인 듯했다. 데니스가 몰리와 나눠 먹으려 했고 하나만 가지고 갔으니까. 그런데 그날 메리는 데니스가 몰리에게 준 초콜릿을 몰래 먹고 있는 모습을 발견했다. 잘못했다는 표정을 짓는 데니스에게 초콜릿을 몰래 먹어야 한다는 생각이 들었는지 묻자 "응. 엄마가 화내니까"라고 대답했다. 메리는 아이에게 이렇게 말해주었다. "데니스, 초콜릿을 먹고 싶은 만큼 먹어도 돼. 화 안 낼 거야. 엄마는 네가 건강에 좋은 음식을 많이 먹게 하려는 것뿐이야. (물론 아이는 건강에 좋은 음식도 많이 먹었다.) 초콜릿을 잔뜩 먹고 싶은 날도 있고 아예 먹고 싶지 않은 날도 있을 거야. (이것도 사실이다.) 건강에 좋은 음식도 먹는다면 초콜릿은 얼마든지 먹어도 돼" 그러자 아이는 "아빠가 화내지 않을까?"라고 되물었다. "엄마가 얘기해볼게"라고 대답하자 데니스가 이렇게 말하는 것이었다. "시금치랑 옥수수랑 밥만 먹고 싶을 때도 있어" 아이는 "나 초콜릿 노래 부를래"라더니 초콜릿이 너무 맛있다는 내용의 노래를 부르며 행복하게 춤을 추었다.

메리는 남편에게 데니스가 초콜릿을 몰래 먹은 이야기를 하며 남편이 아이에게 전달하는 메시지가 걱정스럽다고 했다. 계속 먹는 것을 제한하면 아이가 몸이 보내는 신호를 믿지 못하게 될 것이라고. 데니스가 항상 '다이어트를 망쳤다'라고 괴로워하는 시어머니처럼 될지도 모른다고도 했다. 초콜릿을 먹고 싶은 마음이 나쁜 것이라고 계속 가르친다면 딸아이에게도 그런 고통을 주게 될 것이라고 말이다.

이 이야기는 부모가 자녀의 체중에 불안을 느끼고 플레이 푸드의 양을 통제하려고 하면 어떻게 되는지 보여준다. 부모가 몰리의 체중에 대해서는 걱정하지 않기 때문에 몰리는 부정적인 메시지를 받지도 않고 플레이 푸드의 섭취량을 스스로 조절한다. 다행인지 모르지만 메리 자신도 음식을 극단적으로 제한하는 환경에서 자라서 좋은 음식과 나쁜 음식을 구분 지으면 섭식장애를 일으킨다는 점을 알고 있었다. 그녀는 자신과 가족을 위해 상담을 계속 받고 있다. 메리 부부가 두 딸을 똑같이 대하고 다이어트 사고방식을 뿌리 뽑을 수 있기를 바란다.

음식 제한이 아이들에게 심각한 영향을 끼칠 수 있음을 보여주는 연구 결과가 많다. 음식에 대한 집착이 생기고, 배고픔과 상관없이 먹게 되며, 체중 증가 위험이 늘어나고 결국 자존감도 떨어진다. Eneli, Crum, Tylka 2008 먹기 싫은데 억지로 먹이고, 정상 체중을 과체중으로 잘못 해석하고, 특정 음식을 제한하고, 음식을 회유 수단으로 활용하는 것 모두 아이가 몸의 신호를 믿지 못하도록 만든다. 엘린 새터는 '과도한 통제'와 '뒷받침 부족'이 아동 체중 문제의 원인이라고 말한다. Satter 2005

낸시 사례

직관적 식사에서는 많은 심리적·생리적 요인이 지지 기반을 이룬다. 박탈은 아동기에(어른이 되어서도 물론) 큰 부작용을 일으키는 음식 선택으로 이어질 수 있는 강력한 심리 요인이다. 내(엘리스)가 얼마 전에 어린이집 교사인 고객에게 들은 무서운 이야기가 그 사실을 잘 보여준다. 그녀가 가르쳤던 낸시라는 손이 예쁜 아이에 관한 이야기다. 낸시의 엄마는 설탕이 매우 위험하다고 생각해 설탕이 들어간 음식을 절대 먹지 못하게 했다. 어린이집 교사들에게까지도 자신의 아이에게 설탕이 들어간 음식을 절대 주지 말라고 당부했다. 어느 날 놀이터에서 노는 아이들 사이에 낸시가 보이지 않았다. 낸시는 교실에 남아 다른 아이들이 먹다

흘린 과자 부스러기를 주워 먹고 있었다. 그 작고 예쁜 손가락으로 과자 부스러기뿐만 아니라 놀이용으로 사용된 지저분한 생쌀과 말라빠진 콩까지도 주워 먹었다. 금지된 음식의 맛이 너무 궁금해 박탈감을 없애고자 그렇게 극단적인 행동까지 한 것이다. 같은 행동이 계속되자 교사들은 낸시의 엄마를 찾아가 다른 아이들이 다 먹는 음식을 금지하지 말라고 항의했다. 하지만 그 엄마는 낸시에게 절대로 설탕을 먹이지 않겠다는 뜻을 굽히지 않았다.

파멜라와 에릭 사례

하지만 문제를 수용하는 부모들이 더 많다. 파멜라는 의사의 권유로 자신의 섭식 문제를 상담하러 왔다. 치료 초반에 아들 에릭이 디저트에 대한 집착이 심하다고 했다. 에릭은 저녁 식사 때 음식을 한 입 먹을 때마다 디저트를 달라고 애원했다. 음식의 맛을 제대로 느끼지도 않았다. 파멜라의 남편은 에릭이 식사를 다 하지 않으면 절대 디저트를 먹지 못하게 했다. 매일 저녁 식탁은 전쟁터가 되었다. 어느 날 함께 상담을 받으러 온 파멜라와 남편은 음식을 전부 테이블에 두라는 조언을 듣고 경악했다. 그들은 닭고기와 브로콜리, 빵 같은 식사 메뉴뿐만 아니라 쿠키도 함께 테이블에 놓으라는 조언을 못 미더워하면서도 새로운 방법을 한 번 시도해보기로 했다. 에릭이 다른 음식을 두고 디저트를 찾는 행동을 멈추기까지는 오래 걸리지 않았다. 지금도 쿠키를 먹느냐고? 물론이다! 하지만 없어질지도 모른다는 두려움에 쿠키를 먼저 먹지 않고 영양가 있는 음식과 함께 먹는다.

위 사례들에서 알 수 있듯이 제한과 박탈의 두려움 탓에 아이는 더욱 금지된 음식을 찾고 과식을 한다. 부모 입장에서 먹이고 싶은 음식을 다 먹어야만 디저트를 먹을 수 있다고 말하는 것은 아이가 그 음식에 대한 흥미를 잃게 만드는 가장 확실한 방법이다. '저녁밥'은 아이가 정말로 먹고 싶은 것을 먹지 못하게 만드는 적이자 장벽이 되어 버린다. 그 장벽에 막혀 접근이 제한되고 조건을 만족해야 먹을 수 있고 정해진 양만 먹어야 한다면 디저트의 가치는 과대평가될 수밖에 없다. 또한 아이는 자율성을 표현하고자 '먹어야만 하는' 음식에 저항하고 더욱 먹지 않으려고 할 것이다. 아이가 무엇을 얼마큼 먹는지에 대한 통제와 계산을 멈추면 식사 전쟁은 저절로 '휴전 상태'가 되어 평화가 찾아온다.

- 개월 수에 맞는 고형식으로 음식을 접하게 해준다. 소아과 의사 등이 내놓은 지침을 참고하여 개월 수에 맞게 영양가 풍부한 음식을 골고루 접하게 해준다.
- 주스보다 물을 준다. 주스가 나온 것은 1900년대 초반이다. 주스 제품이 만들어지기 전에는 그저 과일을 먹고 물을 마셨다(〈로스앤젤레스 타임스〉2009). 주스는 아이의 배 속을 채워 제대로 된 배고픔 신호에 집중하지 못하게 만든다. 식사 한 시간 전에 주스로 배를 채우면 너무 배가 불러서 식사를 제대로 할 수 없다.
- 균형 잡힌 식단을 제공한다. 아이가 모든 유형의 음식을 먹을 수 있게 되면 단백질, 복합탄수화물(특히 잡곡), 지방, 과일과 채소, 고칼슘으로 이루어진 균형 잡힌 식단을 제공한다.
- 어릴 때는 플레이 푸드를 접하게 하지 않는다. 그런 음식을 접할 기

회는 앞으로도 많기 때문에 어릴 때부터 플레이 푸드를 줄 필요는 없다. 하지만 다른 누군가가 유아에게 그런 음식을 제공할 때 금지하면 안 된다. 이 때 아이가 부정적인 말이건 긍정적인 말이건 아무런 언급 없이 접할 수 있도록 한다. 부모가 한 살밖에 안 된 아이에게 생일 케이크를 먹이려는 경우가 얼마나 많은가! 다른 아이들이 전부 먹는 음식을 금지하는 부모는 또 얼마나 많은가? 아이가 고형식을 먹기 시작할 때 다양한 음식을 접하면 플레이 푸드가 그렇게 중요해지지 않을 것이다. 음식과의 건강한 관계 속에 플레이 푸드도 자연스럽게 자리 잡을 것이다.

- 일찍부터 영양의 중요성을 가르친다. 음식에 뼈와 근육을 튼튼하게 해주고 힘을 나게 하고 성장을 도와주는 힘이 있다고 가르친다. 아프지 않게 해주고 공부에 필요한 생각을 할 수 있게 해주며 상처를 낫게 해준다는 점도 알려준다. 이런 음식은 '영양가 있는 음식'이라고도 하고 '성장 음식'이라고도 한다. '활력 음식'이라고 부르는 사람도 있다. 적절한 단어를 사용하면 좋다.

- 좋은 음식과 나쁜 음식을 구분하지 않는다. 어떤 음식이 나쁘다고 말하면 아이가 죄책감을 느낄 수 있다. 맛은 좋지만 몸에 별로 도움은 되지 않는 음식도 있는 법이라고 이야기하라. 그런 음식을 '정크 푸드'가 아닌 '플레이 푸드'라고 불러라. 앞에서도 말했다시피 정크 푸드는 아무런 쓸모도 없는 음식이라는 느낌이 있어 무가치한 음식을 먹는다는 죄책감을 일으킨다. 일 년 내 놀기만 하는 것이 아니라 배우기 위해서는 학교에 다녀야 하듯이 영양가 있는 음식도 제공해주어야 몸이 필요한 기능을 한다고 설명하라. 공부도 하고 놀

기도 하는 것처럼 즐거움을 위해서 음식을 먹고 싶을 때도 있다고도 설명한다. 이렇게 하면 아이가 건강한 음식을 먹고 플레이 푸드를 지나치게 과대평가하지 말아야 한다는 사실을 배울 수 있다. 거기에서 균형 잡힌 식사가 나온다. 집에서 플레이 푸드를 제한하지 않으면 아이는 친구 집에 가서도 그런 음식에 지나치게 집착하지 않을 것이다.

- 식탁에 다양한 음식을 올려 놓는다. 아이를 위해 골고루 균형 잡힌 식사를 준비하고 가족이 함께 먹는다. 아이가 플레이 푸드에 대해 인지하기 시작하면 식탁에 다른 영양가 있는 음식과 함께 올리고, 무엇을 얼마나 먹어야 한다는 말은 하지 않는다. 아이가 플레이 푸드만 먹는 날도 있겠지만 대개는 식탁에 놓인 음식을 전부 다 먹을 것이다. 영양가 있는 음식을 먹어야만 디저트를 먹게 해주겠다는 말도 하지 않는다. 그러면 아이는 협상을 하려 들 것이고 긴장감이 팽팽해져서 식탁의 분위기만 나빠진다. 아이의 선택은 매끼 혹은 매일 달라질 수 있다는 사실을 기억한다. 넓게 보면 필요한 영양소를 다 섭취할 것이다.

- 플레이 푸드를 포함해 다양한 메뉴로 도시락을 싸준다. 도시락에 절대로 쿠키는 안 돼 라고 하면 아이는 분명히 다른 아이들과 거래를 해서까지 먹으려고 할 것이다.

- 건강한 간식거리를 준비해놓는다. 아이가 배고플 때 먹을 수 있도록 건강에 좋은 간식거리를 준비해놓는다. 과일이나 생야채, 견과류, 치즈, 후무스, 잡곡 크래커 등이 좋다. 냉장고나 조리대에 준비되어 있으면 아이가 학교에서 돌아온 후나 배고플 때 먹을 것이다.

- 아이만을 위한 메뉴를 준비하지 않는다. 온 가족을 위한 식사를 준비한다. 단 주요리가 아이가 좋아하지 않는 음식이라도 먹을 것이 있도록 사이드 메뉴를 다양하게 준비한다. 키가 크고 힘도 세질 수 있도록 건강에 좋은 음식을 골고루 준비할 것이라고 아이에게 말한다. 주요리는 가족 개개인에 맞추지는 않지만 아이가 좋아하는 음식도 나올 것이라고 설명한다. 또한 아이가 무엇을 얼마나 먹는지 감시하지 않으며 그것은 아이 스스로 정할 일이라는 사실도 확인시켜줘야 한다.
- 아이의 직관적인 능력을 믿는다. 아이들에게는 배고픈 만큼 먹고 배부르면 그만 먹을 수 있는 능력이 있다. 크게 본다면 성장과 건강에 필요한 음식을 전부 다 섭취하고 음식과의 긍정적인 관계도 지속될 것이다.

아이의 변화를 도와주기 위한 조언

어린 자녀가 다양한 음식을 골고루 먹는 법을 배우거나 체중을 줄일 수 있도록 상담을 받게 하는 부모들이 많다. 물론 식습관을 바꾸기 위해 아이를 직접 도와줘야 할 때도 있지만 대부분은 부모에게 직관적 식사법의 철학과 실용적 지침을 알려주면 된다.

다음은 부모가 집에서 아이의 변화를 도울 수 있는 조언이다. 만 5세 정도 되는 어린 자녀부터 10대 청소년까지 모두 활용할 수 있다. 특히 집안의 '식사 규칙'을 인지하고 있는 아이들에게 초점을 맞춘다. 더 어린아이들의 경우에는 설명할 필요도 없이 변화를 추구할 수 있다. 자녀에게 다음의 사실을 설명해준다.

- 아이에게 지금까지와는 다른 방법인 직관적 식사법에 대해 책에서 읽었거나 전문가들에게 들었다고 말한다. 부모가 먼저 새로운 방법을 연습하는 것을 보여준다. 그러면 아이도 흥미를 느끼고 시도해볼 토대가 마련된다.
- 아이에게는 스스로 필요한 섭취량을 아는 능력이 있는데 부모가 그 결정을 대신 하려고 하면 혼란에 빠진다. 아이에게 이제부터는 식사 시간에 먹고 싶은 만큼 먹으라고 말한다. 예전에는 금지했던 음식을 포함해 다양한 음식이 식탁에 올라올 것이라고. 그중에서 무엇을 먹을지는 자녀에게 달려있다고.
- 오로지 아이의 선호에 따라서만 식사를 준비하지 않지만 아이가 좋아하는 음식도 있을 것이라고 말한다(339쪽 참고).
- 평소에 자주 접하지 못했던 것 중에 집에 준비되어 있으면 하는 음식이 있는지 물어본다. 아이는 깜짝 놀라면서도 무척 좋아하는 표정이 역력할 것이다.
- 약속을 지키는 것이 가장 중요하다. 아이는 부모의 결정이 정말로 사실인지 시험해보려고 할 것이다. 부모가 그만 먹으라고 하거나 채소를 먹으라거나 디저트를 먹기 전에 영양가 있는 음식을 먹으라고 하지 않을지 말이다. 부모가 정말로 간섭하지 않을 것이라는 사실을 믿게 되기까지 어느 정도 시간이 걸린다.

많은 부모가 이 조언을 두려워한다. 아이의 섭식을 엄격하게 다스리지 않으면 나쁜 부모처럼 보일까 봐, 아이가 디저트만 잔뜩 먹을까 봐, 충분히 먹지 않을까 봐 두려운 것이다.

직관적 식사법을 지지하는 영양치료사나 심리치료사의 상담을 받아 보는 것도 도움이 된다. 상담을 통해 아이가 아니라 전문가에게 답답한 심정을 털어놓을 수 있다. 양쪽 부모의 생각이 일치하는 것도 중요하다. 자녀 양육의 문제가 늘 그러하듯 양쪽 부모가 같은 태도를 보여야 아이가 혼란스러워하지 않고 안정감을 느낀다.

이 책에 나온 조언 외에 음식과 식습관, 신체 이미지에 대한 부모의 고유한 신념도 더해져야 한다. 집안에 섭식장애 문제가 존재한다면 아이의 잘못된 경험을 치유하기가 쉽지 않을 수도 있다. 아이가 직관적 식사의 뿌리로 돌아갈 수 있도록 결정적인 도움을 주는 중요한 역할 모델이 바로 부모임을 기억하자. 되도록 가족이 함께 식사하는 것도 중요하다. 부모나 형제자매가 영양가 있는 음식을 먹는 모습을 보여줄 수 있기 때문이다. 여기에 무엇을 얼마나 먹으라고 간섭하지 않는 중립적인 태도까지 더한다면 아이는 결국 균형 잡힌 식사를 할 것이다.

아이가 과체중일 때

미국 아동의 30퍼센트 이상이 과체중이다. 과체중은 여러모로 건강에 위험할 수 있으므로 의사와 부모들이 '뭔가 해야 한다'고 걱정하는 것도 당연하다. 하지만 좋은 의도에서 시작했더라도 부정적인 결과로 이어질 때가 많다.

과체중인 아이에게 음식을 제한하면 나중에 섭식장애와 부정적인 신체 이미지로 이어질 수 있다. 펜실베이니아주립대학교의 인간발달학 교수 르앤 L. 버치Leann L. Birch가 이끄는 연구진은 이 문제를 광범위하게 평가했다. 부모가 음식 섭취를 제한하면 역효과가 일어나 체중이 증가할 수 있다는 결과가 나왔다.

과체중과 정상 체중의 만 5세 여아들을 대상으로 한 연구에서는 부모가 음식을 제한하는 아이일수록 자녀가 만 9세에 이르러 폭식 행동을 보일 가능성이 큰 것으로 나타났다.Birch, Fisher, Davison 2003

부모의 제한은 동전의 한쪽 면일 뿐이다. 5세 여아를 대상으로 한 또 다른 연구에서는 아이들이 부모의 압력과 통제를 의식할 경우 배고픔과 배부름의 내부 신호에서 멀어지고 감정적으로 폭식을 하는 모습이 나타났다.Carper, Fisher, and Birch 2000

계속 과식을 해왔고 현재 과체중인 아이에게 음식을 제한하면 박탈감과 반항심이 일어날 뿐이다. 다이어트가 어른들에게 끼치는 영향과 똑같다. 음식을 제한받는 아이는 충분히 먹을 수 있을지 큰 의구심이 들 수밖에 없다. 따라서 몰래 숨어서 먹거나 친구 집에서 폭식하고 결과적으로 심각한 섭식장애가 생길 수 있다. 과도한 통제 환경에 놓인 아이는 원칙을 어겼을 때 죄책감을 느낄 것이다. 아이와 부모의 관계도 건강할 수가 없다.

역시나 해결책은 아이가 배고픔과 배부름 신호에 귀 기울이고 반응하도록 도와주는 일이다. 우선 부모의 지시에 따르면서 생긴 박탈감과 반항심에 대한 두려움이 치유되어야 한다. 그다음에 아이는 허기와 포만감 신호를 신뢰하는 법을 배울 수 있다.

특히 자녀가 과체중이면 아이의 식사를 통제하는 일을 포기하기가 대단히 힘들 것이다. 하지만 미셸의 이야기를 들어보면 할 수 있다는 생각이 들 것이다.

미셸 이야기

어느 날 과체중인 여덟 살 딸 때문에 도움을 받고 싶다는 부모의 전화가 걸려왔다. 부모는 과체중으로 아이의 건강이 나빠질까 봐 걱정하고 있었다. 부부가 다이어터이긴 했지만 아이에게는 다이어트가 해결책이 아니라고 생각했다. 자신들은 다이어트 습관을 바꿀 준비가 되어있지 않지만 딸을 도와주기 위해서라면 무슨 일이든지 할 생각이었다. 몇 차례의 상담을 거쳐 아이가 직접 상담을 받는 것이 좋겠다는 결론이 나왔다.

첫 상담에서 미셸은 엄마, 아빠가 옆게 있게 해달라고 했다. 부모가 아이 옆에 함께 있어서 다행이었다. 변화에 필요한 일들을 부모가 지지해줄 것이라는 사실을 알 수 있을 뿐만 아니라 아이가 자신의 감정에 대해서도 솔직히 이야기할 수 있었기 때문이다. 첫 상담은 매우 효과적이었다. 미셸은 앞으로 부모가 변할 것이라는 사실에 무척 들떴다. 그 변화가 자신에게도 기분 좋은 일이 될 터였다.

미셸은 파티에서 디저트를 잔뜩 먹곤 했다는 사실을 털어놓았다. 특히 초콜릿을 많이 먹어 '배가 아파서' 일찍 집에 돌아와야 할 때가 많았다. 친구 집에서 속이 불편해질 때까지 디저트를 많이 먹은 이유를 묻자 미셸은 집에서는 칼로리 때문에 엄마, 아빠가 먹지 못하게 하기 때문이라고 했다. 부모가 주는 칼로리 낮은 다이어트용 디저트가 싫어서 친구 집에 갈 때마다 잔뜩 먹게 된다고.

여러 차례 상담을 진행하면서 '몸무게'를 언급한 적은 한 번도 없었다. 체중계도 사용하지 않았고 오로지 미셸이 신체적으로나 심리적으로 어떤 기분을 느끼는지에 집중했다. 부모는 물론 의사나 영양학자 같은 전문가가 아이의 체중에 초점을 맞추면 부정적인 메시지만 전달될 뿐이다.

미셸은 매우 똑똑하고 직관이 뛰어난 아이였다. 체중 때문에 못났다는 인상을 심어주지 않고 자존감을 지켜주는 것이 관건이었다. 폭식으로 배가 아프고 싶지 않다는 아이의 바람에 공감해줌으로써 확고한 변화 이유를 심어주었다.

건강에 나쁘다는 말은 올바른 접근법이 아니다. 아이가 겁을 먹고 과도한 걱정에 빠질 수 있다. 안타깝게도 살을 빼지 않으면 당뇨나 심장 질환에 걸릴 것이라고 말하는 부모들이 많다. 게다가 나중에 심장 질환에 걸린다는 개념 자체가 너무 모호하다. 아이는 물론이고 어른에게도 그렇다. 미래의 건강 이상에 대한 걱정은 행동 변화에 필요한 동기를 제공하지 못한다. 현재의 몸 상태가 좋아질 수 있다는 사실이 훨씬 큰 영향력을 미친다.

친구 집에서 디저트를 너무 많이 먹는다는 미셸에게 집에 어떤 음식이 있으면 좋겠는지 물었다. 미셸은 부모에게 목록을 주고 슈퍼마켓으로 같이 사러 가기로 했다. 아이는 새로운 변화에 들떠 하면서도 부모가 약속을 계속 지킬 수 있을지 못미더워했다.

미셸은 영양 상담 시간에 몸이 보내는 배고픔과 배부름 신호에 대해 배웠다. 아이는 배가 고프거나 부를 때를 대부분 알 수 있다고 했다. 그리고 "배가 부른데도 계속 먹는 걸 어떻게 그만둘 수 있죠?"라고 예리하게 질문했다. 기계적인 대답 대신 미셸에게 물었다. "배가 부르면 몸에 음식이 더 필요할까?" "아뇨." "몸에 더 이상의 음식이 필요하지 않으면 이제 뭘 알아야 할까?" 아이는 금방 알아듣고 대답했다. "집에서 과자를 언제든 먹을 수 있다는 사실을 알아야 해요."

아이는 이렇게 덧붙였다. "심심하거나 슬프거나 외롭거나 무서울 때도 먹어요." 어른들도 그 연결고리를 파악하지 못하는 경우가 많다! 감정을 달래야 할 때 배고픔으로 착각하는 경우가 많다고 설명해주고 기분을 풀어줄 수 있는 다른 방법이 있는지 물었다. 미셸은 그림그리기, 반려견과 놀기, 엄마와 이야기하기를 꼽았다. 이렇게 미셸이 음식에 대한 박탈감을 치유하고 신체 신호와 감정 신호를 구분하도록 도와주는 일을 시작했다.

미셸의 부모는 과거에 금지했던 음식을 허락하기로 한 약속을 지켰다. 시간이 지날수록 미셸은 집에서도 언제든 원할 때 단 음식을 먹을 수 있다는 사실을 믿기 시작했다. 결과적으로 박탈감이 사라졌고 별로 많지 않은 양으로도 만족할 수 있다는 사실을 깨달았다. 더는 친구 집에서 폭식하지도 않았고 영양가 있는 음식과 플레이 푸드의 균형을 맞추었으며 스포츠를 즐기는 멋진 여학생으로 성장했다.

미셸은 열네 살까지 가끔 상담을 받으러 왔는데, 문제가 있던 섭식 패턴이 멈추었을 뿐만 아니라 섭식장애의 위험도 완전히 사라졌다. 부모가 음식을 대하는 태도를 기꺼이 바꾸고 아이의 체중에 초점을 맞추지 않은 것이 성공 비결이었다. 결국 미셸의 부모도 다이어트를 그만두고 직관적 신호와 다시 이어지고자 노력하고 있다.

과식하는 아이를 도와주기 위한 조언

섭식 문제를 예방하는 방법은 〈아이의 직관적 신호 존중하기〉를 다시 한 번 참조하기 바란다. 부모에게도 문제가 있다면 그 일을 해결하는 것이 매우 중요하다. 문제가 있으면 전문가의 도움을 받고 무엇보다 아이에게 음식이나 신체에 대한 부정적인 발언을 하지 말아야 한다. 아이는 부모를 따라 하는 것을 좋아한다. 부모가 몸이나 음식에 대한 자신의 생각과 표현에 주의를 기울여보자. 아이가 그 말을 흡수하고 따라 할 것이기 때문이다.

아이가 이미 과식을 하고 있어도 다음 조언을 활용해 문제를 해결할 수 있다. 직접 할 자신이 없다면 직관적 식사법을 교육받은 영양치료사에게 상담을 받아도 된다.

- 아이에게 배고플 때의 느낌을 아는지, 몸의 어느 부분에서 느낌이 오는지 물어본다. 대개는 배에서 느끼지만 목에서 느낌이 오는 경우도 있다고 설명한다. 배고픔이 심하면 머릿속에서 느낌이 올 수도 있는데, 제때 먹지 않으면 두통을 느끼는 사람도 있기 때문이라고 설명해준다.
- 아이에게 배부를 때의 느낌을 아는지 물어본다. 위는 공기가 가득 찬 풍선과 같다고 아래처럼 설명한다. 풍선에 공기를 조금만 채우면 공기가 더 들어갈 수 있는 공간이 남는 것처럼 배 속도 조금만 채우면 음식이 더 들어갈 공간이 남는다. 풍선에 좀 더 공기를 넣어 크게 만들 수 있듯이 위도 음식을 좀 더 먹으면 더 불러온다. 풍선에 공기를 너무 많이 넣으면 터질 것처럼 부풀어 오르듯 배 속도

그렇다!
- 충분히 먹으면 달리거나 놀 수 있는 에너지가 생기지만 너무 많이 먹으면 배가 아플 수 있다고 설명한다. 자동차가 연료로 움직이는 것처럼 우리 몸도 활동하려면 연료가 필요하다. 하지만 차에 연료를 너무 많이 넣으면 넘칠 것이다. 우리 몸은 연료 탱크와 달리 음식을 너무 많이 먹으면 속이 불편해지고 아플 수도 있다고 말해준다.
- 충분히 배가 부른 후에 몸에 음식이 더 필요하다고 생각하는지 물어본다. "아니"라고 답하면, 몸에는 음식이 더 필요하지는 않지만 심심하거나 슬프거나 무서운 기분을 달래려고 음식을 잔뜩 먹는 일도 있다고 설명한다. 감정을 피하거나 달래려고 음식을 먹는 것 말고 어떤 대안이 있을지 아이에게 생각해보라고 한다.
- 무엇보다 체중에 관해 언급을 해서는 안 된다. 허기와 포만감의 신호에 따라 먹으면 몸이 편안해진다는 장점에 관해 이야기한다. 과체중이면 나중에 건강이 나빠진다는 이야기도 하지 않는다.

아이가 저체중이거나 음식을 거부할 때

아이가 음식을 거부할 때 초반부터 문제를 바로 잡아주면 나중에 섭식장애가 생길 위험을 현저히 줄일 수 있다. (섭식장애 치료는 16장을 참고하라.)

아이가 잘 먹지 않거나 '흰색 탄수화물'만 먹는다고 도움을 요청하는 부모들이 많다. 이들에게 저녁 식탁은 (그리고 모든 식사가) 부모와 아이의 전쟁터다. 이 전쟁은 예방도 치유도 가능하다.

음식을 거부하는 아이를 도와주기 위한 조언

음식을 충분히 먹지 않거나 영양가 있는 음식을 먹지 않으려는 반항으로 자율성을 표현하려고 하는 것은 아이에게 매우 중요한 욕구다. 부모를 만족시켜주려는 욕구도 있고 생물학적·영양적 측면의 욕구도 있다. 다음은 아이의 욕구와 부모 간의 단절을 해소하여 전쟁을 예방하는 방법에 대한 조언이다.

- 아이가 음식과의 관계를 치유하고 배고픔의 욕구를 충족시키기 시작할 것이라고 믿는다. 더 먹으라거나 '건강에 좋은' 음식을 먹으라고 압박하지 않으면 결국 아이의 반항심이 줄어들 것이다. 반항해야만 하는 심리적인 욕구가 사라졌을 때 배고픔은 비로소 음식을 먹고자 하는 강력한 동기가 된다. 부모가 전적으로 아이의 선택에 맡길 것이라는 사실을 믿기까지 시간이 걸린다. 부모에게는 스트레스가 많은 시기이므로 필요하다면 전문가의 도움을 받아라.
- 향후 일어날 변화에 대해 앞에서 소개한 조언을 활용해서 대화를 나눈다. 아이를 진정으로 사랑해서 음식을 먹는 법에 대해 알려줘야 하는 줄로만 알았다고 솔직하게 털어 놓는다. 그동안 영양가 있는 음식을 잘 먹지 않아 걱정스러워서 참견했지만 사이만 안 좋아지는 것 같다는 말도 한다.

• 아이들은 건강한 식사법에 대한 지식을 타고난다는 사실을 알고 정말 감탄했다는 사실을 알려준다. 그 사실을 깨달았기 때문에 건강한 음식을 골고루 제공할 뿐 아이가 무엇을 얼마나 먹을지는 스스로 결정하게 두려는 것이라고 말이다. 따라서 아이가 자신의 몸이 보내는 신호에 따라 얼마나 먹을지 결정하고 음식을 먹은 후 어떤 느낌이 드는지 신경 써야 한다고 설명한다.

자녀와 음식 전쟁을 벌이는 부모들에게는 매우 힘든 시간이 기다리고 있다. 자녀가 저체중이거나 건강한 식습관을 가지고 있지 않으면 다른 사람들이 흉볼까 걱정스럽다. 아이의 식습관에 개입하지 않으면 내버려두는 것처럼 보일까 봐 걱정하는 것이다. 또 아이가 '올바로' 먹게끔 계속 밀어붙이는 것이 부모의 임무라고 생각한다. 하지만 그동안의 강압적 지시가 아무런 효과도 없다는 사실을 받아들이는 것이야말로 아이와의 관계를 회복하고 아이와 음식의 관계를 도와주는 첫걸음이다.

아이의 행동과 섭식장애를 전문으로 하는 심리치료사의 도움이 필요한 상황도 있다는 점을 주의해야 한다. 안타깝게도 갈수록 거식증 진단을 받는 아이들의 나이가 점점 내려가고 있다. 음식 거부가 부모의 강요에 대한 단순한 반발심이 아니라고 생각된다면 반드시 심리 전문가의 도움을 받아야 한다. 감각 통합의 문제(예를 들어 아이가 식감에 극단적인 반응을 보이는 것처럼 신체와 환경의 감각을 체계화하는 일과 관련된 신경상의 문제)가 있으면 감각 처리 장애를 전문으로 하는 치료사의 도움을 받아야 한다.

자녀가 10대라면

청소년기는 모순으로 가득한 시기다. 어느 날은 기분이 좋고 어린아이 같은 열린 태도와 믿음을 보여준다. 그러다가도 뾰로통해져서 말도 잘하지 않는다. 부모는 청소년기의 발달 과정을 잘 이해하고 도와줄 수 있어야 한다.

10대는 정체성을 찾기 위해 어른으로부터 정서적으로 독립을 시도한다. 정치적 관점을 키우거나 가족들과는 다른 취미와 관심사를 추구하거나 부모가 싫어하는 음악을 듣는 것처럼 건전한 일일 수도 있다. 하지만 술과 마약을 시도하거나 정신적으로 성숙하지도 않은 상태로 성관계를 맺거나 일부러 부모를 화나게 하는 식의 행동양식을 보이는 것처럼 건강에 해로운 음식을 먹기도 한다.

나(엘리스)는 유년기 내내 골고루 다양한 음식을 먹는 아들이 건강한 식습관을 가졌다고 감탄했다. 그런데 10대가 되더니 일부러 내 화를 돋우려고 탄산음료 같은 플레이 푸드를 보란듯이 내 앞에서 마시는 게 아닌가! 물론 영양 전문가인 엄마로부터 자율성을 쟁취하려고 한 행동이었다는 것을 나중에 알게 되었다!

10대 자녀가 너무 많이 먹어 체중이 심하게 늘어나고 건강에 해로운 식습관을 지녔다고 도움을 청하는 부모들이 많다. 자신이 청소년기에 느낀 불행함을 자녀가 느끼지 않도록 도와주고 싶어 하는 부모도 있고 건강에 해로우니 체중을 줄이도록 자녀의 식단을 감시하라는 의사의 조언을 들은 부모도 있다. 다이어트를 하는 10대도 자주 본다.

의사나 부모 때문에 하는 것이든 스스로 하는 것이든 다이어트는 부정적인 결과를 낳을 수밖에 없다. 앞에서도 잠깐 언급했지만 다이어트를 하는 10대는 안 하는 10대보다 나중에 살이 찔 가능성이 크다. 좀 더 상세한 내용은 다음과 같다.

- 1999년에 10대 소녀들을 대상으로 4년간 추적 조사한 결과에 따르면 다이어터들은 비다이어터들보다 과체중이 될 확률이 3배나 높았다. Stice 외 1999
- 2003년에 실시한 연구에서는 남녀 모두 청소년기 이전과 청소년기에 다이어트를 하면 폭식을 할 가능성이 크다고 나왔다. 3년간의 추적 조사에서 다이어터가 비다이어터보다 체중이 증가한 사례가 많았다. Field 외 2003
- 2007년에 청소년을 대상으로 실시한 또 다른 연구에서는 다이어트를 하면 나중에 체중이 증가한다는 점을 밝혀냈다. 이 연구에 따르면 다이어트를 하는 여학생일수록 폭식을 많이 했고 아침 식사를 더 많이 걸렀다. 다이어트를 하는 남학생 또한 폭식을 많이 했고 신체활동은 적었다. Neumark-Sztainer 외 2007

10대 자녀의 직관적 식사를 도와주기 위한 조언

다이어트는 답이 아니다. 10대도 '끔찍하게 말 안 듣는 네 살'처럼 자율성을 쟁취하고자 싸운다. 또 강요하는 모든 것에 반항하려고 한다. 그렇다면 어떻게 청소년이 직관적으로 식사를 계속하거나 직관적 신호를 되찾을 수 있도록 도와줄 수 있을까? 아래 조언을 참고해라.

- 음식을 먹는 동안만이라도 TV 보는 것을 허락하지 않는다. 공부하는 도중에 '휴식' 시간이 필요한데 휴식과 간식이 연결되면 뭔가를 미루는 방법으로 음식을 이용할 수도 있다. 일부 10대들은 과식 행동이 정말로 거기에서 시작되었다고 말한다. 간식을 먹는 동안에는 TV를 봐도 괜찮으니 좀 더 휴식을 취하려고 계속 먹는 것이다. 학교에서 힘든 하루를 보낸 후 휴식을 취할 필요가 있다는 사실을 이해해주어야 한다. 집으로 돌아와 배가 고프면 간식을 먹으라고 하고 숙제를 하기 전에 휴식을 취하라고 권한다. 이렇게 하면 배고파서 먹는 간식과 TV를 보며 쉬기 위해 먹는 간식을 구분할 수 있다.
- 온 가족이 함께 식사하는 시간을 되도록 자주 가진다. 물론 10대들이 여러 일로 바쁘므로 쉬운 일은 아닐 것이다. 하지만 일주일에 몇 번이라도 온 가족이 함께 식사하면 유익하다.
- 식사 시간에 야단을 치거나 너무 많은 질문을 하지 않는다. 식사 시간이 차분하고 평화로워야 음식에서 가장 큰 만족감을 얻고 포만감 신호도 알아차릴 수 있다. 식탁에서 잔소리를 하면 과식하거나 음식을 거부할 우려가 커진다!
- 자녀가 무엇을 얼마나 먹는지에 대해 언급하지 않는다. 무언의 말도 다 알아채니 조심해야 한다. 절대로 '못마땅한 표정'을 짓지 마라! 청소년은 비판과 판단에 매우 민감하다. 조금이라도 몸무게를 의식하면 수치심을 느끼고 다이어트나 반항, 심지어 섭식장애로까지 번질 수 있다.
- 자녀와 의미 있는 시간을 보낸다. 10대 자녀가 과식, 폭식, 급격한 체중 증가를 보인다면 정서적으로 괴롭거나 충족되지 않은 욕구가

있다는 뜻일 수도 있다. 인내심을 가지고 자녀에게 그런 감정을 느껴도 괜찮으며 필요한 만큼 표현해도 문제없다는 사실을 알려준다.
- 건강 검진을 통해 문제가 없음을 확인했는데도 도움이 필요하다고 생각한다면 직관적 식사법을 교육받은 상담치료사, 영양치료사 등의 전문가에게 도움을 구한다. 처음에 전문가와 상담할 때는 주의가 필요하다. 겉으로 드러난 문제에 대해 이야기하는 것보다 다이어트와 직관적 식사에 대한 전문가의 개인적인 신념을 파악하는 일이 먼저다. 전문가에게서 다이어트를 하라는 권고를 받거나 식단을 처방받은 후 섭식장애가 생긴 10대의 사례가 많기 때문이다.
- 부모 자신의 음식과의 관계, 신체 이미지에 대한 생각을 파악한다. 자녀 앞에서 자신의 몸에 대해 부정적인 말을 하거나 무슨 음식을 얼마나 먹었는가에 대해 부정적인 말을 해서는 안 된다.

바비의 이야기를 통해 10대 자녀가 음식에 대한 저항을 이겨내고 직관적 식사법을 배우는 과정을 살펴보자.

바비 이야기

바비는 열다섯 살 때 처음으로 영양 상담을 받기 시작했다. 콜레스테롤 수치를 낮추고 체중을 줄여야 한다는 의사의 권유로 온 아이다.

바비가 어느 정도의 불신을 가진 똑똑한 10대라는 것을 금방 알 수 있었다. 여기 온 목적이 무엇인지 묻자 의사가 보내서 온 것일 뿐이지만 건강해져서 나쁠 것은 없을 것 같다고 대답했다. 다수의 10대와 마찬가지로 바비는 매우 예리했고 직관적 식사법의 원칙을 이해할 수 있을 것처럼 보였다. 그 어떤 음식도 금지하지 않는다는 말에 무척이나 행복한 표정을 지었다.

박탈감과 자율성의 개념에 대한 설명을 듣고는 한층 여유로워져서 자신의 이야기를 하고 싶어 했다. 부모가 건강한 식단과 운동을 지나치게 강조하고 쉬지 않고 다이어트를 시키니까 통제할 수 없을 정도로 감정적 폭식을 했다는 이야기였다.

바비는 학교에서 구매한 건강에 해롭고 만족스럽지도 않은 음식을 먹고 있었다. 그래서 첫 번째 목표는 식사에서 만족감을 찾는 것에 집중했다. 바비는 적당히 배고플 때 먹고 정말로 좋아하는 음식을 찾아 천천히 먹으면서 맛을 음미하는 법을 배웠다. 또한 배부름을 느낀 후에는 그만 먹는 것에 집중하기로 했다. 배가 부른 후에는 만족감이 떨어진다는 것을 느꼈기 때문이다.

반항심에서 항상 부모 몰래 학교에서 불량 식품을 사 먹었는데, 반항심에서 먹는 일이 사라지자 감정적인 이유로 폭식을 했던 일들에 대해서도 돌아볼 수 있었다. 바비는 학교 공부에 대한 불안이 가장 대처하기 힘든 감정이라는 사실을 깨달았다. 이제 언제든 마음껏 먹을 수 있도록 허락이 떨어졌으니 음식을 이용하지 않고 감정 대부분을 감당할 수 있다는 사실을 깨달았다.

그래서 바비는 기쁨을 느낄 수 있는 다른 대처 방법을 찾았고 대처 방법이 음식보다도 더 큰 위안을 준다는 점을 알 수 있었다. 불안감이 줄어든 덕분에 공부에도 더욱 열중할 수 있었다.

그 어떤 음식도 금지되지 않는다는 사실을 알고 갑자기 건강한 식사에 관심이 생긴 10대 소년의 모습은 지켜보는 것만으로 놀라웠다.

그 후 바비의 콜레스테롤 수치도 정상으로 내려갔다. 참고로 바비의 영양 상담에서 체중 감량은 전혀 중요한 사안이 아니었다. 내부 신호에 반응해 음식을 먹고 신체 신호와 감정 신호를 구분하는 일에 집중했다. (당시 바비의 상담을 맡은 상담치료사는 바비가 추구하는 직관적 식사법을 지지해주었다.)

직관적 식사법을 되찾으려는 노력이 약 일 년 반 정도 이어졌을 무렵 바비는 새로운 스웨터를 입고 왔다. 예전의 옷들이 두 치수나 커져서 새 옷을 사야 했다고 지나가듯 언급했다. 소감을 묻자 바비는 예전보다 건강해지고 콜레스테롤 수치도 떨어져서 무척 기분이 좋다고 답했다. 직관적 식사법 덕택에 본 성과임을 잘 알고 있었다. 바비는 다이어트를 강요받지 않은 적은 처음이라고 말했다. 바비를 담당하는 심장 질환 전문의도 그의 진전에 감탄하며 다른 환자들에게도 경험담을 들려달라고 부탁했다. 바비가 다른 사람들에게 들려준 경험담은 이러했다.

- "누가 시킨 게 아니에요. 의사 선생님을 기쁘게 해주려고 한 행동도 아니에요. 제가 스스로 내린 선택이에요!"
- "경쟁이 아니었어요. 살을 빼야 하거나 체중계에 올라가야 하는 압박감이 없었죠. 목표 숫자가 없었으니 기대치도 없었고요. 목표를 이룬 게 아니에요. 체중 감량은 중요하지 않았고 누구도 더 잘하라고 말하지 않았어요."
- "박탈감을 전혀 느끼지 않았어요." 바비는 그날도 아이스크림을 먹었다고 덧붙였다.

- "먹고 죄책감을 느낀 적이 한 번도 없어요."
- "생활방식의 변화에요. 다이어트가 아니라."
- "전에 엄마는 제가 평생 식단 조절을 해야 할 거라고 하셨죠."
- "인간은 매복 공격을 당하고 놀라는 걸 원하지 않아요. 공포에 반응하고 싶어 하지 않죠."
- "살을 빼라고 하지 말고 충분히 먹었을 때 그만 먹는 방법을 알려줘야 해요!"
- "폭식에는 다 이유가 있어요. 잘못된 행동이라고 말하는 것은 도움이 안 돼요. 상처만 받고 수치심만 일 뿐이죠. 그 감정을 억누르려고 또 폭식하게 되고요."
- "한꺼번에 밀어붙이지 마세요. 가장 좋은 방법은 천천히 시작하는 거예요."
- "몸에 나쁘니까 먹으면 안 된다고 말하는 음식을 먹을 때는 맛을 느끼는 게 아니에요. 달콤한 반항심을 느끼는 거죠!"

바비는 자신이 직접 거친 과정을 설명했다. 박탈감, 독립심과 반항, 공포, 분노, 수치심의 개념이 전부 들어 있다. 10대 청소년의 입에서 이렇게 멋진 말들이 나오다니!

움직임 즐기기

이 책에는 운동, 아니 우리가 자주 사용하는 표현인 움직임을 통째로 다루는 장이 있다. 갓 태어난 아기들은 팔과 다리를 마구 흔든다. 오랫동안 엄마의 좁은 배 속에서 지내다가 팔다리를 쭉 펴려고 하는 것이리라. 시간이 지날수록 아기는 뒤집기를 하고 앉고 기어 다닌다. 열심히 돌아다니면서 새롭고 흥미진진한 환경을 탐구한다. 급기야 걷고 뛰게 되면 항상 위험에 노출된다.

어린아이를 가까이에서 관찰해 본 적 있는 사람이라면 자연스러운 움직임의 욕구를 알 것이다. 아이들이 크면서 비활동적으로 변하는 이유에 대해서는 여러 가지 설명이 있지만 여기에서는 자세히 들어가지 않겠다. 가족이 활동적이면 아이의 타고난 움직임 욕구를 지켜줄 수 있다는 정도로만 해두자. 아이에게 다양한 음식을 골고루 먹는 모습을 보여주면 좋은 역할 모델이 되듯 바깥 활동을 같이하면 움직임에 대한 즐거움을 느끼게 할 수 있다. 특히 10대 자녀에게는 부모가 활동적인 모습을 보여줄 필요가 있다.

다음의 조언을 따르면 자녀가 평생 움직임의 중요성을 인지하게 할 수 있다.

- 갓난아기와 유아는 움직임에 대한 직관적 의식이 있다. 직관적 움직임 신호를 계속 키워나가면 10대가 되어서도 자녀의 건강을 지킬 수 있다. 가능하다면 산책, 등산, 농구, 캠핑, 테니스, 인라인스케이트, 자전거, 스키, 수영 등 온 가족이 즐길 수 있는 활동을 한다.
- 되도록 어릴 때부터 축구나 야구처럼 단체 활동에 참여시킨다. 경쟁심을 유발하지 않고 아이의 정체성과 자존감을 도와주는 활동을

찾는다.

- 식습관의 경우와 마찬가지로 역할 모델이 매우 중요하다. 부모가 온종일 인터넷 서핑을 하거나 TV를 보면 안 된다. 좋아하는 활동을 찾아 아이에게 솔선수범하는 모습을 보여준다. 너무 경쟁적인 활동이면 안 된다. 부모가 너무 과도한 수준으로 운동을 하는 모습을 보면 운동에 관한 관심이 완전히 사라질 수 있다.

- 미디어 사용이 아이에게 끼치는 영향을 인식한다. 장시간 TV를 보거나 게임을 하면 자녀의 건강에 해로울 수 있다. 미국소아과학회 American Academy of Pediatrics, AAP 는 만 2세 미만은 TV를 아예 보여주지 말고 그 이상은 하루 1~2시간만 유익한 프로그램을 시청할 것을 권장한다.

- 신체 활동을 체중 감량의 도구로 강조해서는 안 된다. 부모가 자녀의 체중에 불안감을 보이면서 움직임이 건강에 좋다고 말한다면 아이는 움직임을 체중 감량의 도구로 받아들인다(따라서 거부감을 보일 것이다).

· · · · · · · ·

직관적 식사법에 충실하면 온 가족이 평화와 행복을 얻을 수 있다. 먹는 것과 움직이는 것에 대한 아이의 능력을 믿는다는 사실을 알게 해주어라. 부모가 먼저 직관적 식사법을 바탕으로 음식과의 관계를 구축해야 한다. 부모는 자녀의 가장 기본적인 역할 모델이다. 어릴 때부터 다양한 음식을 접하게 해주면 음식 대부분이 맛이 좋다는 사실을 알게 된다. '좋은 음식'과 '나쁜 음식'을 구분하지 않으면 아이가 중립적인 선택을 할 수 있고 나쁜 일을 했다는 죄책감도 느끼지 않을 것이다. 가능하면 온 가족이 함께 식사하고 운동을 즐기면 아이가 행복하고 건강하고 균형 잡힌 삶을 살 수 있을 것이다. 당신이 해야 할 일은 아이를 믿어주는 것뿐이다!

CHAPTER 16

섭식장애를
치유하는 방법

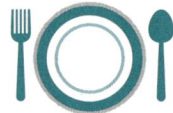

> 섭식장애는 반짝 나타났다가 사라지는 것이 아니다. 개인의 정서와 신체 건강에 영향을 끼치고 목숨을 위협하는 심각한 질병이다.
> – 전미 섭식장애 협회 National Eating Disorders Association

지금까지. 읽으면서 섭식장애에 대해 많이 언급했다는 점을 눈치 챘을 것이다. 특히 다이어트가 섭식장애를 일으키는 가장 강력한 촉매제라고 한 것도 알 것이다.

"거식증, 폭식증에 걸리고 싶었어요"라고 말하는 사람은 한 명도 없다. "그냥 몇 킬로그램만 빼고 싶었어요"라는 생각이 다이어트와 무질서한 식사, 섭식장애를 일으키는 것이다. 이른바 정상적이던 다이어터의 35%가 병적인 다이어트로 이어진다. 그중에서 20~25%는 부분적 혹은 완전한 섭식장애로 발달한다. 미국에서만 여성 500~1,000만 명이 섭식장애를 앓는 것으로 추정한다. 섭식장애가 있는 남성도 약 100만 명에 이른다. 이는 전미 섭식장애 협회가 내놓은 보수적인 수치다.

하지만 이 장에서는 통계에 초점을 맞추지 않는다. 대신 우리 고객들이 다이어트 때문에 겪은 고통스러운 실제 경험담으로 들어가 볼 예정이다. 이들은 다이어트 세계에 풍덩 뛰어든 후 갑자기 섭식장애에 빠져 버렸고 여기서 빠져나오기 위해 상담을 받으러 온 것이다. 섭식장애를 치유하는 과정에서는 언제 어떻게 직관적 식사법을 적용해야 하는지 사례를 통해 알아보자.

섭식장애 치료에 직관적 식사법 적용하기

• • •

거식증과 폭식증으로 고통을 겪는 환자들은 대부분 허기와 포만감, 미각 선호 같은 내부 신호와 단절되어 있다. 통원 치료를 하지만 별 효과를 보지 못하는 환자에게는 입원 치료가 적절할 수 있다. 건강 상태가 양호해 보여 전문 영양사나 영양치료사에게 상담을 받을 수 있는 환자는 직관적 식사 원칙을 있는 그대로 따르면 부정적인 결과가 나올 수 있다는 사실을 반드시 알아야 한다. 특히 거식증 환자들은 더욱 그렇다. 거식증 환자의 몸은 매우 극심한 기아 상태이므로 내부의 직관적 신호에 따르면 혼란스러워 음식물을 충분히 섭취하지 못하는 상태가 계속 이어질 수 있다. 어떤 환자들은 이런 말을 종종 한다. "책에서 하라는 대로 배가 고플 때만 먹어요(저는 배고픔을 거의 느끼지 않는데!)" 혹은 "몇 입만 먹으면 배가 불러서 더 먹을 필요가 없어져요"라고 말이다. 우리는 그들에게 언젠가는 배고픔과 배부름의 신호를 신뢰할 수 있게 될 테지만 지금 당장은 굶주린 몸이 정확한 신호를 보낼 수 없다고 말해준다. 거식증 증상 가운데 하나는 배 속이 비는 속도가 느리다는 점이다. 따라서 소량의 음식에도 잘못된 포만감 신호가 만들어지고 배고픔 신호는 밀려난다. 그런 상태에 머물러 있다면 배고픔 신호를 믿으면 안 된다.

우리는 거식증 치료 초기에는 극심한 공포심이 생길 수 있으니 스트레스를 주지 않도록 의도적으로 느리게 식사를 하게 한다. 또 신체의 생리작용과 항상성, 뇌 화학물질의 역할, 영양의 기본, 신진대사의 원리, 영양 부족의 위험에 대해 환자들에게 알려준다.

우리는 이렇게 선생님 역할을 하는 것뿐만 아니라 환자들이 '영양관리 팀'의 일원으로 참여하여 스스로 주도권을 쥐고 있다고 느낄 수 있도록 해주려 한다. 좋아하는 음식과 싫어하는 음식을 분류하고 두려운 음식이 무엇인지 알아내어 스스로 두려움을 무릅쓰고 도전할 수 있는 식단 계획을 세우게 한다. 절대로 비판받을 일이 없다는 믿음 속에서 음식에 대한 두려움이나 신체 문제에 대해 자유롭게 이야기하면서 자신의 '비밀'을 드러내도록 한다. 또 충분히 먹지 않는다는 것이 그들의 공통적인 문제이기에 섭취량이 부족한 경우와 충분한 경우 어떤 결과가 나오는지 자유롭게 이야기 나누도록 한다. 다시 말하자면 '팀'의 구성원이 공을 주고받으면서 공통의 목표를 향해 나아가는 방식이다. 반대로 환자 스스로 참여하지 않은 상태에서 독단적으로 만든 식단을 처방해준다면 통제권을 쥐고 있지 않다는 두려움만 커질 뿐이다. 그런 느낌은 반발과 분노, 비협조 등으로 이어질 수 있다. 독단적으로 처방한 식단은 그들의 머릿속에 절대로 어기면 안 되는 '정확한' 식사법으로 굳어질 수도 있다. 우리는 환자들이 유연한 식사법으로 나아갈 수 있도록 안내하고 조언해준다. 그러면 시간이 지날수록 점점 내부 욕구에 따라 음식을 선택하고 먹는다.

다시 강조하지만 우리는 환자들에게 좌절을 실패가 아닌 학습 경험으로 여기도록 가르친다. 몸이 건강해질수록 배고픔과 배부름의 신호를 믿을 수 있고 마침내 두려움 없이 음식을 먹는 능력을 되찾을 수 있다는 사실을 계속 일깨워준다.

폭식증 치료는 약간 다르게 시작한다. 폭식증 환자는 배고픔과 배부름의 직관적인 신호와 더 쉽게 이어질 수 있다. 이들은 필요한 양보다 훨씬 많은 음식을 먹는 것에 익숙하다. 따라서 포만감에 대한 해석이 대단히 왜곡되어 있다. 배고픔을 거의 느끼지 않으므로 배고픔 신호에 귀 기울이라고 하면 적응되지 않아 좌절감을 느낄 수밖에 없다. 배고픔과 배부름 신호를 무시하고 여러 다른 이유로 먹어왔기 때문이다. 지루함, 외로움, 분노, 먹은 사실에 대한 죄책감 등 여러 가지 이유가 있을 수 있다.

신체와 음식에 대한 인지 부조화와 잘못된 고정관념을 타파하도록 과학적인 정보도 제공한다. 집착과 강박 행동에서 벗어난 미래의 내 모습을 상상하며 희망을 키워야 치유에 필요한 시간을 견디고 헤쳐 나갈 수 있다. 몸도 마음도 치유되어야만 한다. 섭식장애는 여러 전문가가 한 팀으로 치료하는 것이 중요하다. 섭식장애를 전문으로 하는 심리치료사도 반드시 참여해야 한다. 그리고 환자의 생리 상태를 확인해주는 의사의 역할이 중요한 경우도 많으며 약물치료 여부를 판단하는 정신과 의사가 필요한 때도 있다. 영양 전문가인 우리의 역할도 매끄럽게 돌아가는 기계의 일부로써 한 축을 담당한다. 어떤 섭식장애가 있든 결국 자신의 고유한 식사법으로 돌아가는 식사 모델을 제시하는 것이 직관적 식사법이다.

그럼 이제 다이어트 때문에 섭식장애에 걸린 캐리와 스카일러, 릴라, 데이나, 로렐, 트레버를 비롯한 우리 환자들의 경험담을 함께 살펴보자. 그들은 직관적 식사법을 통해 음식과 체중 증가에 대한 두려움에서 벗어날 수 있었다. 궁극적으로 직관적 식사는 그들을 더 행복하고 충만한 삶으로 인도해주었다.

캐리 이야기

어느 금요일 저녁 자동응답기에 캐리가 남긴 메시지가 녹음되어 있었다. 너무 늦은 시간에 전화를 걸어서 미안하다는 사과로 시작되는 내용이었다. 매우 감정에 북받친 목소리 같았는데 자신이 거식증에서 완전히 회복될 수 있는 유일한 방법은 직관적 식사법을 배우는 것뿐인 것 같다고 말했다. 인터넷 사이트에서 직관적 식사법에 대해 읽고 마지막 기회라는 확신이 들었다는 것이다.

당시 캐리는 22세의 여성으로 4년 동안 무려 11번이나 입원 치료를 받았다. 매번 정상 체중에 도달할 때까지 입원해 있었다. 하지만 퇴원 후에는 곧바로 살이 빠져버려 다시 입원하기를 반복했다. 전화를 걸 당시 캐리는 심한 저체중이었고(그보다 더 적은 체중일 때도 있었다.) 매일 체중이 줄어들고 있었다.

그녀는 절대로 다시 입원하지 않겠다고, 이번에야말로 건강해지겠다는 의지가 확고했다. 하지만 똑같은 방법으로는 다른 결과가 나올 수 없다는 사실을 깨달았다. 캐리는 살을 찌우겠다고 결심할 때마다 몸이 배신하지 않으리라는 믿음도 음식에 대한 부담감에서 벗어날 것이라는 느낌도 가질 수 없었으며 다시 원위치로 돌아가리라는 두려움만 뇌리에 가득했다. 그런데 직관적 식사법을 접하고 머릿속 전구에 불이 들어온 것 같았고 난생처음으로 해결책이 있을지 모른다는 희망에 부풀었다.

첫 상담 시간에 캐리는 자신에게 섭식장애는 통제감을 느끼게 하거나 주의를 분산시키고, 긴장감을 해소하거나 탈출구를 제공하는 역할을 했다고 털어놓았다. 그녀는 성장과 독립, 결혼에 대한 두려움이 섭식장애가 생긴 주요인이라고 생각했다. "일반적인 섭식장애의 원인과 정반대로 저는 무척 안정적인 어린 시절을 보냈어요. 문제 있는 가정도 아니었고요. 사랑이 넘치는 부모님 아래에서 행복한 유년기를 보냈죠."

캐리는 자신감 넘치고 느긋한 성격의 소유자로 섭식이나 신체 이미지와 관련된 심각한 문제가 있었던 적이 없었다. 편식은 했지만 성장과 건강에 필요한 만큼 충분히 먹었다. 다이어트는 몇 번 해본 적이 있었다. "주변 사람들이 다 해서요. 일종의 단체 활동 같은 것이었거든요." 주변의 많은 여자가 살을 빼야 한다거나 '살찌는' 음식은 먹지 말아야 한다거나 하는 이야기를 했다. 한마디로 다이어트는 그녀가 속한 문화의 일부분이었다.

캐리는 고등학교 때 어떤 질환을 앓아서 약을 먹어야 했는데 식후에 복용해야 하는 약이었다. 복용법을 지켜야 한다는 두려움 탓에 밤에도 음식을 잔뜩 먹고 주스도 마셨다. 때마침 두려움을 없애기 위한 감정적인 폭식도 시작되었다. 머지않아 조금씩 살이 찌기 시작했고 결국 몸무게가 엄청나게 늘어났다. 그래서 다이어트를 하기로 했다.

이 이야기의 결말을 예측하기는 어렵지 않다. 캐리는 다이어트를 하면 체중이 줄고 몸과 음식을 통제한다는 느낌이 들어 좋았다. 비록 헛된 것이긴 하지만 삶을 통제한다는 느낌이 들었다. 덕분에 어른이 되어간다는 사실에 대해 느끼는 두려움을 가릴 수 있었다. 처음에는 주변 사람들도 다이어트에 성공한 그녀에게 감탄했다. 하지만 다이어트 정도가 점점 지나쳐 건강을 심각하게 위협할 정도가 되었다. 캐리는 모두가 좋아하는 인기 많은 여학생에서 짜증과 감정 기복이 심한 여학생으로 바뀌었다. 식단과 체중계에 나타나는 숫자밖에 신경 쓰지 않는 사람이 되어버렸다. 결국 그녀는 거식증 진단을 받고 처음으로 병원에 입원했다.

초기에 입원을 반복할 때만 해도 캐리는 나아지려는 의지가 없었지만, 심리치료를 한 덕분에 건강에 대한 의지가 생긴 후로는 목표 체중에 도달하려고 노력했다. 하지만 생각처럼 쉽지가 않았다. "입원은 답이 아니에요. 응급처치일 뿐이죠. 입원 치료로는 마음 자세와 체중을 계속 유지할 수 없었죠." 병원에 입원해 있을 때마다 체중을 늘려야 한다는 생각이 '최후의 음식 제한'을 하게 만든다는 것이 문제였다. 다이어트를 시작하기 전에 최후의 만찬을 즐겨야 한다고 생각하는 것과 똑같았다. 하지만 병원에서는 제대로 된 식사법을 배우지 못했다. 그녀는 입원해 있을 때 살을 찌우고 퇴원한 후에는 살을 빼는 것밖에 몰랐다. 퇴원하고 나면 음식을 제한하고 과도하게 운동을 하고 강박적으로 몸무게를 재고 체중을 줄였다. 모두 병원에서는 금지된 것들이었다. 언제 떨어질지도 모르는 아슬아슬한 줄타기를 하는 것과 마찬가지였다. 병원에 입원하면 살을 찌우고 퇴원하면 빼고. 캐리는 자신의 몸을 신뢰하는 법을 배우지 못하면 언제까지나 먹는 것을 두려워하면서 살아야 한다는 사실을 깨달았다.

심각한 거식증 환자 캐리가 직관적 식사법을 배우려면 어디에서 시작해야 할까? 첫 단계는 그녀의 행동 동기를 활용하는 것이었다. 몸을 신뢰할 수 있게 되면 자유를 얻을 수 있다는 사실이 그것이다. 캐리의 치료에서 직관적 식사법의 원칙을 어떤 식으로 활용했는지 소개하겠다.

1. 배고픔을 존중하라 캐리는 배가 고프면 몸이 먹어야 한다는 신호를 보낸다는 점을 믿을 필요가 있었다. 하지만 배고픔이 느껴지지 않는다고 먹을 필요가 없다는 뜻은 아니다. 이 지침은 아무리 강조해도 지나치지 않다.

2. 포만감을 느껴라 캐리는 건강한 체중에 도달하기 전에는 포만감 신호를 믿을 수 없다는 사실을 받아들일 필요가 있었다. 거식증 환자는 배 속이 비는 속도가 느려서 배가 금방 부르고 항상 포만감을 느낀다. 따라서 정상 체중에 이르기 전까지는 이 원칙을 활용할 수 없다는 사실을 받아들여야 했다.

3. 음식과 화해하라 캐리는 오랫동안 금지한 음식을 먹어보는 시도를 했다. (처음에는 매일 안전한 음식을 제한적으로만 먹었다.)

4. 만족 요인을 찾아라 자신이 선택하여 미각을 만족시켜주는 음식을 먹으면 스스로 힘을 느끼므로 정해진 음식을 먹어야 할 때의 반항심도 사라지므로 엄격하게 정해진 식단이 아니라 캐리가 좋아하는 음식을 찾아 식단에 포함할 수 있도록 안내했다. 또한 정상 체중에 이르기 위해 만족스러운 음식의 섭취량을 조금씩 늘릴 수 있도록 도와주었다.

5. 음식을 이용하지 않고 감정에 대처하라 캐리의 경우 이 원칙은 음식을 제한하지 않고 체중계에도 오르지 않고서 감정을 다스리는 법을 배우는 것으로 대체했다. 캐리는 칼로리 계산과 음식 제한, 몸무게 측정으로 감정을 억누르려고 하면 통제력을 쥐고 있다는 착각에 빠질 뿐 근본적인 해결책이 될 수 없다는 사실을 배웠다. 대신 상담치료사, 간호사, 종교 지도자, 가족, 영양치료사와 상담하는 쪽을 선택했다.

6. 몸을 존중하라 캐리는 몸을 굶기는 것이 몸을 존중하는 것과 정반대되는 행동이라는 사실을 깨우칠 필요가 있었다. 몸을 존중하려면 살을 찌워줄 영양가 있는 음식을 충분히 먹어야 한다는 사실을 배웠다. 또 정상적인 치수를 받아들이고 몸을 바꾸려 하지 않는 것이 몸을 존중하는 일이라는 점도 익혔다. '거식증' 옷을 전부 내다 버리고 다시는 그 옷이 몸에 맞지 않을 것이라는 사실도 받아들일 필요가 있었다. 그래서 몸에 맞는 편안한 옷을 샀다.

7. 다이어트 사고방식에서 벗어나라 캐리는 다이어트가 가족들에게 해로운 영향을 끼치는 것을 직접 보았다. 특히 자신의 경우 다이어트가 섭식장애의 원인이 되었다는 사실도 알 수 있었다. 그녀가 아는 사람 중에 다이어트를 하는 사람은 전부 과체중이었다. 그래서 다이어트가 전혀 효과가 없다는 사실을 깨달았고 다른 방법을 시도해 본 적은 없었지만 다이어트가 아닌 다른 방법으로 체중 관리를 하고 싶어 했다.

8. 음식 경찰에게 반박하라 캐리의 머릿속에는 음식 경찰의 목소리가 위세를 떨치고 있었다. 그것은 바로 거식증에서 나오는 목소리였다. 그래서 캐리는 왜곡된 생각을 반박하고 직관적 식사자의 논리적인 목소리가 나오도록 해야 했다. 완벽주의를 내려놓을 필요도 있었다. 음식을 제한하는 예전의 행동으로 돌아갈 때마다 즉시 제 길로 되돌아오는 법도 배워야 했다. 회복에 이르는 길은 완벽한 직선이 아니라 나선이라는 것을!

9. 운동으로 기분의 차이를 느껴라 캐리는 일상적인 걷기 이외의 운동이 치료에 방해가 된다는 사실을 받아들일 필요가 있었다. 어느 정도의 움직임이 알맞은지 몸이 직접 알려줄 것이라는 믿음이 생기고 움직임의 긍정적인 효과를 느낄 수 있을 때까지 기다려야 했다.

10. 적당한 영양으로 건강을 존중하라 캐리는 몸이 건강해질수록 건강한 음식을 먹고 싶어 했다. 모순적이게도 캐리는 플레이 푸드를 문제없이 잘 먹었다. 처음에는 거의 플레이 푸드만 탐닉했지만 결국은 단백질과 과일, 채소의 섭취량을 늘렸다.

우리는 캐리에게 정상 체중에 이르기 전까지는 몸이 보내는 포만감 신호를 믿을 수 없다는 사실을 계속 일깨워 주었다. 하지만 배고픔을 항상 존중해야 한다는 사실도 강조했다.

그녀는 정상 체중이라는 목표로 향하는 과정에서 모든 경험을 실패가 아닌 학습의 기회로 받아들였다. 그래서 '완벽하지' 못하다고 자신을 질책하는 것을 그만둘 수 있었다. 밤중에 심한 배고픔을 느끼면 낮에 충분히 먹지 않았다는 메시지로 받아들였다. 조언을 어기고 몸무게를 재면 며칠 동안 몸무게에 대한 집착으로 괴로워한다는 사실도 깨달았다. 또한 단백질과 지방, 탄수화물을 충분히 섭취하지 않으면 몸이 버티기 힘들어진다는 것도 알게 되었다. 무엇보다 중요한 것은 체중이 줄어들 때마다 그것이 무슨 뜻인지 깨닫게 되었다는 사실이다. 더 먹어야 한다는 뜻이다!

캐리는 회복에 이르는 행보를 스스로 지휘했다. 영양가가 풍부하고 균형 잡힌 식단에 대한 조언은 받았지만 절대로 무엇을 얼마큼 먹으라는 지시는 받지 않았다.

반항심을 느낄 필요도 없었다. 항상 스스로 결정을 내리고 그것이 효과적인지도 스스로 판단했기 때문이다. 다시 말하자면 자유라는 목표가 눈앞에 있었기 때문에 직관적 식사자가 되기 위한 여정을 계속할 동기가 생긴 것이다. 결국 캐리는 목표 달성에 성공했고 최근에는 결혼도 했다. 정상 체중을 계속 유지하고 있으며 곧 임신도 꿈꾸고 있다. 자신이 느끼는 안도감과 흥분감을 온 세상에 알리고 싶은 기분이다. 그녀는 직관적 식사법이 준 자유가 거식증의 그 어떤 장점도 능가한다고 확신한다!

스카일러 이야기

스카일러는 57세의 '거식증' 환자로 전혀 수척해 보이지 않고 패션 감각이 뛰어난 여성이다. 그녀는 15세부터 거식증 증세가 나타났다. 저체중으로 입원 치료를 받았고 그동안 조금씩 체중이 늘어 마침내 신장 대비 정상 체중에 이르렀다. 하지만 칼로리 섭취를 확 늘려서 체중이 늘어난 것은 아니었다. 40년이 넘도록 이어진 섭식장애로 칼로리 섭취가 적어 신진대사가 줄어들었기 때문이었다. 계속된 기아 상태로 인해 뇌가 칼로리 연소 속도를 늦추라는 메시지를 몸에 보낸 것이었다. 당시 스카일러의 체중은 거식증 환자의 기준에 도달하지도 않았다. 하지만 부족한 칼로리 섭취량, 음식과 섭식에 대한 집착과 두려움은 섭식장애 증상이었다.

대부분의 거식증 환자가 그러하듯 스카일러의 이야기는 과체중이던 어린 시절로 거슬러 올라간다. 비만이라는 운명으로부터 '구원' 받기 위해 다이어트를 한 것이다. 그녀는 불과 10세의 나이부터 자신이 과체중이라는 사실을 의식하기 시작했다. 12~13세 무렵에는 엄마와 함께 칼로리를 계산했다. 많은 부모가 칼로리 섭취나 특정 음식을 제한하는 것이 자녀가 체중을 줄이고 자신감을 높이는데 도움이 된다고 생각한다. 하지만 안타깝게도 정반대의 결과가 일어난다. 자녀는 소외감과 박탈감, 반항심을 느낀다. 결과적으로 섭식장애의 덫에 빠지는 경우가 많다.

칼로리를 계산하기 시작했을 무렵에 스카일러 가족은 할아버지 댁을 방문했다. 다른 친한 두 가족이 함께한 휴가였다. 그중에는 스카일러 또래의 매우 마른 여자아이도 있었다. 당연히 스카일러도 의식했지만 엄마가 특히 심하게 비교했다. 엄마는 체중에 무척 신경을 썼고 스카일러에게 너무 많이 먹는다고 나무랐다. 여행이 끝나고 집으로 돌아온 후 스카일러는 엄마와 함께 병원을 찾았고 다이어트를 시작했다.

그 후로 스카일러는 칼로리 섭취량을 감시받았는데 여름 캠프 때만은 예외였다. 여름 캠프에서는 마음껏 먹어도 많은 활동을 하는 덕분에 자연스럽게 살이 빠졌다. 캠프에서는 몸무게를 강조하지도 않으니 과체중이라고 느낄 일도 없었다. 15세 때 스카일러는 여름 캠프를 앞두고 무척 들떠 있었다. 학교생활이 힘들기도 했고 캠프에 가면 살이 저절로 빠져 기분이 좋아질 거라 기대했기 때문이다. 여름 캠프가 끝난 후 스카일러는 적극적으로 살을 빼보기로 했다. 아침과 점심을 걸렀고 낮에는 젤로 Jell-O 라는 젤리만 먹고 저녁은 다이어트를 한다면서 조금만 먹었다. 스카일러의 집에서 다이어트는 칭찬받을 일이었기 때문에 조금만 먹어도 뭐라고 하지 않았다. 스카일러는 음식을 먹을 때마다 괴로움과 두려움이 몰려왔다. 그래서 아무도 보지 않을 때 냅킨에 음식을 도로 뱉고 변기에 흘려보냈다.

두려움과 집착이 점점 심해져서 나중에는 양치질할 때 물도 사용하지 않게 되었다. 물도 '살찐다고' 생각해서였다. 나트륨 성분이 '몸속으로 들어가' 수분을 잡아놓으면 뚱뚱해진다는 생각에 소금도 섭취하지 않았다. 하루에 사과만 하나 먹었다. 얄궂게도 이렇게 되자 엄마가 화를 내면서 음식을 먹이려고 했지만 스카일러는 거부했다. 결국 친구 병문안을 갔다가 영양실조로 기절하기에 이르렀다. 3~4일 동안 입원해 있다가 퇴원했는데 그녀를 담당한 의사인 스미스는 강제수용소에 갇힌 사람 같다면서 이대로 몸을 계속 망치면 어른이 되어 결혼해서 아기도 낳을 수 없을 것이라고 했다.

스카일러는 조금씩 다시 먹기 시작했다. 체중은 조금씩 늘어났지만 하루에 두세 번씩 체중계에 올라갔다. 그러다 결국은 체중을 재는 것을 그만두고 아이스크림으로 폭식을 하기 시작했다. 주로 아이스크림밖에 먹지 않았다. 20대에는 체중 조절에 집착하며 다이어트 보조제와 이뇨제까지 사용하기 시작했다.

32세 때 캘리포니아로 이사한 이후 다시 체중계에 오르기 시작했고 또다시 무시무시한 거식증의 힘에 사로잡혔다. 다시 거의 먹지 않았고 살도 엄청나게 빠졌다. 30대 후반과 40대 초에는 다시 음식을 거부했고 먹는 거라곤 얼린 요구르트뿐이었다. 40대에는 마침내 영양치료를 받기 시작했다. 여전히 음식 제한이 심각했고 칼로리 섭취량을 늘리거나 다양한 음식을 먹지 않는데도 체중이 늘었다. 무엇보다 먹는 것과 체중 증가에 대한 끝없는 두려움 속에서 살았다.

스카일러는 2년에 걸쳐 거식증을 치료했다. 그동안 직관적 식사 신호를 찾으려 노력했고 성공했다. 10년이 지난 지금까지도 음식과의 정상적인 관계를 지속하고 있다. 하루 세 끼에 간식도 두 번이나 먹고 예전에는 두렵기만 했던 외식도 종종 한다. 어떤 제한도 없이 다양한 음식을 먹는다. 얼린 요구르트만 두 통 먹는 것보다 다양하고 정상적인 식사가 훨씬 더 만족스럽다는 사실도 깨달았다. 운동도 꾸준히 한다. 절대로 과도하게 하지 않으며 운동을 위해서 몸에 충분한 칼로리도 공급해준다. 충분한 영양 섭취와 운동 덕분에 탄력 있고 건강한 몸매가 만들어졌다. 영양분을 충분히 공급받아야 하는 몸의 욕구를 존중한 덕분에 신진대사도 개선되었다. 스카일러는 건강한 몸매와 직관적 식사법을 계속 유지하고 있다. 먹는 것이 두렵기만 했던 시절은 끝났다.

직관적 식사법을 배우는 과정에서 몸무게 측정을 금지한다는 사실을 다시 강조할 필요가 있을 것 같다. 의사나 영양사가 몸무게를 측정하는 것은 오로지 의학적인 필요에 의한 것이다. 특히 거식증 환자의 경우 건강 호전 상태를 가늠하기 위해서다.

릴라 이야기

지금까지 여러 번 설명했지만 특정한 음식이나 섭취량을 제한하면 그에 대한 반발로 과식이 일어나기 마련이다. 실제로 거식증 환자의 거의 절반이 폭식증으로 발전한다. 거식증은 다이어트가 일으키는 심각한 질병이다. 폭식과 폭식 후 칼로리 제거 행동도 다이어트 실패감에서 생긴다. 다이어트를 하는 도중에 과식하게 되면 통제력을 잃었다거나 체중이 도로 늘어날 것이라는 두려움에 사로잡힌다. 더 심하게는 체중이 다이어트를 시작하기 전보다 더 늘어날 것이라고 두려워한다. 그렇게 절박한 상태에서 과식이나 폭식으로 섭취한 칼로리를 제거할 방법을 찾게 된다. 칼로리 제거 행동에는 과도하고 강박적인 운동이나 구토, 이뇨제와 완하제, 다이어터 보조제 복용, 폭식 후의 절식 등이 포함된다. (참고로 이뇨제와 완하제는 칼로리가 아니라 몸의 수분을 제거한다. 결과적으로 탈수 상태가 되어 체중이 줄어들었다는 착각에 빠지는 것이다. 탈수 이후에는 반드시 수분 체류가 일어난다. 그러면 몸의 부기를 제거하려고 또다시 약을 먹는다. 이렇게 탈수와 수분 체류가 끝없이 반복된다. 이뇨제와 완하제뿐만 아니라 다이어트 보조제, 칼로리 제거 행동, 강박적인 운동은 모두가 건강을 심각하게 해친다.)

릴라는 고등학교 졸업반 때 친구들과 졸업 댄스파티를 준비하면서 다이어트를 시작했다. 그 전에는 자신이 친구들보다 다리도 굵고 '뚱뚱'하다고 생각했지만 크게 의식하지는 않았다. 그때까지만 해도 다이어트는 졸업 댄스파티에서 '예쁘게' 보이기 위해 친구들과 함께 '유대감을 다지는' 기분 좋은 경험이었다. 릴라와 친구들은 아침으로는 사과, 점심에는 식초를 곁들인 샐러드, 저녁으로는 닭고기와 채소를 먹었다. 졸업 댄스 파티 전 일주일 동안 그 식단을 유지하며 '결과'를 기다렸는데 정말 체중이 줄어드는 것을 보고 릴라는 매우 기뻤다.

졸업식 후 릴라는 약 한 달 동안 카리브해로 여행을 떠났다. 사람들과 어울려 놀고 맛있는 것도 먹고 난생처음으로 자유를 느꼈다. 피냐 콜라와 바게트, 디저트를 잔뜩 먹었다. 예전에는 제한했던 음식이었다. 여행을 끝마치고 돌아왔을 때는 다이어트 전보다도 체중이 늘어나 있었다.

릴라는 대학교 입학을 앞둔 여름 동안 다이어트에 대한 반발로 폭식을 계속했다. 그와 동시에 독립과 이성 문제 등으로 감정이 복잡했다. 이후 감정적인 폭식으로 체중이 더 늘어났다.

어느새 그녀는 운동을 좋아하고 활동적이고 걱정 근심 없는 여고생에서 활동량이 거의 없는 대학생으로 변해있었다. 과식을 넘어 폭식이 계속되고 남몰래 먹는 일이 많았다. '이렇게나 많이 먹다니!'라고 자신도 놀라서 통제 불능 상태로 섭취한 칼로리를 미친 듯 없애기 시작했다. (참고로 폭식 후 구토를 해도 상당한 칼로리가 흡수된다.)

통제력을 잃고 엄청난 양의 음식을 먹는 행위는 끔찍함을 안겨준다. 결과적으로 폭식 행위를 없애려는 다급한 마음이 폭식 행위 자체만큼이나 강박적으로 변할 수 있다. 칼로리 제거 행동이 습관화되면 자신의 행동에 대한 책임의식도 사라진다. 앞에서 보았듯이 음식을 이용하지 않고 감정에 대처하는 것은 매우 힘든 과제다. 폭식은 감정 대처나 과식에서 흥미를 느껴 시작되기도 한다. '살인을 저지르고도 그냥 넘어가는 기분'이라고 표현하는 환자들도 있다. 물론 폭식증은 몸과 정신에 부작용(가장 심각한 것은 사망 가능성)을 일으키고 정상적인 식습관을 해친다. 심해지면 감정의 '해결책'이 아니라 적으로 변한다. 곧바로 수치심을 느끼기 시작한다. 음식 포장지를 숨기고 폭식을 위해 혼자 있으려 하고 남들과 함께 먹을 때는 몰래 화장실로 향하는 것이 일상으로 자리 잡는다.

대학교에 입학한 후 추수감사절 즈음이 되자 릴라는 폭식과 칼로리 제거 행동으로 살이 급격히 쪄 몸무게에 대한 불만이 심했다. 일주일에 한두 번 강도 높은 운동을 했고 폭식·칼로리 제거와 기아 상태를 왔다 갔다 했다. 대학교 1학년이 끝나갈 무렵에는 정상적인 수준에서 하던 운동이 강박적이고 과도한 운동으로 변했다.

새 학기가 시작되기 전에 영양 전문가의 도움을 받아 폭식증을 치료하기 시작했다. 대학을 졸업할 때까지 폭식증에서 벗어나 음식 섭취와 운동을 모두 제대로 관리했고 정상 체중을 유지했고, 여학생 클럽에 가입해 회원들이 섭식장애에 걸리지 않도록 도와주는 봉사도 했다.

하지만 졸업 후에 두 명의 룸메이트와 살게 되었는데 한 명은 음식을 너무 많이 먹었고 다른 한 명은 음식을 제한했다. 그 해는 릴라에게 무척 힘든 해였다. 대학 내내 사귀던 남자 친구와 헤어진 데다 사회 초년생으로 큰 스트레스를 받고 있었다. 더구나 섭식장애가 있는 두 룸메이트와 살다 보니 그녀는 우울증에 걸렸고 칼로리 제한과 폭식, 칼로리 제거의 옛 패턴으로 돌아가고 말았다.

심각한 섭식장애를 치유하는 과정에서 섭식장애 증상이 되돌아오는 기간이 나타날 때가 종종 있다. 그 시기는 스트레스 증가와 관련 있다. 스트레스가 개인이 대처할 수 있는 수준보다 클 경우 그럴 수 있는데 섭식장애 증상이 되돌아오면 그냥 지나쳐서는 안 되는 위험신호로 받아들여야 한다. 치유의 길로 되돌아가기 위해 도움을 받아야 한다는 뜻이기 때문이다. 릴라는 그렇게 했다. 섭식장애 클리닉의 심리 전문가에게 칼로리 제거 행동을 멈추는 도움을 받았다.

릴라는 대학교 1학년 이후로 졸업할 때까지는 3년 내내 섭식장애를 보이지 않았지만 음식과 완전히 화해한 것은 아니었다. 물론 신중하게 먹고 운동도 열심히 했다. 하지만 스트레스가 급격히 늘어나면서 또다시 삶에 대한 통제권을 쥐려고 음식을 통제하기 시작했고 위안을 느끼고 고통에 무감각해지고자 폭식도 했다. 그렇게 폭식이 다시 시작된 것이다.

그러다 릴라는 직관적 식사의 원칙을 따르기 시작했다. 덕분에 배고픔에 따라 음식을 먹고 포만감 신호를 존중하는 것이 자신에게 큰 힘을 부여해준다는 사실을 깨달았다. 스스로 선택한 음식을 먹으니 식사에서 만족감을 느낄 수 있었다. 감정을 억누르지 않고 있는 그대로 느끼려는 노력도 했다. 그렇게 '감정 근육'을 키우자 폭식 행위로 억누르려고 했을 때보다 감정에 대처하기가 훨씬 쉬웠다.

현재 릴라는 세 아이를 둔 엄마로 행복한 결혼생활을 하고 있다. 직관적으로 식사하고 적당히 운동도 하고 자연 체중을 유지하며 즐겁게 살고 있다.

데이나 이야기

섭식장애를 일으키는 촉매제 역할을 하는 것에는 여러 가지가 있다. 스카일러는 과체중이었던 어린 시절 엄마와 함께 칼로리를 조절하다가 거식증에 걸렸다. 릴라는 친구들과 우정을 다지려고 시작한 다이어트가 삶의 극적인 변화와 겹쳐서 폭식증으로 발전했다. 데이나는 남과의 비교에서 시작되었다. 데이나는 12세 무렵부터 자신의 몸을 의식하고 주변 아이들과 비교하기 시작했다. 설상가상으로 아빠는 먹는 양을 가지고 데이나에게 잔소리를 했다. 아직 배가 부르지도 않은데 "그만 먹어라"라고 하기 일쑤였다. 그런가 하면 엄마는 영양에 관심이 많아 건강에 좋은 식품을 샀다. 건강을 강조하는 엄마와 먹는 양을 가지고 뭐라고 하는 아빠 사이에서 데이나는 음식을 과하게 의식하기 시작했다. 고등학교에 들어가면서 '변화를 위해' 무엇이든 하기로 했다. 그 결심은 여러 정서적 트라우마와 겹쳤다. 부모가 이혼했고, 엄마는 곧바로 재혼했으나 심장마비가 일어났다(다행히 회복되었다). 이런 사건들이 섭식과 신체 이미지 문제의 발단이 되었다.

평소에 데이나는 초콜릿 음료를 자주 사 먹었다. '변화를 위해' 가장 처음 한 일은 초콜릿 음료를 끊는 일이었고 차츰 다른 음식들도 먹지 않게 되었다. 머지않아 기존의 옷들이 헐렁해졌다. 딸이 걱정된 엄마는 영양전문가에게 데려갔지만 안타깝게도 자격이 없는 사람이었다. 그 전문가는 데이나의 뱃살이 '넘친다'면서 탄수화물을 먹지 말라는 부적절하고도 부정확한 처방을 내렸다. 데이나는 그 처방을 적극적으로 따랐다. 아니, 한 걸음 나아가 과일은 물론 당근 같은 채소까지도 먹지 않았다. ('영양 전문가'라는 직함에 법적인 필수조건을 따지지 않는 주들이 많지만 최소한 영양사 자격증은 갖춘 사람이어야 한다. 전문 영양사는 최소한 학사 및 석사 과정과 국가 자격증 시험을 거치고 그 후에도 공부를 계속해야 한다.)

데이나는 음식을 계속 제한했고 결국은 여러 음식에 대한 두려움이 생겼다. 한편 성취감과 정체성의 추구, 거짓된 통제감으로 다이어트를 계속했다. 아침에는 베이글을 반만 먹고 학교에서는 점심을 걸렀고 저녁은 거의 먹지 않았다. 데이나가 친구들보다 뚱뚱하다고 느끼고 영양 전문가에게 뱃살이 '넘친다'는 말을 들었을 때도 사실은 표준 체중보다 낮았다. 몇 개월 지나지 않아 데이나의 몸무게는 걱정스러운 수준까지 줄어들었다. 영양치료를 받게 되었을 무렵에는 심각한 수준이었다. 영양실조로 생각도 분명하게 할 수 없었다. 일주일에 한 번씩 영양 지도를 받는 것보다 주중에 통원 치료를 받는 편이 나은 상황이었다. (참고로 직관적 식사로 가는 여정을 시작하려면 치료에 대한 의지뿐만 아니라 관련 정보를 배우고 흡수할 수 있을 만큼 머리가 맑은 상태여야 한다. 당시 데이나는 그런 상태가 아니었다.)

치료 일정을 기다리는 동안에도 데이나의 체중은 더욱 줄어들어 안타깝게도 통원 치료만으로 충분하지 않은 상황이 되었다. 치료를 받지 않는 주말 동안 계속 굶었기 때문이다. 결국 아예 입원해서 청소년 섭식장애 치료를 받기로 했다.

6개월 후에는 상당히 호전된 상태로 퇴원할 수 있었다. 영양 공급이 충분히 이루어지자 키도 5~7센티미터 정도 더 컸다. 생리도 다시 시작했다. 하지만 안타깝게도 데이나의 이야기는 여기에서 끝이 아니다. 체중은 정상으로 돌아왔지만 특정한 음식이나 음식을 먹는 것 자체에 대한 두려움이 여전했다. 낮 동안 충분히 먹지 않으니 밤마다 폭식하게 되어 체중이 급격히 늘어났다. 자신의 몸과 삶을 전혀 통제하지 못하는 기분을 느끼는 것도 당연했다. 예전에 문제가 되었던 감정들이 전부 되돌아왔다. 다시 학교에 나가기 시작하면서 평범한 고등학생이 느끼는 정상적인 문제들까지 더해졌다. 데이나는 괴로운 감정을 잊으려고 몸과 음식과의 전쟁에 계속 집중했다.

스스로 걱정스러울 만큼 야간 폭식이 심해지자 데이나는 칼로리 섭취를 제한하기 시작했다. 3주가 지나기 전에 다시 낮에 굶고 밤에 폭식하는 패턴으로 돌아갔다.

이쯤 되어 심각한 절망과 두려움에 사로잡힌 데이나는 영양치료를 받아야겠다는 생각이 들었다. 낮에는 극심한 배고픔에, 밤에는 폭식으로 인한 불편한 느낌에 지쳐서 마침내 음식과 화해하기로 했다.

체중 자체는 건강한 수준이었으므로 곧바로 직관적 식사법을 시작했고 엄청난 기쁨을 맛보았다. 낮에 몸이 필요로 하는 만큼 먹지 않으면 원초적인 배고픔 때문에 밤에 폭식할 수밖에 없다는 사실을 깨달았다. 낮에 충분한 양을 섭취하자 밤에 하던 폭식이 줄어들었다. 그 어떤 음식도 적이 아니라는 사실을 받아들이고 그동안 피했던 음식도 균형 잡힌 식생활을 위해 꼭 필요하다는 사실을 알게 되어 먹기 시작했다. 데이나는 직관적 식사의 원칙을 실천하면서 심리치료도 병행했다. 덕분에 음식을 이용하지 않고 감정에 대처하는 능력도 키울 수 있었다.

우리가 남녀를 막론하고 많은 환자에게서 보듯, 뿌리 깊은 습관을 바꾸고 오랜 방어기제를 내려놓으려는 의지는 믿음에서 출발한다. 그래서 영양치료사의 상담실은 환자에게 희망과 안정감을 느끼게 해주는 분위기여야 한다. 옳고 그름을 판단하지 않고 환자의 이야기에 귀 기울여줄 때 신뢰가 싹틀 수 있다. 자신이 고백한 행동이 아무리 위험하고 심지어 목숨을 위협하는 것이라도 두려움이나 외로움, 슬픔에 대처하기 위해 치료에 나섰다는 사실을 치료사가 이해해줄 것이라고 환자가 느낄 수 있어야 한다. 기존 습관을 내려놓으려면 인내심과 믿음의 도약, 그리고 음식과 신체, 삶에 대한 새로운 사고방식에 대한 학습이 필요하다. 이 모든 것이 가능하다. 여기에서 소개하는 환자들은 섭식장애를 치료한 수많은 이들 중 일부일 뿐이다.

섭식장애는 조기에 심리치료와 영양치료를 병행하면 신체적·심리적 피해 없이 단기간에 치료할 수 있다. 안타깝게도 적절한 치료를 받지 않거나 직관적 식사 원칙을 완전히 수용하기 전에 치료를 그만두면 평생 괴로움을 겪고 심지어 죽음에 이를 수도 있다.

다음에는 적절한 치료를 받아 더욱 빨리 회복될 수 있었던 긍정적 사례들을 살펴보자.

로렐 이야기

지금까지 섭식장애를 일으키는 여러 촉발제를 살펴보았다. 가족의 말은 아이의 신체 이미지에 강력한 영향을 끼칠 수 있다. 학교에서 느끼는 압박감이나 사춘기에 겪는 변화, 그 밖에 살면서 겪는 불안감을 폭식으로 잠재우려 하는 일도 있다. 음식 섭취를 제한하고 음식과 신체에 과도하게 집착함으로써 그런 정서적 문제를 해결하려 할 수도 있다. 로렐은 질병과 개인적인 트라우마가 합쳐져서 섭식장애가 생긴 경우다.

로렐은 17세 무렵에만 해도 평범한 소녀였다. 그런데 17세 생일 직전에 편도염을 앓으면서 식욕이 확 줄어들었다. 의도하지 않게 살이 빠졌는데 친구들에게 예뻐졌다며 칭찬을 들었다. 그런 관심이 좋았던 로렐은 난생처음으로 다이어트를 시작했다. '쿠키'도 '감자칩'도 스스로 금지했다. 한 달 후에는 독감에 걸려 또 살이 빠졌고 더 큰 관심을 받았다.

어느 날 로렐은 남자 친구가 자신의 가장 친한 친구와 바람을 피운다는 사실을 알게 되었다. 당연히 괴로운 일이었다. 그녀는 배신감에 음식을 완전히 거부하고 친구들과도 접촉하지 않았다. 일주일이 지나자 배고픔이 느껴지지도 않았고 체중은 더 줄어들었다. 그 후에 배고픔이 돌아왔지만 불행한 그녀는 먹지 않는 쪽을 선택했다. 체중 감량에 도움이 되리라는 생각으로 완하제까지 먹기 시작했다. 조금이라고 통제권을 되찾으려고 애썼지만 심각한 통제 불능 상태에 빠졌다.

걱정이 된 부모는 심리치료와 영양 상담을 받게 했다. 심리치료 경험은 무척 좋았지만 영양사와는 유대감이 싹트지 못했다. 영양사는 고열량 식단을 처방해주면서 음식량을 계산하고 음식 일기를 쓰라고 했다. 처방된 식사량이 과했던 탓인지 급격히 살이 쪘고 (기아 상태 이후의 음식 섭취로 수분량이 늘어 생기는) 부종이 나타났다. 그래서 불편한 느낌을 없애고 싶어 또 다시 음식을 제한하기 시작했다. 결국 영양치료를 중단했다. 폭식도 멈추었지만 그나마 있던 건강한 식습관도 사라져 사탕과 초콜릿만 먹었다!

그즈음 로렐은 심리치료사가 추천한 영양치료사에게 찾아갔다. 이번 상담에서는 안정감을 느낄 수 있었던 덕분에 치료사와의 관계에 단단한 신뢰가 구축되었다. 그 신뢰를 바탕으로 로렐은 음식에 관한 생각을 바꿔주는 여러 정보를 받아들이고 음식과 다시 건강한 관계를 쌓는 여정을 시작할 수 있었다. 그녀는 치료 과정에서 팀의 일원으로 대접받았다. 몸을 지켜야 할 책임이 자신에게 있으므로 다시 건강해지겠다는 선택도 자신에게서 나와야 한다는 사실을 배웠다. 새로운 치료 과정에서 건강에 좋은 선택을 내릴 수 있는 지적 능력을 갖춘 개인으로 존중받았다. 지금까지의 섭식장애 행동이 몸과 마음이 느끼는 기분에 대처하기 위한 수단이었다는 점도 알게 되었다.

로렐은 기아 상태가 에너지 수치와 면역계, 수면 패턴, 인지 기능, 신진대사작용에 끼치는 영향에 대해서도 배웠다. 균형 잡힌 식단의 장점에 대해서도 깨달았다. 균형 잡힌 식단에는 몸을 존중하는 건강한 음식뿐만 아니라 자신이 좋아하는 플레이 푸드까지 포함되었다. 균형 잡힌 식단에는 심한 혈당 수치 변동을 막아주고 호르몬과 골강도, 항체, 근육 조직, 신경전달물질 등에 필요한 영양소가 들어 있었다.

로렐의 섭식장애 행동에는 음식을 먹는 것이 두려워 사람을 피하는 증상도 있었다. 그녀는 한꺼번에 큰 변화를 추구하지 않고 작은 걸음마부터 시작했다. 아침에 스트링 치즈, 점심에는 코티지치즈나 요구르트를 먹는 식으로 매일의 식단에 단백질을 추가하는 정도는 견딜 만했다. 많은 양이 아니었기에 살찔 염려도 없었고 건강한 방향으로 나아가는 한 걸음이었다. 조금씩 새로운 음식을 추가했고 단백질과 탄수화물, 지방의 균형을 맞추려고 노력했다. 과일과 채소, 와플, 현미, 피자, 견과류, 콩류, 육포, 아보카도도 추가하기 시작했다. 균형을 깨뜨리지 않고 플레이 푸드도 추가할 수 있게 되었다. 조금씩 체중이 늘어났고 불편함도 거의 없었다.

로렐은 친구들과의 외식을 미리 연습했다. 두려움을 이겨내고 도전에 성공하자 자신감이 생겼다. 우정도 되찾았고 고등학교 졸업 댄스파티, 졸업식도 전부 해냈다. 대학에 입학한 후에는 직접 요리를 하고 친구들과 외식도 했다. 정상적인 배고픔 신호가 다시 느껴졌고 건강한 체중도 되찾았으며 생리 주기도 규칙적으로 돌아왔다.

하지만 대학에 들어가면서 충분히 일어날 수 있는 불편한 상황을 경험했다. 그래서 식욕이 떨어졌고 잠깐이지만 먹는 것을 통제하면 자신을 통제할 수 있을 것이라는 생각도 했다. 하지만 심리치료와 영양치료 상담에서 나눈 대화를 떠올리고 곧바로 제자리를 찾을 수 있었다. 일주일마다 전화 통화를 하면서 치료사들과의 관계를 이어나갔으며, 치료사들이 지지해 준 덕분에 새로운 독립생활에 적응할 수 있었다.

트레버 이야기

지금까지 들려준 사연의 주인공들은 모두 여성이었다. 하지만 섭식장애는 남성에게도 예외가 아니다. 이번에는 지금까지 살펴본 것과 같은 요인들뿐만 아니라 미디어의 영향으로 섭식장애를 앓게 된 한 젊은 남성의 사례를 살펴보자.

트레버는 12세까지만 해도 정상 체중이었다. 하지만 가정 문제와 학교생활의 어려움으로 폭식을 하게 되었다. 트레버의 누나는 그를 보면서 놀리고 괴롭혔지만 트레버는 자신의 강박적인 폭식 문제를 부정했다. 18세에 이르러서는 폭식 때문에 불편할 정도로 체중이 불어났다.

그래서 트레버는 체중 문제를 해결하기로 했다. 누나와 누나의 친구도 다이어트 목적으로 완하제를 먹는다는 것을 알고 있었다. 엄마가 자주 좌약을 사용한다는 것도 알았다. 그도 완하제를 먹기 시작했고 정말로 살이 빠졌다고 착각했다. 살을 더 빼고 싶어 헬스장에 등록하기도 했다. 하지만 우울함과 외로움을 잊기 위해 먹는 일이 많았고 빠진 체중도 다시 늘어났다. 그때쯤 트레버는 잡지에서 어느 유명인이 오렌지 주스로 다이어트를 한다는 내용을 읽었다. 곧바로 따라 했다. (참고: 특히 자존감이 낮고 섭식장애를 앓는 사람들은 유명 인사들을 숭배한 나머지 그들에게 너무 큰 힘과 지혜를 투영하는 경향이 있다. 그래서 옷 입는 스타일이나 행동을 모방한다. 이로울 게 없는 행동이다.)

트레버는 20살이 되었지만 굶는 습관은 그대로였다. 오전에 강의를 듣고 나면 슈퍼마켓에 가서 무지방 드레싱을 곁들인 샐러드를 사 먹었다. 하루에 유일하게 허락된 식사였다. 오후에는 하루 동안 쌀과자 한 봉지만 먹었다. 배고픔을 잊기 위해 안정제를 먹고 종일 자기 시작했다. 하지만 배고픔이 너무 심해서 깨어나기 일쑤였다. 무슨 음식을 먹건 완하제를 계속 먹었고 칼로리 제거 행동도 시작했다.

머지않아 친구들에게 너무 수척하고 창백해 보인다는 말을 들었다. 부정적인 의도에서 하는 말이라도 그는 큰 만족감을 느꼈다. 결국 쌀과자도 끊고 완전히 굶기 시작했다. 어느 날은 극심한 배고픔에 케첩 한 통을 다 먹었다. 그즈음 되어 건강이 심각하게 나빠진 것을 깨닫고 심리치료를 받기 시작했으며 심리치료사의 권유로 영양치료도 받았다.

트레버는 매우 쇠약한 상태였는데도 아직도 자신을 고등학교 시절의 '뚱뚱한 남학생'으로 보고 있었다. 자신에게 먹을 자격이 있다고 생각하지 않았고 음식을 해로운 것으로 여겼다. 트레버는 치료사와 매우 건전한 관계를 맺은 덕분에 직관적 식사법을 천천히 시작할 수 있었다. 굳건한 믿음이 생겨서 첫 상담 후에 곧바로 쌀로 만든 머핀을 사 먹었을 정도였다. 그것이 첫걸음이었다.

치료가 계속되면서 트레버는 직관적 식사자가 되었다. 먹어야 한다는 생각 자체를 터무니없다고 여기고 굶기와 완하제, 구토만이 체중 조절 방법이라고 생각하던 때에 비하면 놀라운 발전이었다. 토하는 방법이 전혀 도움 되지 않는다는 사실을 받아들였다. 하루 동안 균형 잡힌 식사를 하는 일이 신진대사작용을 도와주고 정상 체중에 이르게 해준다는 사실을 깨달았다. 심리치료를 통해 정서적인 문제에 대처하는 법도 배웠다. 과거의 문제 있는 행동을 돌이켜보니 자신이 이루어낸 변화가 그저 놀라울 뿐이었다!

결정적 순간

섭식장애가 졸업 댄스파티를 위한 다이어트를 하다가 혹은 고통스러운 감정을 잊으려다가 시작되었는지, 섭식장애를 앓는 사람이 남자인지 여자인지는 중요하지 않다. 심리치료사, 영양치료사와 유대감을 맺는 것이 중요하다. 특히 전문가들은 섭식장애의 심리를 이해하고 환자와 음식의 관계를 형성하는 생각과 감정을 탐구하는 교육을 받아야 한다. 치료 과정에서 환자의 치유에 큰 영향을 주는 '결정적인 순간'이 나타날 때도 있기 때문이다. 다음의 두 사례가 그 순간을 말해준다.

켈리 이야기

켈리는 거식증과 폭식증을 앓는 대학교 졸업반 여학생이었다. 한때 체중이 위험할 정도로 적게 나가고 먹은 것을 전부 토할 정도로 상태가 심각했다. 입원해야 할지도 모른다는 걱정 때문에 영양치료를 시작했고 체중을 조금씩 늘려나갔지만 깊이 박힌 섭식장애는 없어지지 않았다.

켈리는 습관을 바꿔야 한다는 사실에 심하게 반발했지만 질문에는 성실하게 답했다. 그것이 치료에 결정적인 역할을 했다. 영양치료에서 가장 큰 두려움을 주는 것이 무엇인지 질문했다. 체중이 엄청나게 불어날까 봐 두렵다는 답이 나올 것이라는 예상과 달리 놀랍게도 켈리는 폭식증을 포기하는 것이 두렵다고 했다. 폭식증은 그녀에게 불안감을 줄이는 수단이었기 때문이다.

켈리는 다음의 두 가지 중요한 사실을 듣고 안도감을 느끼는 자신에게 어안이 벙벙했다. 1) 그녀의 가족은 모두 정상 체중이었다. 2) 섭식장애에 걸리기 전에는 한 번도 몸무게에 대해 걱정해본 적이 없었다.

덕분에 자신의 체중이 엄청나게 불어날 가능성이 낮다는 사실을 받아들일 수 있었다. 그 깨달음은 회복에 기폭제 역할을 한 결정적인 순간이었다.

켈리의 몸은 심각한 영양 부족으로 매우 약한 상태였다. 그녀는 평소 기운이 없고 친구들을 멀리하고 학교 공부에도 집중하기 어렵다는 사실을 잘 알고 있었다. 그런데 난생처음으로 체중이 과도하게 불어날까 봐 걱정하지 않아도 된다는 사실을 깨달은 것이다. 바로 그 순간부터 음식을 다시 먹겠다는 의지가 생겼다.

폭식증 치료가 오래 걸리더라도 기아 상태를 되돌리는 데 집중하기로 했다. 그것은 외적인 강요로 일어난 변화가 아니었다. 건강해져서 정상적인 삶을 살고 싶다는 진정한 바람에서 나온 결정이었다. 유전적인 사실을 새로 깨달은 덕분에 가능했다. 그녀는 치료 팀의 일원으로 자신의 회복을 위해 애썼다! 음식 섭취량도 늘어났다. 체중이 회복되자 곧바로 생리 주기도 규칙적으로 돌아왔다. 오랫동안 알아차리지 못했던 배고픔과 배부름이라는 감각도 제대로 느낄 수 있다. 이제 음식에서 만족감을 찾는 연습을 시작했다.

켈리에게 그 시기에 도움이 되었던 것이 무엇이었는지를 묻자 환한 얼굴로 대답했다. "영화 〈초콜릿〉을 보면서 파베 초콜릿을 먹었다는 선생님의 이야기가 큰 도움이 되었어요." 또 다른 결정적인 순간이었다. 켈리는 프랑스의 작은 마을에 있는 가게가 나오는 영화를 보면서 맛있는 초콜릿을 천천히 음미했다는 감각적인 경험 이야기를 마음에 들어 했다. 자신도 오랫동안 금지해온 음식인 초콜릿을 즐길 수 있게 되기를 바라며 그 영화를 보았다. 켈리는 음식과 화해하기 위해 노력했을 뿐만 아니라 영양치료사를 신뢰할 수 있는 역할 모델로 삼은 덕분에 수년간 금지해온 모든 음식, 특히 초콜릿을 자유롭게 시도해보기 시작했다.

켈리는 1년 6개월이 지난 후에도 늘린 체중을 그대로 유지하고 거식증 이후에 느껴보지 못한 자유를 느끼면서 음식을 먹는다. 폭식도 크게 줄어들었다. 켈리의 놀라운 변화는 파괴적인 생각에 반박하고 배고픔을 존중하고 음식과 화해한 덕분에 가능했다. 그녀가 폭식을 완전히 없애겠다는 목표를 이루려고 심리치료를 병행해 음식을 이용하지 않고 불안감에 대처하는 방법을 배운 점도 빼놓은 수 없는 부분이다.

델라 이야기

180센티미터가 넘는 키에 아름다운 외모를 가진 23세 여성 델라는 평생 음식과 전쟁을 치렀다. 친가 쪽을 닮아 다부진 체격이었던 그녀는 마른 몸매인 동생과 날씬한 몸매를 유지하려고 엄청나게 노력하는 엄마를 보면서 자신의 몸매를 의식할 수밖에 없었다. 그녀는 만 14세 때부터 다이어트를 시작했다. 그 후 몸무게가 오르락내리락 했다. 또 다이어트 보조제 사용, 칼로리 제한, 강박적인 폭식, 완하제 남용, 구토 등을 경험했고 결국 22세에 영양치료를 받기 시작했다.

첫 상담에서 그녀는 가장 좋아하는 음식이 무엇이냐는 질문을 받았다. 콩과 수프, 채소, 육류 등 영양가 높은 음식을 먼저 말하고는 죄책감을 느끼는 표정으로 사탕과 초콜릿를 좋아하지만 한 번 먹으면 엄청나게 많이 먹게 된다고 고백했다. 그 후 델라는 직관적 식사법에 대한 설명을 들었다.

사탕과 초콜릿를 포함해 먹고 싶은 것을 전부 다 먹어도 된다는 말을 듣자마자 믿을 수 없다는 표정을 짓더니 이내 침착해졌다. 나중에 델라는 직관적 식사법에 대한 설명을 듣고 희망을 느낀 그 순간이 자신의 삶을 영원히 바꿔놓았다고 말했다. 그동안 살을 빼려고 시도한 모든 방법이 아무런 효과도 없다는 사실을 잘 알기에 체중과의 전쟁을 그만두고 '좋은 기분'에 집중하기로 마음먹었던 것이다.

그녀는 다이어트를 영원히 그만두겠다는 결심으로 상담실을 떠났다. 그 후 음식과 관계에서 한 번도 느껴보지 못했던 차분함과 평온함이 느껴졌다.

과거에는 체중을 줄이려고 할 때만 잠시 안정감을 느꼈지만 직관적 식사법에서 오는 느낌과는 비교할 수 없었다. 1년 6개월이 지난 후 그녀는 여전히 사탕과 초콜릿을 좋아하지만 더는 봉지 째 먹어치우지 않는다. 먹는 것을 즐기게 되었다. 배고픔과 배부름, 맛의 선호를 따르자 식사가 만족스러웠고 먹고 싶은 플레이 푸드도 즐겼다. 배가 꽉 찬 듯한 더부룩함이 느껴지지 않았다. 신체와 음식과의 전쟁이 사그라지고 놀랍게도 체중에 대한 걱정도 사라졌다.

우리가 지금까지 수많은 고객에게서 목격한 것처럼 직관적 식사는 삶의 여러 측면에 큰 영향을 끼친다. 깨어있는 동안 무엇을 먹었고 신체가 얼마나 못났는지에 대한 생각만 하는 사람들이 많다. 그 집착이 힘든 생각이나 감정을 잊기 위해서일 때도 있다. 또 어떤 사람들은 트라우마 때문에 완전히 무감각해져 있다. 많은 사람이 섭식장애나 사회의 기준에 맞지 않는 신체에 수치심을 느낀다. 오로지 먹는 것에 대한 죄책감 때문에 폭식하는 사람들도 있다. 음식과의 화해를 통해 죄책감에서 벗어나는 순간 놀랍게도 폭식이 사라진다.

섭식장애의 원인이 무엇이건 음식과의 불편하고 건강하지 못한 관계는 삶에서 앞으로 나아가지 못하게 만든다. 우리는 직관적 식사법을 배우는 동안 직장을 바꾸고 학대하던 사람과의 관계를 끝내고 가족과 친구와 화해하는 등 난생처음으로 평화와 기쁨, 만족을 성취하는 사람들을 많이 보았다. 텔라를 비롯해 이 장에서 소개한 사람들에게 물어보면 망설임 없이 대답할 것이다. 다이어트를 포기한 덕분에 상상도 못 할 정도로 큰 것을 얻었다고!

직관적 식사를 시작할 준비

• • •

섭식장애 치료는 몇 달에서 몇 년까지 걸릴 수 있다. 증상이 얼마나 오래 계속되었고 언제 치료를 받기 시작하는지 등 여러 요인에 따라 달라진다. 스스로 인내심을 가지는 것이 중요하다. 섭식장애가 있는 사람이 곧바로 직관적 식사를 시작하기는 힘들다. 전문가의 도움 없이 너무 일찍 시작하면 두려움과 좌절감, 버거움만 느낄 것이다.

다음은 직관적 식사를 시작할 준비가 되었는지 알려주는 몇 가지 지표다. 건강 전문가들과 함께 진행해야 한다는 사실을 꼭 기억하자.

- 생리적 회복과 균형. 거식증이 있다면 먼저 체중을 회복해야 한다. 그전에는 허기와 포만감을 존중하기는커녕 배고픔의 신호를 주기적으로 듣는 것도 불가능하다. 폭식증이 있다면 규칙적인 식사로 옮겨가야 한다는 뜻이다. 섭식장애와 관계없이 보통은 균형을 되찾기 위해 영양치료사와의 상담이 필요할 것이다.
- 섭식장애의 원인이 체중이나 음식이 아닌 더 깊은 문제라는 사실을 인정. 이 사실을 인정하면 먹는 행동은 단순한 연명이 아닌 자신을 돌보는 일이 된다.
- 감정을 알아차리는 능력과 대처하려는 의지. 감정을 알아차리고 적절하게 대처할 수 있으면 섭식장애 행동이 줄어든다.
- 자신이 원하는 것과 필요로 하는 것을 아는 능력. 자신이 원하는 것과 필요로 하는 것을 알면 충족되지 않은 욕구를 채우려는 섭식장애 행동이 줄어든다.

- 위험을 무릅쓰는 능력. 몸과 마음의 치유가 이루어지면 먹는 행동에 대해 위험을 무릅쓸 준비가 될 것이다. 거식증 환자의 경우에는 몇 칼로리인지 정확히 알면서도 어떤 음식을 먹는다는 뜻이다. 폭식증 환자라면 처음으로 초콜릿을 천천히 음미해본다는 뜻이다.

	직관적 식사 원칙 적용표	
	직관적 식사의 원칙이 섭식장애에 어떻게 적용되는가	
핵심 원칙	신경성 식욕부진	신경성 대식증 / 폭식
❶ 다이어트 사고방식에서 벗어나라	음식 제한은 죽음에 이르게 할 수도 있다	음식 제한은 원초적인 배고픔을 일으켜 폭식으로 발전할 수 있다.
❷ 배고픔을 존중하라	체중 회복이 필수적이다. 뇌의 올바른 기능과 사고가 불가능하다. 음식에 대한 집착과 걱정, 의사결정의 어려움이 나타날 수 있다. 뇌와 몸이 제대로 기능하려면 칼로리가 필요하다. 영양치료사의 도움으로 먹는 것에 안전함을 느낄 수 있어야 한다.	규칙적으로 먹는다. 하루에 식사 3회, 간식 2~3회. 규칙적인 식사를 하면 극단적인 배고픔이 아닌 적당한 배고픔의 감각과 이어지는 데 도움이 된다. 궁극적으로, 규칙적인 시간대에서 약간 벗어나더라도 배고픔의 신호를 믿을 수 있다.
❸ 음식과 화해하라	준비되었을 때 새로운 음식을 시도하는 위험을 무릅쓴다. 걸음마 걷듯 천천히 한다.	준비되었을 때 그리고 취약한 상태가 아닐 때 '무서운' 음식을 시도해보는 위험을 무릅쓴다. (취약한 상태란 배고픔과 스트레스가 지나치거나 그 외의 감정에 빠진 상태를 뜻한다.)
❹ 음식 경찰에게 반박하라	음식에 관한 생각과 믿음에 반박한다. 도덕성, 판단, 엄격성을 없앤다.	음식에 관한 생각과 믿음에 반박한다. 도덕성과 판단을 없앤다.
❺ 포만감을 느껴라	처음에는 포만감 신호를 신뢰할 수 없다. 소화가 느려져서 금방 배가 부르기 때문이다.	폭식이 일으키는 극단적인 포만감에서 멀어져야 한다. 규칙적인 식사가 자리 잡히면 적당한 배고픔을 느끼기 시작할 것이다.
❻ 만족 요인을 찾아라	먹는 즐거움을 느끼는 것에 두려움이나 저항이 있을 수 있다(삶의 다른 즐거움과 마찬가지로).	만족감을 느낄수록 폭식 충동이 줄어든다.

❼ 음식을 이용하지 않고 감정에 대처하라	심리적으로 폐쇄적인 경우가 많다. 음식의 제한과 의식, 집착을 모두 대처 기제로 이용한다. 충분한 영양이 공급되면 감정에 대처하기가 수월해진다.	폭식, 칼로리 제거 행동, 과도한 운동을 대처 기제로 이용한다. 이런 행동들을 멈추고 감정을 그대로 느끼며 대처하기 시작한다.
❽ 몸을 존중하라	왜곡된 신체 이미지를 치유한다.	지금 이 순간의 몸을 존중한다.
❾ 운동으로 기분의 차이를 느껴라	운동을 그만두거나 가벼운 정도로만 움직인다.	과도한 운동은 칼로리를 제거하려는 수단이 될 수도 있다. 적당한 운동은 스트레스와 불안감을 줄여준다.
❿ 적당한 영양으로 건강을 존중하라	'영양 원칙'을 엄격하게 고수하는 융통성 없는 태도를 버린다. 몸에는 지방과 탄수화물, 단백질, 다양한 음식이 필요하다.	영양에 대한 융통성 없는 태도를 버린다. 건강한 식단에 대한 기준이 엄격하면 지키지 못할 때 칼로리 제거 행동을 하려고 할 수 있다. 몸에는 지방과 탄수화물, 단백질, 다양한 음식이 필요하다.

섭식장애 참고 정보

단체

- 미국 신경성 식욕부진 & 관련 장애 협회 National Association of Anorexia Nervosa & Associated Disorders, ANAD

웹사이트: www.ANAD.org

지원, 교육, 예방을 통해 섭식장애 문제를 줄이고자 애쓰는 일반인과 전문가들로 구성된 협회. 미국 전역에 300개가 넘는 무료 지원 모임을 제공한다는 장점이 있다.

- 미국 섭식장애 협회 National Eating Disorders Association, NEDA

웹사이트: www.nationaleatingdisorders.org

참고 자료, 기타 섭식장애 단체 링크, 섭식장애에 관한 기본 정보를 제공하는 유용한 사이트. 섭식장애에 대한 정보를 얻을 때 유용하다.

전문가 단체

- 섭식장애 아카데미 Academy for Eating Disorders, AED

웹사이트: www.aedweb.org

섭식장애 아카데미는 섭식장애를 전문으로 하는 여러 분야의 학자와 임상 전문가들이 모인 집단이다. 공식 학회지는 비슷한 연구자들에게 심사를 받아 통과한 논문이 실리는 〈국제섭식장애 저널 International Journal of Eating Disorders 〉이다. 섭식장애 연구와 의식 향상, 예방, 효과적인 치료법 홍보가 AED의 목적이다. 웹사이트에서 제한적인 공개 정보를 얻을 수 있다.

- 국제섭식장애 전문가협회 International Association of Eating Disorders Professionals, IAEDP

웹사이트: www.iaedp.com

IAEDP는 섭식장애를 치료하는 전문가들의 교육과 자격증 발급을 담당하는 곳이다. 섭식장애 의식 향상과 예방에도 힘쓴다.

기타 웹사이트

- 섭식장애 정보센터 Eating Disorder Referral and Information Center

  www.edreferral.com

  섭식장애에 대한 유용한 주제를 다루고 이용이 편리한 웹사이트. 무료로 이용할 수 있지만, 추천 목록에 이름을 올리고자 하는 전문가들은 이용료를 내야 한다.

- 가족 자율 및 지원 섭식장애 치료 Families Empowered and Supporting Treatment of Eating Disorders, FEAST

  http://www.feast-ed.org/

  FEAST는 사랑하는 가족이 섭식장애에서 회복하도록 도와주는 부모와 보호자들의 국제단체다. 정보 제공, 상호지원, 증거 기반의 치료법 홍보, 연구와 교육 지원 등을 담당한다.

- 커즈북 Gurze Books

  www.bulimia.com

  소식지와 도서, 워크북 등 섭식장애 출판물을 전문으로 하는 소규모 출판사가 운영하는 사이트. 요청하면 무료로 카탈로그를 보내준다.

- 섭식장애에 관한 웹사이트

  www.eating-disorders.net

  우리 환자들이 가장 유용한 웹사이트의 하나로 꼽는 곳이다.

CHAPTER 17

직관적 식사에 대한 과학적 검증

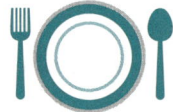

"지금까지의 연구로 볼 때 직관적 식사는 건강에 이로우며 측정 가능한 식사 방식이라고 할 수 있다."

– 스티븐 호크스 Steven Hawks

우리는 우리의 임상경험과 수많은 연구를 검토하고 결합하여 직관적 식사의 원칙 10가지를 만들었다. 초기 개념은 증거를 바탕으로 한 것, 좀 더 정확하게 말하자면 증거에서 영감을 받은 것이기는 했지만 그것이 "연구 결과에 따르면 직관적 식사는 효과가 있다"라는 말과 같은 뜻은 아니었다. 하지만 최근 들어 변화가 생겼다.

현재까지 직관적 식사에 관한 25건 이상의 연구가 이루어졌고 현재도 몇 건이 진행 중이다.[1] 이 장에서는 직관적 식사의 과정과 특징을 입증하는 몇 가지 연구를 소개한다. 모든 연구 목록과 요약은 이 장의 마지막에 수록한 〈직관적 식사 연구 사례 요약〉을 참고하면 된다.

과학과 대중 속으로 들어온 직관적 식사

이 책은 1995년에 첫 출간되었지만, 대중은 물론 과학계가 우리의 연구에 관심을 기울이게 된 전환점은 10년이 지난 후에 찾아왔다. 전 세계 미디어의 관심이 쏠린 직관적 식사에 관한 두 연구 논문이 발표되면서였다.

2005년에 브리검 영 대학교의 건강학 교수 스티븐 호크스가 이끄는 연구진은 대학생들을 대상으로 한 직관적 식사와 건강에 관한 연구 논문을 발표했다.Hawks 외 2005 작은 규모의 연구였는데 호크스와 연구진이 고안한 '직관적 식사 척도'2004a 에서 높은 점수를 기록한 여성들이 점수가 낮은 이들에 비해 체질량지수와 혈중 지방 농도가 낮고 전반적으로 심장질환 위험도 낮다는 결과가 나왔다. 다시 말해서 직관적 식사가 건강 지표의 개선과 관련 있다는 뜻이다.

호크스는 연합통신과의 인터뷰에서 그 자신도 살과의 전쟁을 벌였음을 고백하며 살을 뺀 후에 그 체중을 그대로 유지하려고 온갖 지식을 동

---

[1] 2019년 기준으로 91건 이상의 연구가 이루어 졌음. 전체 내용은 www.evelyntribole.com 을 참고하면 된다.-편집인

원했지만 실패했는데 직관적 식사를 만난 후에야 몸무게 50파운드가 (약 23킬로그램이) 빠진 채로 계속 유지할 수 있게 되었다고 한다. "원하는 대로 먹고도 몸무게를 줄이고 감량한 체중을 유지하기까지 하는 교수"라는 제목의 그 인터뷰 기사 Vergakis 2005 는 미디어의 폭발적인 관심을 끌었다. 얼마 후 호크스 박사와 나(에블린)는 〈투데이〉에 출연해 직관적 식사에 관해 이야기를 나누었다. 호크스 박사는 그 외에도 〈CNN〉, 〈MSBNC〉, 〈워싱턴 포스트〉 같은 전국 매체들과 인터뷰를 했다.

2006년에 오하이오 주립대학교의 트레이시 틸카 박사는 약 1,300명의 여대생을 대상으로 시행한 대규모 연구를 통해 직관적 식사자의 3가지 주요 특징을 발표했다. Tylka, 2006

- 배고플 때 먹고 싶은 음식을 먹어도 된다고 무조건 허락한다.
- 정서적인 이유가 아닌 신체적인 이유에서 먹는다.
- 언제 얼마나 먹을 것인지를 결정할 때 허기와 포만감이라는 내부 신호에 의존한다.

틸카의 연구는 만만치 않은 대규모 작업이었다. 직관적 식사의 주요 요소를 분석하고 입증하기 위해 4가지 연구를 연속으로 시행했다. 첫 번째 연구에서 틸카는 식습관을 측정하기 위해 직관적 식사 척도 Intuitive Eating Scale, IES 를 만들어 유효성을 검증했다. 2장의 질문 "당신은 직관적 식사형인가?"는 이 연구 결과를 토대로 만든 것이다.

다음으로 여대생들에게 직관적 식사 척도와 그 밖의 여러 실험으로 정신 건강과 몸에 대한 의식, 섭식장애 증상을 나타내는 여러 지표와 직관적 식사와의 관계를 평가했다.

직관적 식사 척도에서 높은 점수를 기록한 여성들은 직관적 식사자로 확인되었다. 낮은 점수가 나온 이들에 비해 날씬한 몸매가 이상적이라는 생각이 내면화되어 있지 않고 몸에 대한 만족도가 높았다. 직관적 식사자는 자존감의 근원을 날씬한 몸매에 두지 않는다는 뜻이다. 직관적 식사 척도에서 높은 점수는 자존감과 삶에 대한 만족도, 낙관주의, 주도적인 대처와도 긍정적인 연관이 있는 것으로 나타났다.

직관적 식사자는 몸에 대한 자각 혹은 내수용성 인식이 더 나은 모습을 보였다. 내수용성 감각은 빠른 심박 수, 거친 호흡, 배고픔, 포만감 등 몸 안에서 일어나는 신체적 감각을 뇌가 인식하는 작용이다. 여기에는 감정이 촉발하는 신체적 감각 또한 포함된다. 모든 감정에는 신체적 감각이 따른다. 예를 들어 무서움을 느낄 때 심장이 쿵쾅거리면서 심박 수가 빨라지고 몸이나 가슴이 조여 오는 느낌이 들 수도 있다. 이처럼 신체와 감정은 매우 긴밀하게 연결되어 있다. 정신의학자 대니얼 시겔Daniel Siegel 박사가 환자들이 몸에서 느끼는 신체적 감각을 먼저 파악함으로써 감정을 헤아릴 수 있도록 도와주는 이유도 그 때문이다. (시겔 박사는 저서 《마음을 여는 기술》에서 그 과정을 설명한다.)

다음으로 틸카는 체질량지수BMI와 직관적 식사 척도의 관계를 분석했다. 직관에 따라 먹는 사람이 다이어트를 하는 사람에 비해 배고프지 않을 때 먹거나 감정의 변화와 상황 요인에 대한 반응으로 먹는 것 등 체중 증가로 이어지는 행동을 할 가능성이 낮을 것으로 예측했다. 예측대로 직관적 식사 척도 점수가 높은 여성일수록 BMI가 낮았다. 무엇을 언제 얼마나 먹을지 몸이 보내는 신호에 따라 결정할수록 체질량지수가 낮다는 뜻이었다. 다이어트를 하면 오히려 몸무게가 증가한다는 사실을 보여주는 연구들을 떠올려볼 때 이것은 놀랍기보다는 사실을 다시 확인해주는 것이다.

틸카와 호크스는 각자 따로 직관적 식사의 특징을 분석하는 도구를 만들었다. 호크스의 직관적 식사 척도 2004a 는 4가지 요소로 이루어진다.

- 내재적 식사(내부 신호에 따른 섭식)
- 외적인 식사(기분, 인간관계, 음식의 이용 가능 여부 등 외부 영향에 따른 섭식)
- 다이어트 거부(다이어트나 칼로리 계산, 체중 감량 욕구를 토대로 하지 않는 섭식)
- 자기관리(신체 이미지 수용, 신체 치수에 상관없이 몸을 돌봄)

틸카와 호크스가 각각 평가 척도를 고안한 덕분에 다른 연구자들도 직관적 식사와 관련된 여러 사안을 파헤쳐볼 가능성이 열렸다.

어떤 연구가 있는지 살펴보자.

직관적 식사의 장점과 특징을 보여주는 연구

샐리 도켄도프 Sally Dockendorff 가 이끄는 연구진은 2011 틸카의 직관적 식사 척도2006를 청소년들에게 적용한 결과를 119회 미국 심리학협회 학회에서 발표했다. 도켄도프는 직관적 식사의 주요 요소 한 가지를 더 발견했다. 그것은 바로 신뢰였다. 몸의 배고픔과 배부름 신호를 믿어야 한다는 것이다. 다시 말하자면 허기와 포만감의 신호를 알아차리는 것에 그치지 않고 몸이 언제 얼마나 먹어야 하는지 알려준다는 것을 믿었다. 음식과 지방 혐오증이 커지는 가운데 신뢰는 나이에 상관없이 모든 직관적 식사자의 중요한 특징일지도 모른다.

도켄도프는 500명 이상의 중학생을 대상으로 한 연구에서 직관적 식사법이 주는 혜택을 발표했는데 틸카의 여대생 연구2006와 일치한다. 직관적 식사 척도에서 높은 점수를 기록한 청소년들은 1) 체질량지수가 낮고 날씬한 몸매에 대한 문화적 이상을 내면화하지 않았고 2) 몸에 대한 불만족도가 낮았으며 3) 감정의 기복도 적었다. 또한 직관적 식사를 하는 사람일수록 긍정적이고 삶에 대한 만족도도 높았다. 특히 청소년들은 호르몬 변화와 또래 압력에 취약한 탓에 기분이나 삶의 만족도가 흔들릴 수 있다는 점에서 이 연구 결과는 매우 주목할 만하다.

일부 평론가들은 직관적 식사의 한 요소에 우려를 표시한다. 배고플 때 원하는 음식을 먹어도 된다는 무조건적인 허락 말이다. 그들은 마음대로 먹어도 된다고 '허락'하면 건강에 해로운 식단과 체중 증가로 이어질 것이라고 주장한다. 그래서 스미스와 호크스는2006 약 350명의 대학생을 대상으로 직관적 식사자의 음식 선택에서 건강과 관련한 특징을 분석하는 연구를 시행했다. 우려와 달리 호크스의 직관적 식사 척도2004a에서 높은 점수를 받은 학생일수록 더욱 다양한 식단을 추구했고 체질량지수가 낮았다. 직관적 식사와 '정크 푸드'가 식단에서 차지하는 양도 상관관계가 없었다. 즉 직관적 식사를 하는 사람들은 건강에 해로운 식단을 추구하지 않았다. 또한 그들은 먹는 것에 더 큰 즐거움을 느끼는 것으로 나타났다. 흥미롭게도 직관적 식사자에 해당하는 사람은 여성보다 남성이 많았다(남성 173명, 여성 124명).

긍정적이고 건강한 심리는 정서의 밝은 측면을 나타낸다. 낙관적이고 행복하고 감사한 기분 등이 해당하는데 여러 연구에서 건강과 웰빙의 정도를 예측하는 지표로 드러났다. 게다가 이러한 효과는 시간이 지날수록 쌓여서 건강과 사회적 통합성, 효율성, 회복 탄력성이 높아진다. 스트레스 호르몬인 코르티솔 분비와 염증 수치를 낮춰주는 등 건강에도 효과적이라는 연구 결과가 있다. 틸카와 월콕스가 340명의 여대생을 대상으로 시행한 연구는2006 1) 정서적 이유가 아닌 신체적 이유에서 먹는 것 2) 허기와 포만감의 내부 신호에 의존해 언제 얼마나 먹을지 결정하는 것이라는 직관적 식사의 두 가지 핵심 요소가 심리적인 웰빙에 이바지한다는 사실을 보여준다. 다시 말해 낙관주의, 강인성(시련에서 회복되는 능력인 회복탄력성 지표), 무조건적인 자기존중, 긍정적인 기분, 주도적인 대처, 갈등 해소 등에 도움이 된다.

이 연구 결과는 감정과 허기와 포만감의 신호에 주의를 기울이는 것이 중요하다는 사실을 강조한다. 웰빙과 연결되기 때문이다. 다수의 직관적 식사 원칙을 입증해주기도 한다(배고픔을 존중하라, 포만감을 존중하라, 음식을 이용하지 않고 감정에 대처하라, 다이어트 사고방식에서 벗어나라).

미 육군이 실시한 연구에서는 직관적 식사를 군에서도 유용하게 사용할 수 있다는 결과가 나왔다.Helson and Cole 2011 미국 육군 – 베일리대학원 영양학 연구자들은 18~65세 현역 군인 100명을 대상으로 섭식의 동기와 직관적 식사의 특징을 모두 분석했다. 그 결과 직관적 식사 척도에서 가장 높은 점수가 나오고 체질량지수가 정상인 현역 군인들은 내적인 허기와 포만감 신호에 의존해서 먹는 경우가 많았다. 반면 정상 체질량지수를 초과하는 이들은 비직관적 혹은 비신체적인 이유에 따라 먹는 경우가 많았다. 이렇게 상관성이 있다는 결과 덕분에 더 큰 규모의 연구가 시행되고 있다. 군인들이 정서적, 환경적, 사회적인 이유로 음식을 먹는 습관을 바로잡아 주도록 직관적 식사 프로그램의 효율성에 대한 평가가 이루어질 예정이다.

직관적 식사에 영향을 끼치는 요인

연구에 따르면 부모나 보호자의 말, 식습관, 생각과 감정에 대한 표현 방법, 신체 이미지 수용과 감사, 문화의 변화 등 직관적 식사에 영향을 끼치는 요인이 많다. 어떤 연구가 있는지 살펴보자.

부모·보호자의 섭식 교육과 메시지

갤러웨이Galloway 와 동료들은2010 부모의 섭식 교육이 직관적 식사와 체질량지수에 끼치는 영향을 평가했다. 약 100명의 대학생과 부모는 학생의 아동기에 부모가 한 섭식 교육에 관한 질문지를 작성했다. 다음과 같은 질문이 포함되었다. 부모가 _____을 제한 또는 감시했는가?

- 단 음식(사탕, 아이스크림, 케이크, 파이, 빵 등)
- 간식(감자칩)
- 지방이 많은 음식

그다음으로 연구진은 학생들의 현재 체질량지수를 확인하고 직관적 식사 척도를 이용해 현 수준을 파악했다. 그 결과 음식 섭취를 감시하고 제한하는 부모의 행동이 자녀의 체질량지수와 감정적인 식사, 직관적 식사 점수에 영향을 끼친 것으로 나타났다. 부모에게 섭식을 감시당하고 제한당한 여학생들은 1) 감정적인 식사를 하는 경향이 매우 강하고 2) 체질량지수가 더 높았으며 3) 허기와 포만감 신호에 따라 식사를 하는 경우가 적었다. 남학생들의 경우는 그 연관성이 다르게 나타났다. 부모에게 음식 섭취량을 제한당한 남학생들은 그렇지 않은 경우보다 체질량지수는 현저히 높았지만 감정적인 식사 경향이 더 강하지는 않았다.

또 다른 연구에서도 직관적 식사가 낮은 체질량지수와 연관 있다는 사실을 보여준다. 그 연구는 부모의 섭식 통제가 장기적으로 영향을 끼칠 수 있으며 감정적인 식사의 원인이 될 수 있다고 결론지었다.

크룬 반 디스트Kroon Van Diest와 틸카는2010 대학생을 대상으로 한 연구에서 비슷한 결과를 얻었다. 그들은 학생들에게 부모와 보호자가 다음의 행동을 강조한 정도를 평가하게 하는 질문지를 만들었다.

- '살찐다'는 이유로 어떤 음식을 먹지 말라고 했다.

- 다이어트를 하거나 칼로리 높은 음식을 제한하라는 말을 했다.
- 너무 많이 먹는다고 말했다.

그들은 어릴 때 보호자에게서 비판적이고 억압적인 메시지를 전달받은 사람일수록 직관적 식사 척도 점수가 낮고 체질량지수가 높다는 사실을 발견했다.

부모의 섭식 교육 방법에 대한 L. L. 버치 L. L. Birch 의 연구도 있다. 버치의 연구는 부모가 자녀의 섭식을 제한하려고 하면 자연적인 배고픔, 배부름 신호와 단절되는 역효과가 일어난 사실을 보여준다. 이 연구들은 음식 경찰에 반박하라, 음식과 화해하라, 배고픔을 존중하라, 포만감을 존중하라 같은 직관적 식사의 원칙을 뒷받침한다.

자기 침묵

자기 침묵은 생각과 감정, 욕구를 억압하는 것으로 여성의 정신 건강에 영향을 주는 젠더 현상 gender phenomenon 이다. 자기 침묵의 과정은 몸에 대한 불만족이 나타나고 사회적 압력이 가해지는 청소년기라는 취약한 시기에 시작되는 것으로 알려져 있다. 젊은 여성들의 자기 침묵은 날씬한 몸매에 대한 사회 전체의 개념을 거스르는 생리적 신호 혹은 배고픔 신호를 무시하거나 억누르는 행동을 일으킬 수 있다. 생각과 감정, 욕구의 표현은 건강한 섭식 행동의 필수적인 측면이다. 샤우스와 닐슨 Shouse and Nilsson, 2011 은 섭식장애와 직관적 식사, 자기 침묵의 관계를 살펴본 결과 정서적 자각이 높고 자기 침묵의 정도가 약할수록 직관적 식사가 최대화된다는 사실을 발견했다. 그러나 높은 정서적 자각이 강한 자기 침묵과 합쳐지면 섭식장애가 늘어나고 직관적 식사는 줄어들었다. 연구진은 여성이 명료한 생각과 감정을 침묵시킬수록 배고픔 신호가 혼란스러워져서 배고픔과 포만감 신호에 대한 믿음이 줄어들 수 있다고 말한다. 또 직관적 식사를 할수록 정서적 자각이 높고 자기 침묵이 낮게 나타났다.

이 연구 결과는 음식 경찰에게 반박하라와 음식을 이용하지 않고 감정에 대처하라는 원칙을 확인시켜준다.

몸에 대한 감사와 수용

• • •

직관적 식사 능력은 타고나지만 그 능력을 계속 유지하는 것은 가족과 친구, 문화를 포함한 환경의 영향을 받는다. 직관적 식사는 배고픔이나 배부름 같은 내적인 경험을 무시하고 엄격한 원칙을 강요하는 환경에서는 유지되기 어렵다. 타인의 신체를 비판하는 일이 당연시되는 환경이라면 (특히 여성일수록) 외모를 통제하고자 몸이 보내는 신호와 단절된 상태로 먹게 된다. 또한 있는 그대로 몸을 받아들이지 않고 가족이나 친구, 사회가 살을 빼라는 압박을 하면 외모 중심의 식사법에 초점을 맞춘다. 많은 사람이 놀라겠지만 "멋진데. 몇 킬로그램이나 빠졌어?", "나도 몸매가 너 같았으면" 하는 몸에 대한 칭찬은 외모로 사람을 판단하는 행동이다.

트레이시 틸카와 동료들은 약 600명의 여대생과 18~65세 여성 800

명을 각각 연구한 결과 몸의 기능을 강조하고 몸에 대한 감사를 느끼는 행위가 신체를 수용하여 직관적 식사의 문을 여는 열쇠로 작용한다는 사실을 발견했다.Avalos, Tylka 2006, Augustus-Horvath, Tylka 2011

여성에게 외모가 아니라 몸의 기능을 강조하면 몸의 생리 신호에 따라 먹는 경향이 커진다. 또한 몸에 감사하는 태도를 가지면 직관적 식사를 할 가능성이 커진다. 연구는 겉모습이 아닌 감사와 몸의 기능에 집중할 때 직관적 식사도 촉진된다는 사실을 보여준다.

몸에 대한 감사와 직관적 식사가 독특하고도 긍정적인 연관성을 가진다는 사실도 발견했다.

- 신체 치수나 부족함에 상관없이 몸에 대해 긍정적인 태도를 보인다.
- 몸이 필요로 하는 것을 자각하고 주의를 기울인다.
- 건강에 이로운 행동으로 몸을 보살핀다.
- 미디어의 비현실적인 이상을 거부함으로써 몸을 보호한다.

틸카와 동료들은 마른 몸매가 이상적이라는 고정관념에 반박하고 신체 치수의 다양성을 인정하는 것이 중요하다고 말한다.

호크스와 동료들이 시행한 흥미로운 연구는 초기 단계에서는 자연적으로 직관적 방법으로 식사를 하지만, 마른 몸매를 이상화하는 문화가 수용되면 그 방법이 사라진다는 사실을 보여준다.Hawks 외 2004b, Madanat & Hawks 2004 외 문화를 받아들이는 단계에서 미디어에 나오는 비현실적인 몸매가 내면화되면 타고난 직관적 식사법이 약해지며 외부 신호에 따르게 되는 것이다. 몸에 대한 감사와 수용에 대한 연구는 '몸을 존중하라'를 뒷받침해준다.

직관적 식사에 관한 연구는 대부분 여성이나 남녀 집단을 대상으로 이루어졌고 남성만을 대상으로 한 것은 없었다.

현재 가스트Gast 와 동료들이 181명의 남자 대학생들을 대상으로 직관적 식사에 관한 연구를 진행 중이다(출간 전). 지금까지 나온 결과에서도 직관적 식사 척도 점수가 높을수록 체질량지수가 낮다는 사실을 발견했다. 남성들은 다이어트를 여성적인 행동으로 보는 경향이 있고 비현실적이고 이상적인 몸무게가 아니라 건강하고 탄탄한 몸매를 더욱 중요하게 여겼다.

이처럼 모든 연구에서 직관적 식사가 몸과 마음의 건강에 다양한 영향을 준다는 점을 보여준다. 다음은 그 내용을 요약한 것이다.

직관적 식사자의 특징 이 도표는 직관적 식사의 특징에 관한 연구 결과를 요약한 것임	
낮다	높다
• 체질량지수 • 마른 몸매를 이상화하는 문화의 내면화 • 중성지방 수치 • 섭식장애 • 자기 침묵(생각이나 감정, 욕구를 억누르는 것)	• 자존감 • 웰빙과 낙관주의 • 식단의 다양성 • 몸에 대한 감사와 수용 • HDL(좋은 콜레스테롤) 수치 • 내수용성 인식 • 먹는 데서 느끼는 즐거움 • 주도적인 대처 • 심리적 강인성 • 무조건적인 자기존중

폭식증 치료 연구와 섭식장애 예방

2006년에 털카와 윌콕스가 직관적 식사의 구성 요소를 분석한 결과, 직관적 식사가 단순히 섭식장애 증상을 없애는 것을 넘어서 심리적 건강에 도움이 된다는 결론에 도달했다. 나아가 그들은 직관적 식사가 환자의 회복 능력을 높여줄 수 있으므로 섭식장애 치료에서 교육 과정 일부분으로 포함하는 것을 추천했다.

최근 연구Young 2011에서는 직관적 식사 방법이 대학생들의 섭식장애를 예방하는 데 효과가 있다는 결과가 나왔다. 직관적 식사는 '섭식장애'와는 달리 부정적인 인식과 거리가 멀어 덜 위협적이므로 학생들이 자발적으로 참여할 수 있다는 점에서 더욱 호소력이 있는 것으로 나타났다.

노트르담 대학교의 로라 스미섬Laura Smitham은 폭식장애 진단을 받은 31명의 여성을 대상으로 (이 책을 참고해) 8주간의 직관적 식사 프로그램을 시행했다Smitham 2008. 그 결과 참가자들이 더는 폭식장애의 기준에 속하지 않을 정도로 폭식이 줄어드는 결과가 나왔다. 아쉽지만 이 연구에서는 비교 대상인 통제집단이 없었다는 점을 참고해야 한다.

역시 직관적 식사법을 이용해 폭식이 크게 줄어드는 결과가 나온 또 다른 두 건의 연구에는 통제집단이 있었다.Kristeller, Wolever 2011 진 크리스텔러Jean Kristeller가 고안한 마음챙김 기반 섭식 자각훈련Mindfulness-Based Eating Awareness Training, MB-EAT을 치료 과정으로 이용했는데 410쪽의 표에서 보듯 이것은 직관적 식사법과 공통점이 매우 많다. MB-EAT 훈련 프로그램에는 '다이어트를 거부하는' 요소가 들어가지 않지만 크리스텔러는 다이어트가 몸과 마음의 조율을 방해한다는 사실에 동의하며 MB-EAT에서도 그 위험성을 내내 강조한다.

MB-EAT와 직관적 식사 원칙의 유사점	
MB-EAT의 구성 요소	직관적 식사 원칙
배고픔 자각훈련	배고픔을 존중하라
맛과 식이의 즐거움	만족 요인을 찾아라
포만감 자각	포만감을 존중하라
선호도와 건강을 토대로 하는 음식 선택	만족 요인을 찾아라, 음식과 화해하라, 적당한 영양으로 건강을 존중하라
판단하지 않는 식이 자각	음식 경찰에게 반박하라
정서적 욕구를 건강한 방법으로 충족하라	음식을 사용하지 않고 감정에 대처하라
몸의 수용과 비非판단	몸을 존중하라
가벼운 운동	운동으로 기분의 차이를 느껴라

직관적 식사자가 음식을 골고루 섭취하고 자존감이 높고 건강한 체중을 유지하며 심리적으로 더 강인하고 섭식장애 증상이 덜하다는 사실을 보여주는 연구가 점점 늘어나고 있다. 그래서 우리는 직관적 식사가 섭식장애와 비만을 예방하는 통합적인 해결책이 될 수 있다고 생각한다.

우리는 '비만과의 전쟁'을 벌이는 공중보건 정책들이 의도치 않게 체중 증가를 끊임없이 부추기고 섭식장애 위험을 증가시키는 문제를 만들고 있는 것이 아닐까 걱정스럽다. 이 두 가지 위험은 모두 섭식장애 아카데미Academy for eating disorders가 발표한 성명서에 포함되어 있다. 공중보건 정책들은 음식과 몸과 마음의 조율이 아닌 외적인 해결책을 널리 퍼뜨린다. 체중에 대한 부정적인 인식과 몸에 대한 불만도 심화시킬 수 있다. 두 가지 모두 섭식장애와 비만의 위험 요소다.

직관적 식사 연구 사례 요약

지금까지 25건이 넘는 직관적 식사에 관한 연구가 시행되었고 현재도 진행 중인 연구들이 있다. 제1저자 이름을 알파벳순으로 기재한다.

- **Augustus- Horvath, C. L., Tylka, T. L.** (2011). 〈직관적 식사 수용: 청소년 후기, 성인 초기, 성인 중기 여성들의 비교〉, 상담 심리학 저널(Journal of Counseling Psychology), 58, 110-125.
  타인의 신체 수용은 여성이 자신의 몸에 감사하고 타인의 관점을 거부하는 데 도움이 되는 것으로 밝혀졌다. 따라서 직관적 식사에 도움이 된다.
- **Avalos, L., Tylka, T. L.** (2006). 〈여대생을 대상으로 한 직관적 식사 탐구〉, 상담 심리학 저널(Journal of Counseling Psychology), 53, 486-497.
  신체 기능과 감사를 강조하는 무조건적인 수용이 직관적 식사를 가능하게 한다.
- **Bacon, L. 외.** (2005). 〈신체 수용과 직관적 식사법은 만성적으로 다이어트를 하는 비만 여성의 건강을 개선해준다〉, 미국 영양사협회 저널(Journal of the American Dietetic Association), 105, 929-936.
  2년간 실시한 연구에서 비다이어트 방법이 비만인 만성 다이어터의 건강을 개선해준다는 사실을 보여준다.

- **Cole, R. E., Horacek, T.** (2010). 〈"내 몸이 먹을 때를 안다" 직관적 식사 시범 프로그램의 효율성〉. 미국 건강 행동 저널(American Journal Health of Behavior), 34(3), 286-297.

  군인 배우자들이 다이어트 사고방식을 거부하는 것을 도와줄 목적으로 고안한 직관적 식사 프로그램의 효율성을 평가한 연구. 참가자들이 다이어트 사고방식에서 벗어나 직관적 식사를 따르는 생활방식을 추구하도록 해주었다.

- **Dockendorff, S. A. 외.** (2011년 8월). 〈청소년 대상 직관적 식사 척도: 요인과 개념 검증〉, 워싱턴 DC에서 열린 119회 미국 심리학협회 학회에서 발표된 논문.

  틸카의 직관적 식사 척도를 청소년 대상으로 적용한 연구로 직관적 식사가 낮은 체질량지수, 마른 몸매에 대한 이상을 내면화하지 않음, 긍정적인 기분, 삶에 대한 높은 만족도와 관련 있는 것으로 나타났다.

- **Galloway A. T., Farrow, C. V., Martz D. M.** (2010). 〈대학생들을 대상으로 어린 시절의 식습관, 현재의 식이 행동, BMI를 조사한 보고서〉, 행동 및 심리(Behavior and Psychology), 18(7), 1330-1335.

  약 100명의 대학생인 자녀와 그 부모들을 대상으로 자녀가 어릴 때 식습관을 어떻게 훈육했고 받았는지에 대한 질문지에 답하도록 했다. 부모가 어린 시절 음식 섭취를 감시하고 제한한 것이 현재 대학생이 된 자녀의 체질량지수와 감정적 먹기, 직관적 식사 수준에 큰 영향을 끼치는 것으로 나타났다.

- Gast, J., Madanat H., Nielson A. (출간 전). 〈남성이 음식 섭취와 신체 활동에 더욱 직관적인가?〉, 미국 남성건강저널(American Journal of Men's Health). 호크스의 직관적 식사 척도에서 높은 점수를 받은 남성일수록 체질량지수가 낮았다. 남성들은 이상적인 체중이 아니라 탄탄하고 건강한 몸을 더 중요시했다.

- Hahn, K. O., Wiseman M. C., Hendrickson J., Phillips J. C. Hayden E. W. (2012). 〈직관적 식사와 여대생 운동선수들〉 여성 심리학 계간지(Psychology of Women Quarterly), 예비 자료에서는 직관적 식사와 여대생 운동선수 사이의 긍정적인 결과가 나타났다. (J. 필립스와의 개인적 대화, 2011년 3월 10일)

- Hawks, S. R., Madanat, H., Hawks, J., Harris, A. (2005). 〈여대생들을 대상으로 살펴본 직관적 식사와 건강 지표의 관계〉, 미국 건강교육 저널(American Journal of Health Education), 36, 331-336. 직관적 식사법이 낮은 체질량지수 및 중성지방 수치, 심장질환의 위험 감소와 연관성을 보였다.

- Hawks, S. R., Merrill, R. M., Madanat, H. N. (2004a). 〈직관적 식사 평가 검증: 예비적 타당화〉 미국 건강 교육 저널(American Journal of Health Education), 35, 90-98. 이 연구에서는 직관적 식사를 정의하고 효과를 측정하는 척도를 고안했다. 다이어트는 비효과적이고 심지어 해롭지만 직관적 식사는 음식과의 관계를 정상화하고 건강한 신체 치수에 도달할 수 있도록 도와준다.

- Hawks, S. R., Merrill, R. M., Miyagawa, T., Suwanteerangkul, J.,

Guarin, C. M., Shaofang, C (2004b). 〈아시아의 직관적 식사와 영양상의 변화〉, 아시아태평양 임상 영양저널(Asia Pacific Journal of Clinical Nutrition), 13, 194-203. 미국과 아시아 4개국에서 음식 섭취량을 주로 신체적 배고픔의 충족 정도로 측정하는 직관적 식사 척도(IES)가 직관적 식사 원칙과 일치하는지 평가 했다.

- **Heileson, J. L., Cole, R.** (2011). 〈군인의 음식 섭취와 직관적 식사에 대한 군인의 동기 분석〉, 미국 영양사협회 저널(Journal of the American Dietetic Association), 111 (9 보충), A26쪽.

100개 부대를 대상으로 한 연구에서 직관적 식사가 체질량지수를 낮춘다는 결과가 나왔다.

- **Kroon Van Diest, A. M., Tylka, T.** (2010). 〈보호자의 식이 메시지 수준평가: 발달과 심리측정 조사〉, 〈신체 이미지(Body Image)〉, 7, 317-326.

보호자의 비판적이고 제한적인 메시지가 직관적 식사에 부정적인 영향을 끼쳤다.

- **MacDougall, E. C.** (2010). 〈아프리카계 미국 여대생을 대상으로 하여 문화적으로 적합한 직관적 식사 모델 조사〉, 애크런 대학교. 논문, 218쪽.

이 연구는 아프리카계-미국인 여대생들을 대상으로 직관적 식사 모델을 살펴본다. 직관적 식사가 다양한 문화로 확대, 일반화될 수 있음을 보여준다.

- **Madanat, H. N., and Hawks, S. R.** (2004). 〈직관적 식사 척도에 대한 아랍에서의 검증〉, 글로벌 헬스 프로모션(Global Health Promotion) (구 프로모션 앤드 에듀케이션(Promotion and Education), 11, 152-157.

호크스의 직관적 식사 척도는 여러 문화에서 검증되었으며 아랍인들의 직관적 식사 상태를 평가하는 적절한 도구로 본다.

- Madden, C. E., 외. (2012). 〈뉴질랜드 중년 여성 1,601명을 대상으로 허기와 포만감의 신호에 따른 식사법과 BMI의 연관성 연구〉, 공중보건영양(Public Health Nutrition) 3월호 23:1-8.

직관적 식사 척도(IES) 점수가 높은 여성일수록 체질량지수가 매우 낮다. 즉 배고픔과 배부름 신호에 따르고 먹어도 된다고 무조건적으로 허락하고 음식으로 감정에 대처하지 않는 사람일수록 체중 증가로 이어지는 식이 행동을 보이지 않는다.

- Mensinger, J. (2009년 11월) 〈직관적 식사: 비만 여성을 위한 새로운 건강 증진 전략〉, 필라델피아에서 열린 미국 공중보건협회(American Public Health) 학회에서 발표한 논문.

직관적 식사는 다이어트의 일시성과 체중 증가의 부정적인 주기를 고려한 새로운 건강 개선 전략이다.

- Sarah, H., Shouse S. J., Nilsson, J. (2011). 〈여대생의 자기 침묵, 정서적 자각, 감정적 먹기〉, 여성 심리학 계간지(Psychology of Women Quarterly), 35, 451-457.

생각과 감정, 욕구의 표현은 건강한 식이 행동에 꼭 필요하다. 자기 목소리 억압과 높은 수준의 정서적 자각이 합쳐지면 배고픔과 배부름 내적 신호에 대한 신뢰가 약해져서 직관적 식사를 해칠 수 있다. 여성의 경우, 정서적 자각 수준이 높고 자기 침묵은 낮을 때 직관적 식사 수준이 최대화된다. 그 반대의 조건에서는 직관적 식사가 방해를 받는다.

- **Smith M. H., 외.** (2010년 5월). 〈여성 섭식장애 입원환자를 대상으로 한 두 가지 직관적 식사 척도 검증〉, 2010년 오스트리아 잘츠부르크에서 열린 ICED 학회에서 발표된 논문.

환자들을 대상으로 한 직관적 식사 척도의 검증 연구는 직관적 식사가 섭식장애 예방과 개입에 수행할 수 있는 역할에 대해 좀 더 깊이 살펴보는 토대를 제공한다. 또한 섭식장애 환자의 입원, 거주, 외래 치료에 직관적 식사 원칙이 포함되어야 하는 이유를 강조한다.

- **Smith, T. S., Hawks, S. R.** (2006). 〈직관적 식사, 다이어트 구성, 건강한 체중 증진에서 음식의 의미〉, 미국 건강 교육 저널(American Journal of Health Education), 37, 130-136.

직관적 식사 척도 점수가 높을수록 음식에서 느끼는 기쁨과 즐거움이 크고 체질량지수와 다이어트 비율이 낮고 음식에 대한 불안이 적다.

- **Smitham, L.** (2008). 〈폭식장애에 대한 직관적 식사 프로그램 평가: 벤치마킹 연구〉, 노트르담 대학교, 논문, 2008년 11월 26일.

폭식장애(BED)의 DSM-IV 기준을 충족하는 여성 31명을 대상으로 직관적 식사 개입 프로그램을 시행했다. 전반적으로 폭식이 대폭 줄어드는 개선이 나타났다.

- **Tylka, T. L.** (2006). 〈직관적 식사 기준 개발과 심리측정〉, 상담 심리학 저널(Journal of Counseling Psychology), 53, 226-240.

직관적 식사자의 3가지 주요 구성 요소와 건강상의 장점을 밝힌 중요한 연구. 직관적 식사를 하는 사람일수록 긍정적이고 자존감이 높으며 체질량지수가 낮고 마른 몸매에 대한 사회의 비현실적인 이상을 내면화하지 않는다.

- **Tylka, T. L., Wilcox, J. A.** (2006). 〈직관적 식사와 섭식장애 증상이 서로 반대편에서 하나를 떠받치고 있는 기둥인가?〉 상담 심리학 저널(Journal of Counseling Psychology), 53, 474-485.

  배고픔과 배부름에 반응하는 직관적 식사를 하면 섭식장애에 걸리지 않고 건강한 심리를 유지한다.

- **Tylka, T. L.** (출간 전). 〈남자 대학생을 대상으로 한 직관적 식사 척도 심리측정 검토〉

  남성과 직관적 식사에 대한 예비 연구와 직관적 식사 척도에 대한 예비 연구로 직관적 식사의 효과를 보여준다.

- **Tylka, T. L., Wei, M.** (출간 전). 〈사회적 지지와 자존감이 직관적 식사에 대한 믿음에 영향을 끼치는가?〉

- **Wei, M., Tylka, T. L.** (출간 전) 〈타인의 신체 수용과 신체 감사가 직관적 식사에 대한 믿음에 영향을 끼치는가?〉

- **Weigensberg, M. J.** (2009). 〈직관적 식사가 비만을 줄여준다(개요)〉, http://professional.diabetes.org/Abstracts_Display.aspx?TYP=1&CID=72812 2011년 12월 30일 기준.

  직관적 식사가 여성들의 비만과 인슐린 저항을 줄여준다는 결과가 나왔다.

- **Young, S.** (2011). 〈여대생들의 건강한 식이 증진: 직관적 식사 개입의 효과〉, 아이오와주립대학교. 147쪽. 논문. AAT 3418683.

정상적인 섭식 행동을 늘리고 섭식장애 리스크 요인을 줄이기 위해 고안한 직관적 식사 프로그램의 효과를 처음 분석한 연구. 전반적으로 직관적 식사 모델이 대학가의 섭식장애를 예방하는 방법으로 사용될 수 있다는 가능성을 보여준다.

맺음 글

책은 여기에서 끝일지라도 당신이 직관적 식사를 하기로 한다면 새로운 시작이 될 것이다.

직관적 식사자가 되려면 뿌리 깊이 박힌 생각들에 반기를 들고 마음속 깊이 숨어있던 감정과 두려움을 휘저어야 하는 온갖 고난으로 가득한 과정을 거쳐야만 한다. 다이어트가 난무하는 세상이지만 실패에 대해 자신을 탓하는 한 다이어트는 효과가 없다. 신진대사나 정서적인 측면에서도 효과가 없고 정신적으로도 마찬가지다. 고객들은 실제로 영혼에 상처를 입은 듯 호되게 맞고 쓰러진 것 같은 기분이 들었다고 전한다. 직관적 식사로 눈을 돌렸을 무렵에는 정상적인 식사로 돌아갈 수 있다는 희망마저 버린 이들이 대부분이다.

직관적 식사는 당신에게 힘을 주는 과정이다. 건강을 개선해줄 뿐만 아니라 자유에 이르는 길이다. 음식의 횡포와 몸에 대한 불안에서 해방

되어 꿈과 삶의 목적을 추구하는 에너지를 재충전할 수 있다. 직관적 식사자가 되려면 의식적인 결정과 헌신이 필요하다. 기존의 생활 방식을 버리고 새로운 관점에 마음을 열어야 한다는 뜻이다. 관점을 바꾸는 것이 처음에는 힘들지만 결국 새로운 삶의 방식이 단단하게 자리 잡힐 것이다.

패러다임의 변화가 시작되려면 먼저 식습관에 상충하는 것들이 존재한다는 사실을 꼭 알아야 한다. '의지력'으로 견디는 다이어트에서 느끼는 힘과 통제감은 일시적이지만 직관적 식사의 길을 시작하면 평생 자신에게 부여한 힘을 느낄 수 있다. 다이어트 행위와 반발 섭식은 흥분감을 준다. 금지된 음식을 먹는 것도 마찬가지다. 하지만 음식이나 다이어트에서 흥분감을 찾지 않으면 삶의 다른 측면을 자유롭게 경험할 수 있다. 다이어트에 따른 음식 집착으로 감정이 무감각해지면 스트레스를 덜 느낄 수는 있어도 삶 자체가 초점을 잃은 영화 화면처럼 흐릿해진다. 분명히 열심히 살아가고는 있지만 삶의 굴곡과 미묘한 감각을 경험할 수 없다. 다이어트와 폭식으로 무감각해진 껍데기를 벗으면 오랫동안 묻혀 있었던 다채로운 삶을 경험할 수 있다.

생리 신호와 맛의 선호에 반응하는 직관적 식사법을 실천하면 몸과 감정, 생각과 정확히 이어질 수 있다. 결국 그러한 민감성이 삶의 다른 영역으로까지 퍼진다.

판단이 아닌 호기심의 틀에서 생각하는 법도 배울 수 있다. 반면 다이어트를 할 때는 식단을 조금이라도 어기면 무조건 자신을 비판하는 호기가 된다. 비판은 치명적이고 전염성이 있다. 그 비판적인 관점은 개인의 다른 행동에까지, 심지어 가족과 친구에게까지 번진다. 직관적 식사자가 되면 먹는 경험을 모두 자신의 생각과 감정에 대해 알 기회로 바라본다. 그 호기심은 인생의 다른 부분을 탐구하게 만들기도 한다. 그동안 불행과 스트레스의 주범이던 영역에 큰 변화를 주기로 결심할 수도 있다. 이처럼 삶의 의미를 깊이 파고들게 된 덕에 직장을 바꾸거나 학대하던 사람과의 관계를 끊기로 하는 고객들도 있다.

어느 고객은 직관적 식사가 기다림이자 인내심의 배움이라고 말했다. 우선 그녀는 배가 고플 때까지 기다렸다가 먹는다. 먹는 도중에는 배가 부른지 알아보려고 잠시 멈추는 시간을 가지며 기다린다. 과거에 폭식으로 감추려고 했던 힘든 감정이 느껴질 때는 그 감정을 느껴보며 나아질 때까지 기다린다. 섭식 행동이 정상으로 돌아가 너무도 간절히 꿈꾸는 자유와 평화를 느낄 수 있을 때까지 기다리고 있다. 그녀는 그 과정을 통해 어느 때보다 인내심을 가지는 법을 배웠다. 그 인내심은 특별하다. "인내심을 가지고 기다리면서" 배운 교훈이 예전에 다이어트로 뺀 (그리고 도로 찐) 몇 킬로그램과 실패한 다이어트에 날린 돈보다 훨씬 소중하기 때문이다. 기다림을 배운 덕분에 다이어트의 굴레에서 벗어나고 출구도 없이 갇혀있다는 느낌이 들게 만들었던 삶에서도 벗어났다.

우리는 당신이 처음부터 지니고 태어난 직관적 식사 능력을 되찾아 다이어트에서 벗어날 수 있기를 진심으로 바란다.

감사의 글

감사드려야 할 분들이 많습니다. 그분들의 도움과 격려, 영감이 없었더라면 이 책은 세상에 나오지 못했을 것입니다.

직관적 식사의 개념에 엄청난 관심이 쏟아지는 데 중요한 역할을 한 우리의 에이전트 잉크웰 매니지먼트Inkwell Management, LLC 의 데이비드 헤일 스미스David Hale Smith 에게 감사를 전합니다.

책임 편집자 제니퍼 바이스Jennifer Weis 가 보여준 열정과 지지, 실용적인 비전과 조언에 감사드립니다.

이 책의 제3판이 나오기까지 바로바로 분명하게 소통하고 고무적인 아이디어를 제시하고 끝없이 격려해준 편집자 몰리 트래버Mollie Traver, 이 책의 제2판이 빠르게 출간될 수 있도록 도와준 편집자 로빈 카터Robin Carter, 초판의 디테일을 그대로 담을 수 있도록 도와준 편집자 티나 리Tina Lee, 감사합니다.

심리학 자문을 제공해주신 데시 사판 게라드Desy Safan Gerard 박사님께 감사드립니다.

제2판과 제3판에 영적인 도움을 주신 마크 바이겐스버그Marc Weigensberg 박사님께도 감사를 전합니다.

따로 견해를 전달해주신 영양사 수 루크Sue Luke, 일레인 로버츠Elaine Roberts, 의학박사이자 영양사인 다이앤 케디Diane Keddy, 작가 길드Authors Guild 의 크리스틴 로버그Kristin Loberg, 감사합니다.

이 책에 활용한 심리 원칙에 대한 피드백을 주신 아서 레스니코프 Arthur Resnikoff 에게도 감사를 전합니다.

오랜 시간을 도서관에서 수고해준 안드레아 볼즈Andrea Volz 에게도 감사합니다.

마지막으로 넓은 이해심으로 마음 놓고 이 책을 완성할 수 있게 해준 우리의 가족과 친구들에게 감사를 전합니다.

부록 A

직관적 식사에 관해 자주 하는 질문과 답변

직관적 식사를 배우는 과정에서 고객들이 가장 많이 하는 질문을 한자리에 모았다. 궁금증이 해소될 수 있기를 바란다.

Q1 이 과정이 얼마나 걸리나요?

A 간단하게 답하기가 어려운 질문이다. 다이어트를 얼마나 오랫동안 해왔고 음식 경찰의 목소리가 얼마나 고질적인지에 따라 다를 수 있다. 체중 감량을 제쳐두고 음식과의 관계를 바꾸는 데 집중하려는 의지도 중요하게 작용한다. 직관적 식사의 개념을 빠르게 받아들여 불과 한두 달 만에 식사법을 바꾸는 사람들도 있다. 그런가 하면 원칙을 받아들이고 중대한 변화를 이루기까지 2~3년, 심지어 5년이 걸리는 사람도 있다.

Q2 먹고 싶은 대로 먹으면 통제 불가능할 정도로 먹게 되어 살이 잔뜩 찌지 않을까요?

A 음식과 완전히 화해하고 좋아하는 음식을 언제든 먹을 수 있다는 사실을 알면 적당히 먹은 후에 멈출 수 있다. 음식을 먹어도 된다는 무조건적인 허락을 제대로 하지 않는다면 효과가 없다. 언제든 먹을 수 있다는 믿음이 없기 때문이다. 따라서 정말로 무조건적인 허락이 이루어졌는지 확인해야 한다. 통제 불능의 폭식을 일으키는 것이 바로 죄책감이라는 사실을 잊지 말자. 직관적 식사는 먹는 행위에 죄책감을 느끼지 않는다는 뜻이다. 처음 치유 과정을 시작할 때는 예전에 금지했던 음식을 주로 먹게 될 수도 있다. 박탈감을 일으킨 주범이므로 당분간은 그 음식을 많이 먹을 것이다. 하지만 박탈감이 치유된 후에는 그런 음식도 전체 식단 안에서 균형 있게 자리 잡는다.

Q3 친구들이 비판하거나 의문을 제기하면 어떡하죠?

A 당신이 실천하는 방법을 이해하지 못하는 사람이 많을 것이다. 현 시대를 살아가는 사람들은 대부분 다이어트를 삶의 방식으로 생각하는 데 익숙해져 있다. 끊임없이 다이어트 이야기를 하고 다이어트를 해야 한다고 말하는 사람도 있다. 분명히 뭐라고 하는 사람들이 있을 것이다. 그들에게 이 식사법에 대해 제대로 설명해주기가 어려울 수도 있다. 하지만 직관적 식사가 직관을 따르는 과정임을 기억하자. 어느 정도 시간이 지나면 자기 자신에게 옳은 방법이라는 점이 저절로 느껴질 것이다.

Q4 내가 뭘 하고 있는지 사람들에게 설명을 해주어야 할까요?
A 그래도 되지만 좌절감만 느낄지도 모른다. 다음과 같이 핵심만 설명하자.

- 다이어트는 박탈감을 일으키고 박탈감은 갈망을 일으키고 갈망은 통제 불능 행동을 일으킬 수 있다.
- 배가 고플 때 먹고 싶은 것을 먹으면 배부름을 느껴 그만 먹기가 쉬워진다.
- 음식에 대한 만족감이 클수록 먹는 양도 적어진다.
- 음식을 이용하지 않고 감정에 대처하는 법을 배우고 있다.

Q5 이 방법으로 살도 빠질까요?
A 직관적 식사법을 배울 때는 체중 감량을 옆으로 제쳐두는 것이 가장 중요하다. 살을 빼는 데 집중하면 먹는 것에 관한 결정에 영향을 끼치므로 직관적 식사 과정에 방해가 된다. 그동안 직관적인 신호에 주의를 기울이지 않았고 감정적인 이유로 음식을 먹었다면 현재 건강한 체중이 아닐 가능성이 크다. 다이어트 사고방식에서 벗어나면 체중이 정상화될 것이다. 만약 정상 체중에 대한 비현실적인 관점을 가지고 있고 자연적인 건강 체중보다 훨씬 마른 몸이 되려고 한다면 그 정도로는 살이 빠지지 않을 것이다.

Q6 살을 뺄 수 없다면 과연 이 방법이 가치가 있을까요?

A 유전적인 이유에서 사회의 기준이나 자신의 비현실적인 기준보다 몸무게가 더 많이 나갈 수밖에 없는 사람이라면 오히려 직관적 식사법을 통해 커다란 평화와 만족감을 얻을 수 있다. 박탈감과 죄책감의 '쳇바퀴'에서 내려올 수 있을 것이다. 음식에서 즐거움과 만족스러움을 얻으므로 더는 죄책감을 느끼지 않고 과체중에 대해 자신을 탓하지도 않을 것이다. 결국은 과식이 멈추고 몸이 붓는 증상이나 거북한 느낌도 사라진다. 가끔씩 부족하게 먹는 일도 사라져서 배고프고 불편한 느낌도 없어질 것이다. 무엇보다 직관적 식사법은 (음식으로 인한 걱정과 죄책감에 시달리지 않고) 생각과 감정에 충실할 수 있도록 도와준다. 그래서 많은 사람이 더 행복해진다.

Q7 배고픔이 전혀 느껴지지 않으면 어떡하죠?
A 배고픔이 전혀 느껴지지 않아도 심한 두통을 비롯한 다른 증상이 느껴질 때가 있다. 오랫동안 해온 다이어트·폭식 때문에 배고픔 신호와 연결이 완전히 끊어진 탓이다. 만약 그럴 경우 한동안은 3~4시간에 한 번씩 규칙적으로 먹어 배고픔의 신호를 다시 확립해야 한다. 몸은 일정한 시간 간격으로 음식이 필요하므로 어느 정도 시간이 지나면 음식이 들어올 것을 믿고 배고픔을 표현할 것이다.

Q8 배가 부르다는 것을 어떻게 알 수 있죠?
A 배고픔을 존중하는 법을 배우면 배부름 신호가 훨씬 명백해진

다. 쉬지 않고 먹어 배고픔을 느끼지 않으면 포만감도 경험하기가 힘들어진다. 차이를 구분할 수 있는 토대가 없기 때문이다. 식사 도중에 잠시 멈추는 시간을 가지며 포만감을 시험해보면 좋다.

Q9 배고프지 않은데도 맛있어 보인다는 이유로 먹어도 되나요?
A 절대적인 법칙이 정해진 다이어트와 직관적 식사는 다르다. 배고픔을 존중하는 것이 중요한 원칙이지만 배고프지 않아도 미각 같은 감각적인 즐거움 때문에 먹는 경우가 많을 것이다. 우리는 이것을 미각의 배고픔이라고 부른다. 가끔 미각의 배고픔에 반응해서 먹어도 된다고 스스로 허락하면 전체적인 만족감이 커져서 결국은 섭취량이 줄어든다.

Q10 단 음식은 배고플 때 먹어야 할까요?
A 일반적으로 배가 고플 때까지 기다렸다가 단것을 먹으면 충족에 필요한 양보다 훨씬 많이 먹는다. 단 것으로 생리적인 배고픔을 충족하려고 할 것이기 때문이다. 대부분의 문화권에서 단 것은 식사가 끝나고 미각을 만족시키기 위해 제공한다. 식사 후에 먹으면 미각의 배고픔에 반응하는 것이다.

Q11 감정을 다스릴 수 없을 때 뭔가를 먹고 싶어지면 어떡하죠?
A 대체로 감정의 갈등을 해결하는 가장 빠른 방법은 되도록 그 감정을 그대로 느껴보는 것이다. 하지만 감당하기 어려울 때도

있다. 친구나 치료사가 옆에 있어야 안심하고 감정을 드러내고 싶은 경우도 있고 한동안은 감정을 잘 인내하다가 다시 대처할 수 있을 때까지 출구가 필요한 때도 있다. 그럴 때 음식을 대처 수단으로 이용하지 않도록 위안을 얻거나 정신을 분산시킬 다른 방법을 찾는다.

Q12 영양 문제는 어쩌나요? 원하는 대로 먹으면 건강하게 먹지 못할 것 같은데요.

A 원하는 대로 먹어도 된다고 자신에게 허락할 경우 결국은 균형 잡힌 선택을 하게 되는 경우가 대부분이다. 마침내 음식과 화해한 후에는 영양이 풍부하고 건강에 좋은 음식을 선택하고 플레이 푸드는 처음보다 적은 부분을 차지하게 될 것이다. 영양가 있는 음식은 당신의 몸을 보살펴주고 플레이 푸드는 영혼을 보살펴준다! 좋아하는 음식에 박탈감을 느끼지 않으면 과도하게 먹으려는 충동도 사라진다. 당신은 분명히 좋은 기분을 느끼고 싶을 것이다. 괴로움을 느끼지 않고 배고픔과 배부름 신호에 따르면 기분이 좋을 수밖에 없다.

Q13 꼭 운동을 병행해야 효과를 볼 수 있나요?

A 운동을 다루는 장은 일부러 책의 후반부에 넣었다. 처음부터 운동을 강조하면 다이어트라고 생각할 수도 있기 때문이다. 운동은 기분을 좋게 해주므로 분명히 하고 싶은 마음이 들 것이다. 먹는 것과 운동을 분리하면 체중 감량이라는 덫에 빠질 위험이

없다. 운동은 체중과 관계없이 남녀노소 모두에게 유익하다. 즐겁고 재미있게 몸을 움직일 기회를 찾아보자. 그렇지만 운동을 전혀 하고 싶지 않아도 괜찮다. 분명히 몸을 움직이고 싶어질 테니까!

Q14 다른 사람들에게 이 방법을 추천해야 할까요?
A 대부분 사람은 이래라 저래라 하는 것을 좋아하지 않는다. 반항심만 키울 뿐이다. 당신은 분명히 새로운 생활방식 덕분에 예전보다 훨씬 좋아 보일 것이다. 사람들이 그렇게 차분하고 음식에 집착하지 않고 빛이 나는 이유를 물어보면 그때 비결을 말해주면 된다. 자신들도 해보고 싶어 물어올 것이다.

Q15 더 먹고 싶지 않은데 파티 주최자가 계속 음식을 권하면 어떻게 해야 하나요?
A 그것은 당신의 경계를 존중하지 않는 행동이다. 그 사람은 당신에게 강요할 권리가 없다. 이미 배가 부르고 더 먹으면 속이 거북해질 것 같다며 단호하게 "괜찮아요"라고 말한다. 직관적인 신호가 가장 중요하므로 항상 존중해야 한다.

부록 B

단계별 지침 요약

요리를 해본 사람이라면 잘 알 것이다. 요리법을 배우기 전에는 사진과 전혀 다른 결과물이 나올까 봐 걱정이 된다. 요리가 재밌으려면 기본 개념을 알아야 하는데 "은근히 졸인다" "튀기듯 굽다"같은 차이 말이다. 이 부록의 지침은 요리책과 비슷하다. 책을 읽기 전에 본다면 잘 이해가 되지 않고 잘못 해석할 수도 있다. 하지만 직관적 식사의 철학에 익숙해진 후에 읽으면 필요할 때마다 쉽고 빠르게 참고할 수 있다.

원칙 1 다이어트 사고방식에서 벗어나라

체중을 빨리, 쉽게, 평생 줄일 수 있다는 거짓 희망을 주는 책이나 잡지를 내다버려라. 새로운 다이어트의 효과가 사라지고 요요 현상이 올 때마다 스스로 실패자라고 생각하게 만든 거짓말들에 분노하라. 좀 더 효과적인 새 다이어트가 곧 나올지도 모른다는 한줄기 희망을 버리지 못하면 직관적 식사 능력을 회복하는 자유를 얻을 수 없다.

- 앞으로 평생 다이어트를 포기하겠다는 단호한 결심을 한다. 다이어트에 대한 일말의 희망이나 가능성이 조금이라도 남아있으면 직관적 식사를 배우는 과정에 방해가 된다.
- 칼로리 계산기, 다이어트 책, 잡지를 전부 내다 버린다.
- 친구들이 최신 유행 다이어트에 관해 이야기할 때나 다이어트 광고나 기사를 볼 때마다 들뜨지 않도록 조심한다. 심호흡을 하면서 음식에 대해 새롭게 생각하고 느끼는 방법을 배우기로 했다는 사실을 떠올린다. 그 방법에 다이어트가 들어갈 자리는 없다.
- 당신이 무엇을 얼마나 언제 먹어야 하는지에 타인이 가타부타 하는 것을 거부함으로써 경계를 지킨다. 당신의 몸과 몸무게에 대해서 남들이 이래라 저래라 하는 것을 거부한다.
- 반항심이 들거나 무의식적으로 먹기 시작한다면 다이어트 사고방식에 아직 매달려 있어서 나온 반응인지, 경계 침입자들 때문인지 생각해본다.

원칙 2 배고픔을 존중하라

몸에 적당한 에너지원을 공급해야 한다. 그렇지 않으면 원초적인 과식 충동이 작동한다. 배고픔이 극심한 상태에서는 적당히 의식적으로 먹으려는 의도가 아무런 의미도 없어져버린다. 생물학적 배고픔 신호를 존중하는 법을 배우는 것은 음식과의 관계에서 스스로 음식을 제어할 수 있다는 믿음을 다시 쌓는 토대가 된다.

- 배고픔을 알려주는 아무리 사소한 소리나 느낌이라도 귀를 기울인다. 꼬르륵거리는 소리, 가벼운 현기증, 집중력 저하, 짜증, 에너지 고갈 등.
- 생리적 배고픔을 알아차린 후에는 시간을 내어 먹는다.
- 기본적인 신호를 무시해 배고픔이 과해지면 정말로 먹고 싶은 음식이 무엇인지, 포만감이 느껴지는지를 알아채기가 어렵다. '배고픔 발견 등급'이 3, 4 정도 일 때 먹는 것부터 실험해보자.
- 오랫동안 배고픔이 느껴지지 않으면 3~5시간마다 먹는 방법을 활용한다. 결국 몸이 규칙적인 식사에 익숙해져서 제대로 된 배고픔 신호를 보내기 시작할 것이다.

원칙 3 음식과 화해하라

휴전이라고 부르자. 음식과의 전쟁은 이제 그만! 스스로에게 먹어도 된다고 무조건 허락해준다. 어떤 음식을 먹으면 안 된다고 생각하면 박탈감이 심해져서 통제 불가능한 음식 갈망과 폭식이 일어날 수 있다. 금지된 음식에 '굴복'하는 순간 매우 격렬한 상태에서 먹게 되므로 최후의 만찬 폭식과 죄책감으로 이어진다.

- 좋아하는 음식을 먹어도 된다고 자신에게 무조건 허락한다. 초콜릿과 복숭아에 느끼는 정서적 무게가 똑같아지는 것이다.
- 무엇이든 먹어도 된다고 해놓고 자신의 선택에 죄책감을 느끼는 '가짜 허락'이어서는 안 된다. 가짜 허락으로는 효과를 볼 수 없다!
- 먹고 싶은 음식은 뭐든지 먹는다. 박탈감을 느껴서는 안 된다.
- 먹고 싶은 음식을 먹을 때 혀가 얼마나 만족스러운지에 주의를 기울이고 경험을 머릿속에 새긴다.
- 먹고 싶은 음식을 집에 충분히 준비해둔다. (부족해지면 다시 채워놓는다.)

원칙 4 음식 경찰에 반박하라

1000 칼로리 이하를 섭취하면 '잘했고' 초코 케이크를 먹으면 '나쁘다'고 말하는 목소리를 거부하라. 음식 경찰은 다이어트가 만들어낸 비합리적인 규칙을 잘 지키는지 감시한다. 당신의 머릿속 깊은 곳에는 음식경찰서가 자리하며, 음식 경찰이 부정적이고 절망적인 말을 확성기로 외치고 다니며 당신의 잘못을 고발해 죄책감을 일으킨다. 직관적 식사로 돌아가려면 반드시 음식 경찰을 쫓아내야 한다.

- 음식과 다이어트, 섭식에 대한 왜곡된 생각과 믿음을 찾아낸다. 그것들을 전부 버리고 진실로 바꾼다.
- 해로운 생각을 이야기하는 파괴적인 목소리를 찾는다.
  - 음식 경찰. 다이어트 사고방식에 의해 움직이는 가혹하고 비판적

인 목소리다. 부모나 또래집단, 미디어에 의해 활성화될 수 있다. 신체와 음식과의 관계에서 전쟁이 벌어지게 만든다.
- 영양 정보제공자. 음식 경찰과 공모하는 비판적인 목소리다. 다이어트를 정당화하는 영양 정보를 제공한다.
- 다이어트 반항아. 직관적 식사 신호와 신체 이미지가 자리하는 개인적인 공간을 침범당하기 때문에 생겨나는 분노 가득한 목소리다. 자율성을 보호해주지만 파괴적인 섭식 행동도 일으킨다.

• 힘든 시간을 헤쳐 나가고 음식과 더 편안한 관계를 맺을 수 있도록 도와주는 이로운 목소리들을 발달시킨다.
- 음식 인류학자. 중립적으로 관찰하는 목소리다. 당신의 생각과 행동을 알려주어 언제 무엇을 얼마나 먹을지에 대한 선택을 도와준다. 이런 생각을 기억해 두었다가 선택이 필요할 때 활용할 수 있도록 해주기도 한다.
- 양육자. 직관적 식사 과정 내내 위안과 확신을 주는 말로 도움을 주는 부드러운 목소리다.
- 반항 조력자. 다이어트 반항아에서 나온 목소리로 개인적인 공간을 침범하는 사람들에게서 당신의 경계를 지켜준다.
- 영양 조력자. 음식 경찰이 제거되었을 때 영양 정보제공자를 대신하는 목소리다. 숨은 다이어트 의도 없이 건강한 식사에 관심을 가진다.
- 직관적 식사자. 본능적인 반응에서 나오는 목소리다. 태어날 때부터 존재한 이 목소리는 오로지 당신만이 알 수 있는 메시지와 답을 전해준다. 오로지 당신만이 내릴 자격이 있는 의사결정을 도와

준다.
- 다음의 비이성적인 믿음과 왜곡된 사고를 바탕으로 한 부정적인 자기 대화를 조심한다.
  - 이분법적 사고 - 양자택일의 흑백 논리
  - 절대주의적 사고 - 하나의 행동이 그 다음 행동에 절대적인 영향을 주고 통제할 것이라는 생각
  - 파국적 사고 - 과장된 생각
  - 부정적 사고 - 최악의 시나리오로 바라보는 것
  - 선형적 사고 - 변수를 고려하지 않은 채 결과에만 집중하는 직선적인 사고
- 부정적인 자기 대화를 이성적 사고를 토대로 한 긍정적인 대화로 바꾼다. 이성적 사고의 보기는 다음과 같다.
  - 회색지대 - 흑백이 아닌 온건한 사고
  - 관대한 사고와 말
  - 과장되지 않은 정확한 생각
  - 긍정적 사고 - 최선의 시나리오로 바라봄
  - 과정적 사고 - 목적이 아닌 과정을 우선시하여 끊임없는 변화와 학습에 초점을 맞춤

원칙 5 포만감을 느껴라

더 이상 배고프지 않다고 말하는 몸의 신호에 귀를 기울인다. 편안할 정도로 배가 부르다고 알려주는 신호를 관찰한다. 음식을 먹는 도중에 잠

깐 멈추어 맛이 어떤지, 포만감이 어느 정도인지 짚어본다.

- 포만감 신호에 주의를 기울여라. 하지만 먹어도 된다는 무조건적인 허락이 있을 때만 가능하다는 사실을 기억하자. 다음 배고플 때 다시 먹을 수 있다는 확고한 믿음이 있어야만 그만 먹을 수 있다.
- 배고픔을 존중하라. 배고픔이 지나치면 다급함 때문에 포만감 신호를 알아차리기가 힘들어진다. 마찬가지로 정말로 배고프기 전에 먹으면 포만감 신호가 묻힌다. 위가 아니라 혀가 이끄는 대로 먹게 된다.
- 낭비에 대한 걱정으로 반드시 남김없이 먹어야 한다는 생각을 버린다. 음식을 남기는 것보다도 지나치게 먹는 것이 몸과 마음에 더 큰 해를 끼친다.
- 포만감을 알아차리는 데 도움이 되도록 의식을 높인다.
  - 방해물 없이 온전히 집중하면서 먹는다.
  - 음식을 먹는 도중에 잠시 멈추어 포만감의 정도를 확인해보는 시간을 가진다. 꼭 그만 먹어야 한다는 것이 아니라 몸과 미각의 상태를 확인하기 위함이다.
- "포만감 발견 등급" 6이나 7단계에서 멈추는 연습을 한다.
  - 마지막 한 입의 문턱을 알아낸다. 이때가 종점이다. 그 한입이 마지막이라는 점을 자신도 알 수 있다. 처음에는 문턱을 찾을 수 없을까 봐 걱정될 수도 있지만 결국 직관적으로 알 수 있다. 그만 먹어야 한다는 사실이 실망스럽다면 다음에 또 배고플 때 언제든 다시 먹을 수 있다는 사실을 떠올린다. 배부를 때보다 적당히 배

고플 때 먹어야 만족감이 더 크다. 따라서 지금 멈추는 것은 자신에게 주는 선물이다.
 - 숟가락을 내려놓거나 접시를 앞으로 살짝 밀어 마지막 한 입의 문턱에 이르렀음을 자신에게 분명하게 선언한다.
 - 파티 주최자가 음식을 더 권하면 "괜찮습니다"라고 단호하게 말한다. 당신은 '거절'할 권리가 있다.
- 지속력 있는 음식을 선택한다. 쌀과자나 생야채 같은 '헛배 부른 음식'만 먹으면 가짜 포만감이 들어 곧바로 또 배가 고파진다. '진짜 음식'을 먹는다.

원칙 6 만족 요인을 찾아라

지혜롭게도 일본인들은 건강한 삶의 목표에 만족감을 넣는다. 건강하고 날씬한 몸매에 대한 광적인 집착은 존재의 가장 기본적인 즐거움을 간과하게 만든다. 먹는 것에서 느끼는 기쁨과 만족 말이다. 기분 좋은 환경에서 정말로 원하는 음식을 먹을 때의 즐거움은 커다란 만족감을 선사한다. 이러한 경험을 스스로에게 제공한다면 적은 양으로도 '충분히' 먹었다고 생각하게 될 것이다.

- 먹는 것에서 오는 즐거움을 허락하라. 즐거움을 느낄수록 섭식 경험에 대한 만족도가 올라간다. (만족감이 클수록, 특히 앞으로 또 먹을 수 있다는 사실을 알면 먹는 양이 훨씬 줄어든다.)
- 다음의 감각에 주의를 기울여 정말로 먹고 싶은 음식을 찾는다.

- 맛 - 단맛, 짠맛, 신맛, 쓴맛

- 식감 - 딱딱함, 바삭함, 부드러움 등

- 향 - 달달함, 시큼함, 은은함 등

- 겉모양 - 색깔, 모양, 디자인 등

- 온도 - 뜨거움, 차가움, 따뜻함, 미지근함 등

- 포만감 정도 - 헛배 부름, 가벼움, 든든함

• 다 먹었을 때 몸의 느낌이 어떨지 생각해본다.

- 몸이 만족하는 선택일까?

- 너무 배부르거나 금방 또 배가 고파지지 않을까?

- 지나치게 기름진 음식이라면 속이 더부룩하지 않을까?

• 먹는 행위를 즐거운 경험으로 만든다.

- 극심한 배고픔이 아니라 배고픔을 약간 느낄 때 먹는다.

- 환경의 미학적인 요소에 신경을 쓴다. 예쁜 테이블 매트, 양초, 알록달록한 접시를 활용한다. 클래식 음악도 좋겠다.

- 식탁에 앉아서 먹는다.

- 먹기 전에 심호흡을 몇 번 한다.

- 음식을 음미한다.

- 되도록 느리게 먹으며 주의를 기울인다.

- 한 입마다 제대로 맛을 본다.

- 식단의 다양성을 추구한다.

- 긴장감 있는 분위기를 피한다.

• 적당히 타협하지 마라 - '정말 좋아하지 않으면 먹지 마라, 정말 좋아하면 음미하라.'

- 식사 도중에 처음처럼 여전히 맛있게 느껴지는지 확인한다.
- 항상 완벽할 필요는 없다. 자신이 통제할 수 없는 일도 있기 마련이다. 앞으로 더욱 만족스러운 식사를 즐길 기회는 많다.

원칙 7 음식을 이용하지 않고 감정에 대처하라

정서적인 문제가 있을 때 음식을 이용하지 않고 대처할 수 있는 방법을 찾아야 한다. 불안과 외로움, 지루함, 분노는 누구나 살면서 경험하는 감정이다. 모든 감정마다 심리적 방아쇠가 있고 또 저마다 진정제가 있다. 음식은 그 어떤 감정도 고쳐주지 못한다. 단기적인 위안을 주거나 잠시 딴 데로 정신이 쏠리게 해주고 감정을 무디게 만들어줄 수는 있을 것이다. 하지만 근본적인 문제를 해결해주지는 못한다. 정서적인 갈망 때문에 먹으면 장기적으로는 감정이 악화될 뿐이다. 결국은 감정의 근원과 폭식의 거북함을 마주해야 한다.

- 자신에게 물어본다. "정말로 배가 고픈가?" 만약 그렇다면 배고픔을 존중해서 먹으면 된다!
- 배가 고프지 않은데도 뭔가를 먹으려고 한다면 잠시 멈추는 시간을 통해 자신에게 물어본다. "지금 어떤 감정인거지?"
  - 두려움, 불안, 화, 지루함, 아픔, 외로움, 우울함을 느끼는가? 행복이나 흥분감을 느끼는가? 보상이나 축하를 받아야 한다고 느끼는가?
  - 조용히 일기를 적거나 목소리를 녹음해 어떤 감정인지 찾아낸다.

다른 사람과 함께 있으면 자신의 감정과 이어지기가 더 쉬워지므로 친구와 대화를 해보자. 심리치료사나 영양치료사와의 대화도 좋겠다.

- "나에게 무엇이 필요한가?"
  - 잠, 포옹, 지적인 자극이 필요한가? 음식은 이런 욕구를 충족해줄 수 없다.
- "~해줄래?"라고 말한다. 욕구가 충족되기 위해서는 용기 내어 도움을 구해야 할 때도 있다.
- 다음의 방법으로 음식을 이용하지 않고 욕구를 충족한다.
  - 거품 목욕, 마음을 진정시켜주는 음악, 마사지, 요가, 꽃 구매 등.
  - 자신을 괴롭히는 감정을 받아들인다. 감정이 드러나게 허락한다. 이렇게 하면 뭔가를 먹어 억누를 필요가 줄어든다.
  - 필요하다면 일시적으로 정신을 딴 데로 돌린다. 감정을 잠깐 외면해도 괜찮다. 하지만 그 목적을 위해 음식을 이용하면 안 된다. 영화를 보거나 책을 읽거나 음악이나 오디오북을 듣거나 정원을 가꿀 수 있다.
- 만약 음식을 이용해 감정에 대처하는 일이 생긴다면 주의를 기울일 필요가 있다는 경고로 받아들인다. 너무 자책하지 않는다. 누구나 가끔 그럴 수 있다. 배움의 기회로 받아들이고 넘어가면 된다.

원칙 8 몸을 존중하라

유전자를 인정하라. 발 크기가 245인 사람이 230 사이즈 신발에 발을 구겨 넣을 수 없듯이 신체 사이즈에 비슷한 기대를 하는 것도 헛된 (그리고 불편한) 일이다. 자신의 몸을 존중해야 자신감이 올라간다. 자신의 몸에 비현실적인 기대를 품거나 지나치게 부정적이면 다이어트 사고방식에서 헤어나기 어렵다.

- 특별히 마음에 드는 신체 부위에 감사한다.
- 몸이 편해야 한다. 근사하면서도 너무 꽉 끼지 않는 옷을 사고, 속옷은 가장 편한 것으로 산다.
- 큰옷으로 몸을 숨기지 않는다.
- 타인의 몸매를 확인하고 자신과 비교하지 않는다. 비교하면 자신의 몸에 감사하지 못하게 되고 불만만 커질 뿐이다.
- '중요한 행사'를 위해 타협하지 마라. 다이어트로 치수를 줄여서 특별한 날에 입을 옷에 몸을 '끼워 맞춰야' 한다는 압박감에 굴복하지 않는다. 역효과만 일어날 뿐이다.
- 몸에 대한 공격을 멈춰라. 신체의 결함에 집중하면 걱정만 늘어날 뿐이다. 공격적인 말이 나올 때마다 친절한 말로 바꿔라.
- 몸무게를 재지 마라. 몸에 대한 불만만 늘어날 뿐이다.
- 몸의 다양성을 존중하라.
- 유전적인 특징을 현실적으로 인지한다. 자신의 체형을 받아들인다. 계속 내부 신호에 귀 기울이며 자신을 돌보면 자연 체중에 도달할 수 있다.
- 자신에게 이해심을 가져라. 그동안 감정에 대처하는 다른 방법을 몰라서 대신해온 사람이라면 현재 정상 체중보다 많이 나갈 수 있

다. 친절한 태도로 자신을 대하고 과거에 제대로 된 선택이 이루어지지 않았기 때문에 지금의 상태가 되었다는 사실을 받아들인다.

원칙 9 운동으로 기분의 차이를 느껴라

전투적인 운동은 잊어버리고 그저 활기차게 생활하면서 그 차이를 느낀다. 운동의 칼로리 소모 효과가 아니라 몸을 움직일 때의 느낌에 집중한다. 기운을 돋우는 활동이 주는 느낌에 집중하면 아침에 알람 소리 없이도 곧장 일어나 산책을 나가는 변화가 일어난다. 아침에 일어나야 하는 이유가 체중 감량뿐이라면 동기부여에 별로 도움이 되지 않는다.

- 운동의 장벽을 무너뜨려라.
    - 운동에 느끼는 반발심의 이유를 찾는다. 어릴 때 놀림을 당한 경험이나 권위 있는 사람에 대한 반항심, 현재의 몸으로 운동을 시작하기에는 부족하다는 두려움 등이 있을 수 있다.
    - 몸의 느낌에 집중한다. 운동의 가장 중요한 목적은 좋은 기분을 느끼는 것이다. 기분이 좋아질수록 음식을 대처 수단으로 이용할 필요도 줄어든다. 활력이 넘치고 자기 권한 부여와 수면 개선의 효과도 있다.
    - 운동과 체중 감량의 연결고리를 끊는다. 다이어트를 할 때 운동에 대해 느꼈던 생각은 지워버린다. 다이어트를 할 때는 칼로리 및 탄수화물 부족 때문에 운동을 해도 좋은 기분을 느낄 수 없었을 것이다.

- 운동은 자신을 돌보고 좋은 기분을 느끼고 나중의 건강 문제를 예방하기 위해 하는 것이라고 생각한다.
- 마음의 덫에 빠지지 마라.
  - "가치가 없어" 덫 – 특정한 시간만큼 운동하지 않는다고 소용없는 것은 아니다.
  - "카우치 포테이토의 부정"의 덫 – 바쁘다고 신체 활동량이 많은 것은 아니다.
  - "시간이 없어" 덫 – 우선순위를 정하는 법을 배워야 한다.
  - "땀이 나지 않으면 소용없어" 덫 – 꼭 격렬한 운동이 아니어도 체력을 키울 수 있다.
- 일상 속에서 움직여라. 운동을 재미있고 편리하게 만든다.
  - 버스에서 한 정류장 먼저 내려 걷는 시간을 늘린다.
  - 엘리베이터 대신 계단을 이용한다.
  - 거리가 적당하면 자전거로 출근한다.
  - 여행할 때 운동화나 줄넘기를 챙긴다. 운동 시설이 있는 호텔을 고르는 것도 좋겠다.
- 운동을 재미있게 하라.
  - 배구(여름에는 비치볼)나 소프트볼, 농구, 축구, 테니스 등 단체 스포츠를 한다.
  - 음악이나 오디오북을 들어도 운동이 더욱 재미있어질 수 있다.
  - 다른 사람과 함께 걷기 운동을 한다. 이야기를 나누면서 걸으면 훨씬 즐거울 수 있다.
- 운동을 타협 불가능한 우선순위로 만들어라.

- 근력 운동도 추가해서 다이어트로 잃은 근육을 늘려라.
- 스트레칭도 규칙적으로 하라.
- 휴식도 중요하다. 운동을 쉬는 날도 있어야 한다. 탈진을 막고 근육의 회복과 재충전이 가능해진다.

원칙 10 적당한 영양으로 건강을 존중하라

건강과 미각을 존중하면서도 기분을 좋게 해주는 음식을 선택한다. 꼭 완벽해야만 건강한 식단이 아니라는 사실을 기억하자. 어떤 음식을 한 입, 한 끼, 하루 먹었다고 갑자기 영양 부족 상태가 되거나 살이 찌지는 않는다. 오랫동안 꾸준히 무엇을 먹는지가 중요하다. 완벽이 아니라 진전을 목표로 삼자.

- 음식의 지혜는 다양성과 중용, 균형이라는 사실을 기억한다. 운동과 마찬가지로 영양은 기분을 좋게 하기 위한 목적이다.
- 신진대사작용에 필요한 연료를 공급한다. 하루 동안 배고플 때마다 음식을 섭취해 충분한 연료를 공급해야 신진대사가 잘 이루어진다.
- 섬유질이 풍부한 잡곡과 과일, 채소, 콩류를 많이 먹어 소화 기능을 돕는다.
- 세포 회복을 위해 단백질을 충분히 섭취한다.
- 단백질이 에너지원으로 연소되지 않도록 탄수화물을 충분히 섭취한다.
- 튼튼한 뼈를 위해 칼슘을 섭취해준다.

- 물을 충분히 마셔서 소화를 돕고 변비를 예방하고 혈액량을 충분히 유지하고 신장을 청소한다.
- 지방을 충분히 섭취한다. 지방은 다음의 이유에서 꼭 필요하다.
    - 포만감 증진
    - 뇌세포를 포함한 세포벽 형성
    - 지용성 비타민 흡수
    - 호르몬 생성
- 아보카도, 올리브오일, 견과류 등 되도록 질 좋은 지방을 섭취한다.
- 플레이 푸드도 섭취하여 즐거움과 만족감, 균형을 맞춘다.
- 무지방의 덫에 빠지지 마라. 무지방 제품은 칼로리가 제로도 아니고 영양밀도가 높지도 않다. 오히려 영양소가 제한적이고 당분이 지나치게 많이 들어 있다. 무지방 제품은 저지방처럼 만족스럽지 않은 경우가 많다. 칼로리가 낮다는 착각으로 과식한다.
- 특별한 이름표를 거부하라. 완벽해질 필요가 없다. 자신의 건강과 미각을 존중하라.

· · · · · · · · ·

이 지침들은 각 장을 요약한 것이다. 소개한 순서는 절대적이 아니다. 이 책에는 다이어트를 포기해야 한다는 사실만 빼고는 절대적인 것이 없으니까. 앞에서 말했듯이 조리법 카드처럼 활용하기 바란다. 요리 실력이 향상되면 조리법을 약간 변형할 수 있게 되는 것처럼 이 지침들도 창의적으로 활용할 수 있다. 자신에게 옳다고 느끼는 것을 활용하고 추가할 것이 있으면 추가하고 맞지 않는 것은 버린다. 자신의 직관을 믿는 것이 중요하다. 직관을 이용해 음식과의 관계에 편안해지고 다이어트 감옥에서 탈출하라.

참고 문헌

여는 글과 제3판을 내며

Bacon, L., and Aphramor, L. Weight Science: Evaluating the Evidence for a Paradigm Shift. Nutrition Journal 10, 9 (January 2011), http:// bit .ly/ f4CKOK .

The Center for Mindful Eating's Web site: http:// www .tcme .org/ principles .htm. Accessed April 24, 2011.

Kristeller, J. L., and Hallett, B. Effects of a Meditation- Based Intervention in the Treatment of Binge Eating. Journal of Health Psychology 4, 3 (1999): 357–363.

Levine, P. A. Waking the Tiger—Healing Trauma. North Atlantic Press, 1997.

Chapter 1. 다이어트 절대 하지 마라

Field, A. E., et al. Relation between Dieting and Weight Change Among Preadolescents and Adolescents. Pediatrics 112 (2003): 900–906.

Mann, T. Medicare's search for effective Obesity Treatments: Diets Are Not the Answer. Am. Psychologist 62, 3 (2007): 220–233.

Neumark-Sztainer, D., et al. Obesity, Disordered Eating, and Eating Disorders in a Longitudinal Study of Adolescents: How Do Dieters Fare Five Years Later? J Am Diet Assoc. 106, 4 (2006): 559–568.

Chapter 2. 당신의 식습관은?

Berg, F. The Health Risks of Weight Loss. Hettinger, ND: Healthy Living Institute, 1993.

Birch, L. L. Children's Eating: Are Manners Enough? Journal of Gastronomy 7, 1 (1993): 19–25.

Birch, L. L. The Role of Experience in Children's Food Ac cep tance Patterns. Journal of the American Dietetic Association 87 (1987): 9 supplement: S-36.

Birch, L. L. et al. The Variability of Young Children's Energy Intake. New En gland Journal of Medicine 324 (Jan. 24, 1991): 232.

Eating Guilt. Obesity and Health 6, 2 (1992): 43.

Forbes, G. B. Children and Food—Order Amid Chaos. New En gland Journal of Medicine 324 (Jan. 24, 1991): 262.

Gallup Or ga ni za tion. Gallup Survey of Public Opinion Regarding Diet and Health. Prepared for American Dietetic Association/International Food Information Council: Prince ton, NJ: Gallup Or ga ni za tion, Inc. (January 1990).

Satter, E. Comments from a Practioner on Leann Birch's Research. Journal of the American Dietetic Association 87 (1987): 9 supplement: S-41.

Satter, E. How to Get Your Child to Eat ... But Not Too Much. Palo Alto, CA: Bull Pub, 1987: 6.

Tylka, T. L. Development and Psychometric Evaluation of a Mea sure of Intuitive Eating. J Counseling Psych 53, 2 (April 2006): 226–240.

Tufts University Diet & Nutrition Letter. Warning: Keep Dieting Out of Reach of Children. 11, 10 (1993): 3.

Chapter 5. 원칙1 : 다이어트 사고방식에서 벗어나라

Associated Press (Washington). Vitamin Retailer to Pay Fine. AP Online (April 29, 1994).

Berdanier, C. D., and McIntosh, M. K. Weight Loss—Weight Regain: A Vicious Cyle. Nutrition Today 26, 5 (1991): 6.

Berg, F. M. The Health Risks of Weight Loss. Hettinger, ND: Healthy Living Institute, 1993.

Blackburn, G. L. et al. Why and How to Stop Weight Cycling in Overweight Adults. Eating Disorders Review 4, 1 (1993): 1.

Blackburn, G. L. et al. Weight Cycling: The Experience of Human Dieters. American Journal Clinical Nutrition 49 (1989): 1105.

Ciliska, D. Beyond Dieting. NY: Brunner/Mazel, 1990.

Field, A. E., et al. Relations Between Dieting and Weight Change Among Preadolescents and Adolescents. Pediatrics, 112 (2003): 900–06.

Foreyt, J. P. and Goodrick, G. K. Weight Management without Dieting.

Nutrition Today (March/April 1993): 4.

Foreyt, J. P. and Goodrick, G. K. Living without Dieting. Houston, TX: Harrison Publ., 1992.

Gallup Or ga ni za tion. Women's Knowledge and Behavior Regarding Health and Fitness. Conducted for American Dietetic Association and Weight Watchers, June 1993.

Garrow, J. S. Treatment of Obesity. The Lancet 340 (1992): 409–413.

Goodrick, G. K. and Foreyt, J. P. Why Treatments for Obesity Don't Last. Journal of the American Dietetic Association. 91, 10 (1991): 1243.

Grodner, M. Forever Dieting: Chronic Dieting Syndrome. Journal of Nutrition Education 24, 4 (1992): 207–210.

Haines J., and Neumark- Sztainer, D. Prevention of Obesity and Eating Disorders: A Consideration of Shared Risk Factors. Health Education Research, 21(6) (2006): 770–782.

Hartmann, E. Boundaries in the Mind. A New Psychology of Personality. NY: Basic Books, 1991.

Hill, A. J. and Robinson, A. Dieting Concerns Have a Functional Effect on the Behaviour of Nine- Year- Old Girl. British Journl of Clinical Psychology. 30 (1991): 265–267.

Katherine, A. Boundaries: Where you End and I Begin. Park Ridge, IL: Parkside Publishing Company, 1991.

Kern, P. A., et al. The Effects of Weight Loss on the Activity and Expression of Adipose-Tissue Lipoprotein Lipase in Very Obese Human. New En gland Journal of Medicine 322, 15: 1053–1059.

Mann, T., et al. Medicare's Search for Effective Obesity Treatments: Diets Are

Not the Answer. American Psychologist, 62(3) (2007): 220–233.

Neumark- Sztainer, D., et al. Obesity, Disordered Eating, and Eating Disorders in a Longitudinal Study of Adolescents: How Do Dieters Fare Five Years Later? Journal of the American Dietetic Association, 106(4) (2006): 559–568.

Patton, G. C., et al. Onset of Adolescent Eating Disorders: Population Based Cohort Study Over 3 Years. British Medical Journal, 318 (1999): 765–768.

Pietilainen, K. H., et al. Does Dieting Make You Fat? A Twin Study. International Journal of Obesity, 36 (2012): 456–454.

Polivy, J. and Herman, C. P. Undieting: A Program to Help People Stop Dieting. International Journal of Eating Disorders 11, 3 (1992): 261–268.

Rodin, J. et al. Weight Cycling and Fat Distribution. International Journal of Obesity 14 (1990): 303–310.

Saarni, S. E., et al. Weight cycling of athletes and subsequent weight gain in middleage. International Journal of Obesity, 30 (2006): 1639–1644.

Wilson, G. T. Short- Term Psychological Benefi ts and Adverse Effects of Weight Loss. NIH Technology Assesssment Conference: Methods for Voluntary Weight Loss and Control, March 30–April, 1992.

Wooley, S. C. and Garner, D. M. Obesity Treatment: The High Cost of False Hope. Journal of the American Dietetic Association. 91, 10 (1991): 1248.

Yanovski, S. Z. Are Anorectic Agents the Magic Bullet for Obesity (editorial). Arch Family Medicine. 2(Oct 1993):1025–1027.

Chapter 6. 원칙2 : 배고픔을 존중하라

Birch, L. L., Johnson, S. L., Andresen, G., Peters, J. C. and Schulte, M. C. The Variability of Young Children's Energy Intake. New En gland Journal of

Medicine 324(Jan. 24, 1991):232.

Boyle, M. A. and Zyla, G. Personal Nutrition, 2nd edition. pp 77, 217. St. Paul, MN: West Publishing, 1992.

[1] M. Ciampolini and R. Bianchi, "Training to estimate blood glucose and to form associations with initial hunger," Nutrition and Metabolism, vol. 3, article 42, 2006. [http:// bit .ly/ bXRdkD]

[2] M. Ciampolini, D. Lovell- Smith, R. Bianchi, et al., "Sustained Self-Regulation of Energy Intake: Initial Hunger Improves Insulin Sensitivity," Journal of Nutrition and Metabolism, vol. 2010, Article ID 286952, 7 pages, 2010. doi:10.1155/2010/286952 [Free full text. http:// bit .ly/ 9OYSsw]

[3] M. Ciampolini, D. Lovell- Smith, and M. Sifone, "Sustained self-regulation of energy intake. Loss of weight in overweight subjects. Maintenance of weight in normalweight subjects," Nutrition and Metabolism, vol. 7, article 4, 2010.

Drott, C. and Lundholm, K. Cardiac Effects of Caloric Restriction-mechanisms and Potential Hazards. International Journal Obesity, 16: (1992) 481–486.

Franchina, J. J. and Slank, K. L. Effects of Deprivation on Salivary Flow in the Apparent Absence of Food Stimuli. Appetite. 10: (1988) 143–147.

Garner, D. M. and Garfi nkel, P. E. (eds). Handbook of Psychotherapy for Anorexia and Bulimia. (1985) NY: Guilford, chapter 21.

Polivy, J. and Herman, C. P. Diagnosis and Treatment of Normal Eating. Journal of Consulting and Clinical Psychology (1987). 55(5):635–644.

Leibowitz, S. , Brain Neuropeptide Y: An Integrator of Endocrine, Metabolic and Behavioral Pro cesses. Brain Research Bulletin, Sept–Oct (1991):27 (3–4)33–7.

Marano, H. Chemistry and craving. Psychology Today. Jan/Feb (1993) 31.

Nicolaidis S. and Even, P. The Metabolic Signal of Hunger and Satiety, and Its Pharmacological Manipulation. International Journal Obesity, Dec (16 suppl 3) (1992):S31–41.

Polivy, J. and Herman, C. P. Dieting and Binging a Causal Analysis. American Psychologist. Feb (1985):193–201.

Scrimshaw, N. S. The Phenomenon of Famine. Annual Review of Nutrition (1987) 7:1–21. Wolf, N. The Beauty Myth. NY: Anchor Books (1991) 179–217.

Chapter 7. 원칙3 : 음식과 화해하라

Baldwin, A. L. Theories of Child Development, Second Edition, (1980). John Wiley & Sons, Inc.: NY, NY.

Berk, L. E. Child Development, Third Edition (1994). Allyn and Bacon: Boston, MA.

Benton D. The plausibility of Sugar Addiction and Its Role in Obesity and Eating Disorders. Clinical Nutrition 29 (2010) 288–303.

Berridge K. C. & Kringelbach M. L. Affective Neuroscience of Plea sure: Reward in Humans and Animals. Psychopharmacology (Berl). 2008 (August) 199(3): 457–480.

Epstein L. H. Habituation as a Determinant of Human Food Intake. Psychol Rev. 2009 April; 116(2): 384–407.

Epstein L. H. Long- term Habituation to Food in Obese and Nonobese Women. Am J Clin Nutrition. 2011; doi: 10.3945/ajcn.110.009035.

Erikson, Erik H. The Life Cycle Completed. A Review. W.W. Norton and

Company: NY, NY., 1982

Ernst M. M. Habituation of Responding for Food in Humans. Appetite (2002) 38, 224–2 234 doi:10.1006/appe.2001.0484.

Gearhardt An et al. Preliminary Validation of the Yale Food Addiction Scale. Appetite 2009 (52):430- 436.

Gilbert D. Stumbling on Happiness. Knopf. NY: NY, 2006, 130.

Herman, C. P. and Polivy, J. Restrained Eating. In Stunkard. A. Obesity. Philadelphia, PA.: WB Saunders, (1980), pp 208–225.

Kristeller J. L., & Wolever RQ (2011). Mindfulness- based Eating Awareness Training for Treating Binge Eating Disorder: The Conceptual Foundation. Eating Disorders, 19 (1), 49–61 PMID: 21181579

Loro, A. D. and Orleans, C. S. (1981). Binge Eating in Obesity: Preliminary Findings and Guidelines for Behavioral Analysis and Treatment. Addictive Behaviours. 7, 155–166.

Miller, P. H. Theories of Developmental Psychology. (1993). W.H. Freeman and Company: NY, NY.

Mydans, S. 8 Bid Farewell to the Future: Musty Air, Roaches and Ants. The New York Times. Sept 27, 1993: p.A1

Ogden, J. and Wardle, J. Cognitive and Emotional Responses to Food. International Journal of Eating Disorders. 10(3) (1991): 297–311.

Personal Communication. Ennette Larson, M.S., R.D. Research dietitian for NIH, Phoneix, AZ.

Salimpoor V. N. Anatomically Distinct Dopamine Release During Anticipation and Experience of Peak Emotion to Music. Nature Neuroscience. Feb (2011);14 (2):257–262.

Satter, E. How to Get Your Kid to Eat . . . But Not Too Much. (1987) Bull Publishing Company: Palo Alto, CA.

Seamon, J. G. and Kenrick, D. T. Psychology, Second Edition (1994). Prentice Hall: Englewood Cliffs, N.J.

Smitham, L. Evaluating an Intuitive Eating Program for Binge Eating Disorder: A Benchmarking Study. University of Notre Dame, November 26, 2008.

Snoek H. M. et al. Obese and Normal- weight Women. Am J Clin Nutr Vol. 80, No. 4, October 2004, 823–831.

Chapter 8. 원칙4 : 음식 경찰에 반박하라

As the Chicken Turns. Tufts University Diet and Nutrition Letter. 11 (11) (1994):1.

Berne, Eric. Games People Play. Grove Press, Inc. New York, 1964.

Ellis, A. and Harper, R. A., A New Guide to Rational Living. 1975. Melvin Powers, Wilshire Book Company, 12015 Sherman Road, North Hollywood, CA, 91605.

Food Guilt. Utne Reader. Nov/Dec (1993):53.

Hiser, E. Butter paroled, margarine charged. Eating Well. Nov/Dec:104, 1993.

King, G. A., Herman, C. P., and Polivy, J. Food Perception in Dieters and Non- dieters. Appetite, 8 (1987):147–158.

Seid, R. P. Never Too Thin. NY, NY: Prentice Hall Press, 1989.

Chapter 9. 원칙5 : 포만감을 느껴라

Bray, G. A. The Nutrient Balance Approach to Obesity. Nutrition Today. (1993). 28(3):13–18.

De Castro, J. M. Weekly Rythms of Spontaneous Nutrient Intake and Meal Patterns of Humans. Physiology & Behavior. 50 (1991):729–738.

De Castro, J. M. Physiological, Environmental, and Subjective Determinants of Food Intake in Humans: A Meal Pattern Analysis. Physiology & Behavior. (1988), 44:651–659.

Chapter 10. 원칙6 : 만족 요인을 찾아라

Anderson, S. L. (1990). A look at the Japa nese Dietary Guidelines. Journal of the American Dietetic Association, 90(11), 1527–1528.

Oldham- Cooper R. E., et al. Playing a Computer Game During Lunch Affects Fullness, Memory for Lunch, and Later Snack Intake. Am J Clin Nutr 93: February (2011) 308–313.

Epstein L. H. Habituation as a determinant of human food intake. Psychol Rev. 2009 April; 116(2): 384–407.

Visser, M. On having cake and eating it. Journal of Gastronomy 7(1):5–17, 1993.

Wisniewski, L., Epstein, L. H., and Caggiula, A. R. (1992). Effect of Food Change on Consumption, Hedonics, and Salivation. Physiology and Behavior, 92(52), 21–26.

Chapter 11. 원칙7 : 음식을 이용하지 않고 감정에 대처하라

Arnow, B., Kenardy, J., and Agras, W. S. (1992). Binge Eating Among the Obese: A Descriptive Study. Journal of Behavioral Medicine, 15(2), 155–170.

Barnett, R. Appetite and the Meal. The Journal of Gastronomy. 7(1) (1993):59–72.

De Castro, J. M. (1990). Social Facilitation of Duration and Size but Not Rate of the Spontaneous Meal Intake of Humans. Physiology and Behavior, 47, 1129–1135.

De Castro, J. M. and Brewer, E. M. (1991). The Amount Eaten in Meals by Humans Is a Power Function of the Number of People Present. Physiology and Behavior, 51, 121–125.

De Castro, J. M. (1991). Weekly Rhythms of Spontaneous Nutrient Intake and Meal Pattern of Humans. Physiology and Behavior. 50, 729–738.

Goldman, S. J., Herman, C. P., and Polivy, J. (1991). Is the Effect of a Social Model on Eating Attenuated by Hunger? Appetite. 17, 129–140.

Heatherton, T. F., Herman, C. P. and Polivy, J. (1992). Effects of Distress on Eating: The Importance of Ego- involvement. Journal of Personality and Social Psychology. 62(5), 801–803.

Herman, C. P. and Polivy, J. Fat Is a Psychological Issue. New Scientist. Nov (1991):41–45.

Herman, C. P. and Polivy, J. (1988). Psychological Factors in the Control of Appetite. Current Concepts in Nutrition, 16, 41–51.

Herman, C. P., Polivy, J., Lank, C. N., and Heatherton, T. F. (1987). Anxiety, Hunger, and Eating Behavior. Journal of Abnormal Psychology, 96(3), 264–269.

Hill, A. J., Weaver, C. F. L., and Blundell, J. E. (1991). Food Craving, Dietary Restraint and Mood. Appetite, 17, 187–197.

Morton, C. J. Weight Loss Maintenance and Relapse Prevention. In: Obesity and Weight Control by Reva T. Frankle and Mei- Uih Yang. 1988. Aspen Publishers, Inc., Rockville, Mary land.

Ogden, J. and Wardle, J. (1991). Cognitive and Emotional Responses to Food. International Journal of Eating Disorders, 10(3), 297–311.

Polivy, J., Herman, C. P., Hackett, R., and Kuleshnyk, I. (1986). The Effects of Selfattention and Public Attention on Eating in Restrained and Unrestrained Subjects. Journal of Personality and Social Psychology. 50(6), 1253–1260.

Weissenburger, J., Rush, A. J., Giles, D. E., and Stunkard, A. J. (1986). Weight Change in Depression. Psychiatry Research, 17, 275–283.

Chapter 12. 원칙8 : 몸을 존중하라

2011 Succeed Foundation Body Image Survey [http:// www .responsesource .com / releases/ rel display .php ?relid=63713& hilite=BOdy %20image accessed June 6, 2011

Bacon L. and Aphramor L. Weight Science:Evaluating the Evidence for a Paradigm Shift. [2011]. Nutrition Journal, January. 10:9. [Free full text]. http:// bit .ly/ f4CKOK .

Brownell, K. The Debate to Nowhere. Posted Augst 23, 2006. http:// bit .ly/ je8eFU [accessed June 12, 2011 .

Diet Winners and Sinners of the Year. People Weekly. January 10, 1994.

Dietary Guideline Advisory Committee. Report of Puhl R. M. The Stigma of

Obesity: A Review and Update. Obesity (2009) doi:10.1038/oby.2008.636.

Rudd Report. Weight Bias a Social Justice Issue Policy Brief. 2009. Yale University.

Stice E. et al. An Effectiveness Trial of a Dissonance- Based Eating Disorder Prevention Program for High- Risk Adolescents Girls J Consult Clin Psychol. October (2009); 77(5):825–834. Free Full Text. [http://bit.ly/bw6gLV].

The Dietary Guidelines Advisory Committe on the Dietary Guidelines for Americans 1990. USDA.

Rodin, J. Body Traps. NY, NY: William Morrow, 1992.

Wiseman, et al. Cultural Expectations of Thinness in Women: An Update. International Journal of Eating Disorders. 11(1) (1992):85–89.

Chapter 13. 원칙9 : 운동으로 기분의 차이를 느껴라

American College of Sports Medicine. Position Stand: The Recommended Quantity and Quality of Exercise for Developing and Maintaining Cardiorespiaratory and Muscular Fitness in Healthy Adults. Med Scie Sports Exer. 22 (1990):265–274.

American College of Sports Medicine. Position Stand: The Recommended Quantity and Quality of Exercise for Developing and Maintaining Cardiorespiratory and Muscular Fitness, and Flexibility in Healthy Adults. Medicine & Science in Sports & Exercise. 30(6):975–991, June 1998.

American College of Sports Medicine. Press Release: Experts Release New Recommendations to Fight America's Epidemic of Physical Inactivity. July 29, 1993.

American College of Sports Medicine. Two Minutes of Exercise a Day Can

Keep the Pain Away. June 3, 2011. [http:// bit .ly/ mdFUog accessed June 10, 2011].

Calogero R. and Pedrotty K. (2007). Daily practices for Mindful Exercise. In L. L'Abate, D. Embry, & M. Baggett (Eds.), Handbook of Low- cost Preventive Interventions for Physical and Mental Health: Theory, Research, and Practice, Springer- Verlag, 141–160.

Chaput J. C. Physical Activity Plays an Important Role in Body Weight Regulation, Journal of Obesity, vol. 2011, Article ID 360257, 11 pages, 2011. doi:10.1155/2011/360257.

Costill, D. L. Carbohydrates for Exercise: Dietary Demands for Optimal Per for mance. International Journal of Sports Medicine, 9:5, 1988.

Evans, B. and Rosenberg, I. Biomarkers the 10 Determinants of Aging You Can Control. Simon and Schuster: NY, NY. 1991.

Foreyt, J, et al. Response of Free- living Adults to Behavioral Treament of Obesity: Attrition and Compliance to Exercise. Behavior Therapy 24 (1993):659–669.

Gandey A. Exercise Reduces Silent Brain Infarcts. Medscape News. June 10, 2011.

Gavin, J. The Exericse Habit. Champaign, IL: Human Kinetics, 1992.

Lemon, P. W. R and Mullin, J. P. Effect of Initial Muscle Glycogen Levels on Protein Catabolism During Exercise. Journal Applied Physiology: Respitr. Environ. Exercise Physiol.:48(4) (1980): 624–629.

McGuire, K., & Ross, R. (2011). Incidental Physical Activity Is Positively Associated with Cardiorespiratory Fitness Medicine & Science in Sports & Exercise DOI: 10.1249/MSS.0b013e31821e4ff2

Miller, W. C. Exercise: Americans Don't Think It's Worth It. Obesity &

Health. Mar/Apr:29, 1994.

Pollock, M. L., et al. Effect of Age and Training on Aerobic Capacity and Body Composition of Master Athletes. J Appl Physiol 62 (1987):725–731.

Tryon, W. W., Goldberg, J. L., and Morrison, D. F. Activity Decreases as Percentage Overweight Increases. International Journal of Obesity. 16 (1992):591–595.

Chapter 14. 원칙10 : 적당한 영양으로 건강을 존중하라

2010 Dietary Guidelines

http:// www .cnpp .usda .gov/ dietaryguidelines .htm [accessed May 30, 2011].

Calorie Control Commentary, 14(1):1–2, 1992.

Basdevant A. Prevalence of Binge Eating Disorder in Different Populations of French Women. Int J Eat Disorders. 1995;18(4):309- 315.

Beardsley E. In Paris, Culinary Education Starts In Day Care. NPR. February 16, 2009.

Callaway, W. The Marriage of Taste and Health: A Union Whose Time Has Come. Nutrition Today. 27(3):37–42, 1992.

Calder P. The American Heart Association Advisory on n-6 Fatty Acids: Evidence Based or Biased Evidence? British Journal of Nutrition, 2010 / Volume 104(11):1575–1576.

CDC. Helicobacter pylori. Fact Sheet for Health Care Providers, http:// www. cdc.gov / ulcer/fi les/hpfacts.PDF [accessed May 29, 2011].

Egolf, B., Lasker, J., Wolf, S., and Potvin, L. The Roseto Effect: A 50- year

Comparison of Mortality Rates. Am J Public Health (1992) 82: 1089–1092

Evans, H. M. et al. A New Dietary Deficiency With Highly Purified Diets: The Beneficial Effect of Fat in the Diet. Proceedings of the Society for Experimental Biology and Medicine (1928); 25:390–397.

Getz L. Orthorexia: When Eating Healthy Becomes an Unhealthy Obsession. Today's Dietitian. 2009 (June): page 40.

Glore, S. R. et al. Soluble Fiber and Serum Lipids: A Literature Review. Journal of the American Dietetic Association. 94 (1994):425–436.

Guyenet S. Butter, Margarine and Heart Disease. Whole Health Source. December 27, 2008.

http:// www .webmd .com/ diet/ news/ 20080813/ the -olympic -diet -of -michael-phelps [accessed May 23, 2011 .

Ledoux, S. Eating Disorders Among Adolescents in an Unselected French Population. International Journal of Eating Disorder. 10(1) (1991):81–89.

McCargar, L. J. et al. Physiological Effects of Weight Cycling in Female Lightweight Rowers. Canadian Journal of Applied Physiology. 18(3) (1993):291–303.

McEwen B. Central Effects of Stress Hormones in Health and Disease: Understanding the Protective and Damaging Effects of Stress and Stress Mediators. Eur J Pharmacol. 2008 April 7; 583(2- 3): 174–185.

National Research Council. Recommended Dietary Allowances. National Academy of Sciences: Washington, D.C., (1989), 46–49.

OECD (2010), OECD Factbook 2010: Economic, Environmental and Social Statistics, OECD Publishing.

Ramsden C. E. et al. Omega 6 Fatty Acid- specific and Mixed Polyunsaturate

Dietary Interventions Have Different Effects on CHD Risk: A Meta-analysis of Randomised Controlled Trials. British Journal of Nutrition, 104 (2010), 1586–1600.

Rozin, P. Food and Cuisine: Education, Risk and Plea sure. Journal of Gastronomy. 7(1) (1993):111–120.

Rozin, P. et al. Attitudes to Food and the Role of Food in the Life in the USA, Japan, Flemish Belgium & France: Possible Implications for the Diet- Health debate. Appetite, 1999 (33):163–180.

Rozin, P. et al. The Ecol ogy of Eating: Smaller Portion Sizes in France Than in the United States Help Explain the French Paradox. Psychological Science. 2003;14(5): 450–454.

Rozin, P. Food Is fundamental, Fun, Frightening, and Far- reaching. Social Research, (1999). 66, 9–30.

Scrinis, G. On the Ideology of Nutritionism. Gastronomica: The Journal Of Food And Culture. 8, 1 (2008):39–48.

Schardt, D. Phytochemicals: Plants Against Cancer. Nutrition Action Health Letter. 21, 3 (1994).

Schneeman, B. et al. The Regulatory Pro cess to Revise Nutrient Labeling Relative to the Dietary Reference Intakes Am J Clin Nutr (2006) 83: 5 1228S–1230S.

Stacey, M. Consumed: Why Americans Love Hate And Fear Food. Simon And Schuster: NY, NY 1994.

Stout, C., Morrow, J., Brandt, E. N., and Wolf, S. Unusually Low Incidence of Death From Myo car dial Infarction: Study of an Italian American Community in Pennsylvania. JAMA. (1964); 188(10):845–849.

Thompson, J. L. et al. Effects of Diet and Diet- Plus- Exercise Programs on Resting Metabolic Rate: A Meta- analysis. Intl. J Sport Nutrition 1996 (6):41–61.

Urban, N. et al. Correlates of Maintenance of a Low- fat Diet Among Women in the Women's Health Trial. Preventive Medicine 21 (1992):279–291.

USDA. Human Nutrition Ser vice. USDA's Food Guide Pyramid. Home and Garden bulletin, no. 249, April 1992.

USDHH. Healthy People 2000. Nutrition Today. 25(6):29–39, 1990.

Wolf, S. K. L. Grace, J. Bruhn, and C. Stout. Roseto Revisited: Further Data on the Incidence of Myo car dial Infarction in Roseto and Neighboring Pennsylvania Communities. Trans Am Clin Climatol Assoc. 85 (1974): 100–108.

Chapter 15. 우리 아이 직관적 식사자로 키우기

Birch L. L., Fisher J. O. and Davison K. K. Learning to Overeat: Maternal Use of Restrictive Feeding Practices Promotes Girls' Eating in the Absence of Hunger. American Journal of Clinical Nutrition. (2003) 78: 215–220.

Carper J. L., Fisher J. O., Birch L. L. Young Girls' Emerging Dietary Restraint and Disinhibition Are Related to Parental Control in Child Feeding. Appetite. (2000) 35: 121–129.

Eneli, I. U., Crum, L. P. A, and Tylka, T. R. The Trust Model: A Different Feeding Paradigm for managing childhood obesity. Obesity 2008; 16: 2197–2204.

Field, A. E., et al. Relation Between Dieting and Weight Change Among Preadolescents and Adolescents. Pediatrics. (2003) 112:900–906.

Los Angeles Times, November 1, 2009, p. A1.

Neumark- Sztainer D., Wall, M., Jaiones, J., Story, M., Eisenberg, M. E. Why Does Dieting Predict Weight Gain in Adolescents? Findings from Project EAT- II: A 5- year Longitudinal Study. Journal of the American Dietetic Association. (2007) 107: 448–455.

Rubenstein, T. B., McGinn, A. P., Wildman, R. P., Wylie- Rosett, J. Disordered Eating in Adulthood Is Associated with Reported Weight Loss Attempts in Childhood. International Journal of Eating Disorders. (2010) 43; 663–666.

Satter, E. M. Child of Mine, Feeding with Love and Common Sense. Bull Publishing Company: Boulder, CO, 2000.

Satter, E. M. Your Child's Weight: Helping Without Harming. Kelcy Press: Madison, WI, 2005.

Shunk, A. S., Birch, L. L. Girls at Risk for Overweight at Age 5 Are at Risk for Dietary Restraint, Disinhibited Overeating, Weight Concerns, and Greater Weight Gain from 5 to 9 Years. Journal of the American Dietetic Association. (2004) 104:1120–1126.

Stice, E., et al. Naturalistic Weight- reduction Efforts Prospectively Predict Growth in Relative Weight and Onset of Obesity Among Female Adolescents. Journal of Consulting Clinical Psychology. (1999) 67: 967–974.

Chapter 16. 섭식장애를 치유하는 방법

American Psychiatric Association (APA). Practice Guideline for the Treatment Of Patients with Eating Disorders. 3rd ed. Washington (D.C.): American Psychiatric Association (APA); 2006.

Tribole, E. Intuitive Eating in the Treatment of Eating Disorders: The Journey of Attunement. Perspectives. Winter (2010):11–14.

Tribole, E. Intuitive Eating: Can You Be Healthy and Eat Anything? Eating Disorders Recovery Today, Winter 2009.

Tribole, E. Intuitive Eating in the Treatment of Disordered Eating. SCAN's Pulse. Summer 2006.

Chapter 17. 직관적 식사에 대한 과학적 검증

AED Guidelines for Childhood Obesity Prevention Programs. http:// bit .ly/ jypTHX [accessed June 9, 2011].

Augustus- Horvath, C. L. and Tylka, T. The Ac cep tance Model of Intuitive Eating: A Comparison of Women in Emerging Adulthood, Early Adulthood, and Middle Adulthood. J Counseling Psychology 2011 (Jan) 58:110–125.

Avalos, L.C., & Tylka, T.L. Exploring an Ac cep tance Model of Intuitive Eating With College Women. Journal of Counseling Psychology. (2006) 53, 486–497.

Bacon, L., et al. Size Ac cep tance and Intuitive Eating Improves Health for Obese, Female Chronic Dieters. J Am Dietetic Assoc (2005) 105:929–936.

Cole, R. E. & Horace, K. T. Effectiveness of the "My Body Knows When" Intuitiveeating Pi lot Program. Am J Health Behav. (2010) 34(3):286–297.

Hahn, Wiseman, Hendrickson, Phillips & Hayden et al. Intuitive Eating and College Female Athletes (in press).

Hawks, S. R. Intuitive Eating and the Nutrition Transition in Asia. Asia Pac J Clin Nutr. (2004) 13(2):194–203.

Hawks, S. R. The Intuitive Eating Validation Scale: Preliminary Validation. Am. J. Health Educ. (2004) 35:26–35.

Hawks, S. R. Relationship Between Intuitive Eating and Health Indicators

Among College Women. Am. J. Health Educ 2005; (Nov/Dec):331–336.

Heileson J. L. & R. Cole (2011). Assessing Motivation for Eating and Intuitive Eating in Military Ser vice Members. Journal of the American Dietetic Association, 111 (9 Supplement), page A26.

Kristeller, J. L., & Wolever, R. Q. (2011). Mindfulness- based Eating Awareness Training for Treating Binge Eating Disorder: The Conceptual Foundation. Eating Disorders, 19 (1), 49–61 PMID: 21181579.

Personal communication with J. L. Kristeller, May 20, 2011.

Kroon Van Diest, A. M. & Tylka, T. The Caregiver Eating Messages Scale: Development and Psychometric Investigation. Body Image 7 (2010) 317–326.

MacDougall, E. C. An Examination of a Culturally Relevant Model of Intuitive Eating with African American College Women. University of Akron, 2010. Dissertation 218 pages.

Madanat, H. N., Hawks, S. R. Validation of the Arabic Version of the Intuitive Eating Scale. Promot Educ. 11(3)(2004):152–7.

Madden, C. E. Leong, S. L., Gray, A., and Horwath C. C. Eating in response to hunger and satiety signals is related to BMI in a nationwide sample of 1601 mid- age New Zealand women. Public Health Nutrition, (Mar 2012): 1–8.

Mensinger, J. Intuitive Eating: A Novel Health Promotion Strategy for Obese Women. Nov 2009.

Smith M. H. et al. Validation of Two Intuitive Eating Scales Among Females Receiving Inpatient Eating Disorder Treatment. [Abstract 2010 ICED conference]

Smith, T. and Hawks, S. Intuitive Eating, Diet Composition, and the

Meaning of Food in Healthy Weight Promotion. Am J Health Educ (May/June 2006):130–134.

Smitham, L. Evaluating an Intuitive Eating Program for Binge Eating Disorder: A Benchmarking Study. University of Notre Dame, Dissertation. November 26, 2008.

Tylka, T. L. A Psychometric Evaluation of the Intuitive Eating Scale with College Men (in press).

Tylka, T. L., and Wei, M. Do Perceived Social Support and Self-esteem Mediate the Relationship Between Attachment and Intuitive Eating?

Tylka, T. L. and Wilcox, J. A. Are Intuitive Eating and Eating Disorder Symptomatology Opposite Poles of the Same Construct? J of Counseling Psychology 53(2006):474–485.

Tylka, T. L. Development and Psychometric Evaluation of a Measure of Intuitive Eating. J Counseling Psychology 53(2)(2006):226.

Vergakis B. DIET: Professor Loses Weight, Keeps It Off by Eating Whatever He Wants. Associated Press. Dec, 5, 2005. [accessed May 4, 2011]

Wei, M., and Tylka, T. L. Do Perceived Body Acceptance by Others and Body Appreciation Mediate the Relationship Between Attachment and Intuitive Eating? (in press).

Weigenberg, M. J. Intuitive Eating Is Associated with Decreased Adiposity (2009, Abstract). http://professional.diabetes.org/Abstracts_Display.aspx?TYP=1&CID=72812 [accessed May 13, 2010].

Young, S. Promoting Healthy Eating Among College Women: Effectiveness of an Intuitive Eating Intervention. Iowa State University, 2011, 147 pages; Dissertation. AAT 3418683.

참고 정보

《다이어트 말고 직관적 식사법》 오디오 CD, 2009

네 장의 CD 세트로 이 책의 훌륭한 짝꿍이다. 《다이어트 말고 직관적 식사법》의 실용적인 '방법' 측면에 초점을 맞춘다. 책의 본문과 완전히 똑같지 않으며 연습 지도가 같이 있는 직관적 식사의 10가지 원칙에 관한 토론 포맷이다.

직관적 식사 공식 웹사이트

www.intuitiveeating.org

최신 정보와 행사 일정을 알려주는 홈페이지. 직관적 식사법과 관련된 기사, 연구, 인터뷰 등 정보를 얻을 수 있다.

상담과 지원

- 직관적 식사법 전문 상담사 목록

    https://bit.ly/2U2kxZJ

    직관적 식사법을 교육받고 정식 자격증을 획득한 건강 분야 전문직 종사자들의 목록. 직관적 식사법을 다루는 건강 전문가들을 소개해달라는 요청이 많아 우리가 직접 건강 분야 전문직 종사자들에게 자격증을 발급한다. 여기에는 영양사, 심리치료사, 의사, 물리 치료사, 간호사, 척추교정전문가, 치과의사, 작업 치료사, 마사지 치료사, 헬스 트레이너, 건강 교육 전문가, 건강 및 라이프코치 등 직관적 식사의 원칙을 옹호하는 건강 분야 전문직 종사자들이 포함된다.

- 직관적 식사법 온라인 커뮤니티

    www.intuitiveeatingcommunity.org

    동기를 얻고 경험담을 공유하고 직관적 식사로 가는 여정에 힘을 실어주는 다양한 도구를 만날 수 있는 당신을 위한 커뮤니티다. 무료지만 회원 가입이 필요하다.

옮긴이 **정지현**

스무 살 때 남동생의 부탁으로 두툼한 신디사이저 사용설명서를 번역해준 것을 계기로 번역의 매력과 재미에 빠졌다. 대학 졸업 후 출판번역 에이전시 베네트랜스 전속 번역가로 활동 중이며 현재 미국에 거주한다. 번역한 책으로는 《타이탄의 도구들》《지금 하지 않으면 언제 하겠는가》《나를 알아가는 중입니다》《단어 탐정》《마흔이 되기 전에》 등이 있다.

다이어트 말고 직관적 식사

초판 1쇄 인쇄일 2019년 4월 26일
초판 5쇄 발행일 2024년 2월 01일

지은이	에블린 트리볼리 · 엘리스 레시
옮긴이	정지현
기획	(주)퓨처스비즈
책임편집	김민석
교정교열	대한아
번역감수	이영구
디자인	박마리아
펴낸곳	골든어페어(Golden Affair Books)
출판등록	2013년 8월 16일 제2013-000178호
대표전화	070-7533-2021
팩스	0303-3441-2020
전자우편	contact@gabooks.kr
홈페이지	www.gabooks.kr

ISBN 979-11-88225-05-7 (13180)

이 책 내용의 전부 또는 일부를 이용하려면 반드시 저작권자와 골든어페어의 서면동의를 받아야 합니다.

일상(everyday affairs)을 대하는 관점이 바뀌면 천재일우의 기회(golden affair)가 찾아 올 수도 있습니다. 관점의 변화를 출판합니다. - 골든어페어(Golden Affair Books)

골든어페어가 출간한 인생의 전환점이 되는 책

『랜덤워크 투자수업』, 『진화된 마케팅 그로스 해킹』, 『맘(mom)이 편해졌습니다』, 『다이어트 말고 직관적 식사』, 『직관적 식사 실천 워크북』, 『학습천재가 되는 11가지 공부 비결』